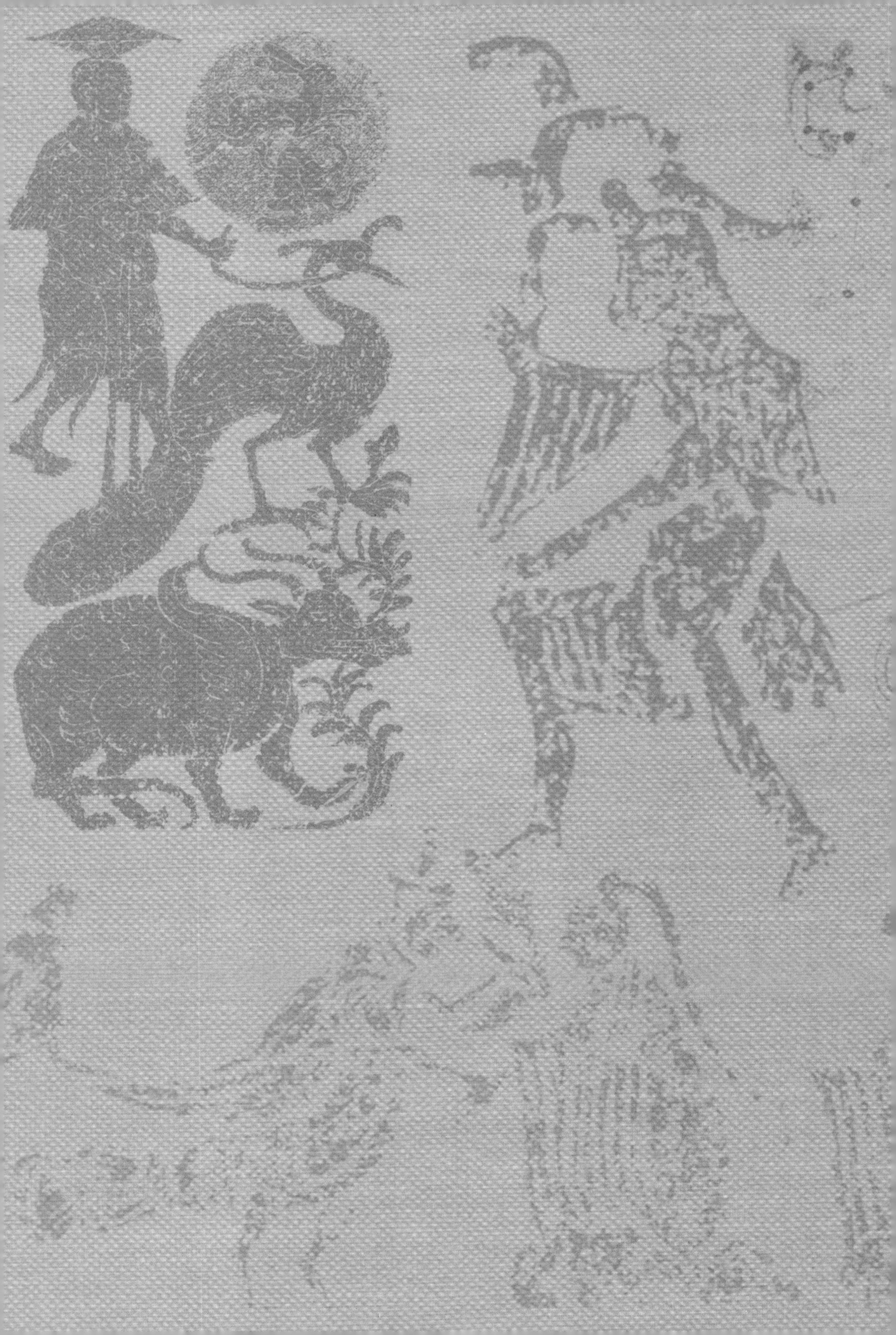

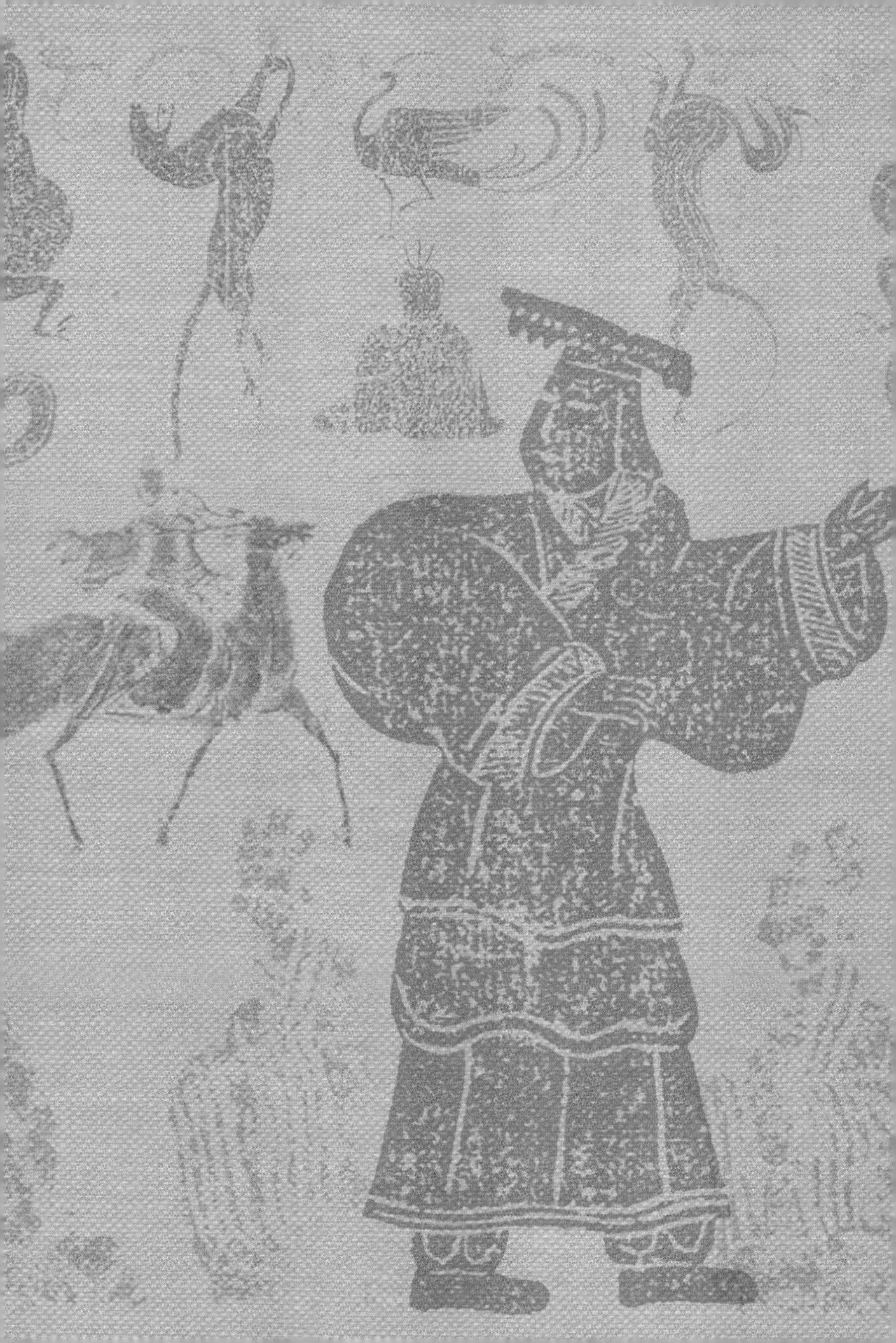

中国古医籍整理丛书

伤寒指归

清·戈颂平　著

张方毅　庞景三　张卫平　秦恩甲　校注

中国中医药出版社

·北　京·

图书在版编目（CIP）数据

伤寒指归／（清）戈颂平著；张方毅等校注．—北京：中国中医药出版社，2015.1(2024.7重印)

（中国古医籍整理丛书）

ISBN 978-7-5132-2159-7

Ⅰ.①伤…　Ⅱ.①戈…　②张…　Ⅲ.①《伤寒论》-研究　Ⅳ.①R222.29

中国版本图书馆 CIP 数据核字（2014）第 274199 号

中国中医药出版社出版

北京经济技术开发区科创十三街31号院二区8号楼

邮政编码　100176

传真　010 64405721

北京盛通印刷股份有限公司印刷

各地新华书店经销

*

开本 710×1000　1/16　印张 19.75　字数 165 千字

2015 年 1 月第 1 版　2024 年 7 月第 2 次印刷

书　号　ISBN 978-7-5132-2159-7

*

定价　59.00 元

网址　www.cptcm.com

服务热线　010 64405510

购书热线　010 64065415　010 64065413

微信服务号　zgzyycbs

书店网址　csln.net/qksd/

官方微博　http://e.weibo.com/cptcm

淘宝天猫网址　http://zgzyycbs.tmall.com

国家中医药管理局
中医药古籍保护与利用能力建设项目
组织工作委员会

项目专家组

顾　问　马继兴　张灿玾　李经纬

组　长　余瀛鳌

成　员　李致忠　钱超尘　段逸山　严世芸　鲁兆麟
郑金生　林端宜　欧阳兵　高文柱　柳长华
王振国　王旭东　崔　蒙　严季澜　黄龙祥
陈勇毅　张志清

项目办公室（组织工作委员会办公室）

主　任　王振国　王思成

副主任　王振宇　刘群峰　陈榕虎　杨振宁　朱毓梅
刘更生　华中健

成　员　陈丽娜　邱　岳　王　庆　王　鹏　王春燕
郭瑞华　宋咏梅　周　扬　范　磊　张永泰
罗海鹰　王　爽　王　捷　贺晓路　熊智波

秘　书　张丰聪

前言

中医药古籍是传承中华优秀文化的重要载体，也是中医学传承数千年的知识宝库，凝聚着中华民族特有的精神价值、思维方法、生命理论和医疗经验，不仅对于传承中医学术具有重要的历史价值，更是现代中医药科技创新和学术进步的源头和根基。保护和利用好中医药古籍，是弘扬中国优秀传统文化、传承中医学术的必由之路，事关中医药事业发展全局。

1949 年以来，在政府的大力支持和推动下，开展了系统的中医药古籍整理研究。1958 年，国务院科学规划委员会古籍整理出版规划小组在北京成立，负责指导全国的古籍整理出版工作。1982 年，国务院古籍整理出版规划小组召开全国古籍整理出版规划会议，制定了《古籍整理出版规划（1982—1990）》，卫生部先后下达了两批 200 余种中医古籍整理任务，掀起了中医古籍整理研究的新高潮，对中医文化与学术的弘扬、传承和发展，发挥了极其重要的作用，产生了不可估量的深远影响。

2007 年《国务院办公厅关于进一步加强古籍保护工作的意见》明确提出进一步加强古籍整理、出版和研究利用，以及

“保护为主、抢救第一、合理利用、加强管理”的方针。2009年《国务院关于扶持和促进中医药事业发展的若干意见》指出，要“开展中医药古籍普查登记，建立综合信息数据库和珍贵古籍名录，加强整理、出版、研究和利用”。《中医药创新发展规划纲要（2006—2020）》强调继承与创新并重，推动中医药传承与创新发展。

2003～2010年，国家财政多次立项支持中国中医科学院开展针对性中医药古籍抢救保护工作，在中国中医科学院图书馆设立全国唯一的行业古籍保护中心，影印抢救濒危珍本、孤本中医古籍1640余种；整理发布《中国中医古籍总目》；遴选351种孤本收入《中医古籍孤本大全》影印出版；开展了海外中医古籍目录调研和孤本回归工作，收集了11个国家和2个地区137个图书馆的240余种书目，基本摸清流失海外的中医古籍现状，确定国内失传的中医药古籍共有220种，复制出版海外所藏中医药古籍133种。2010年，国家财政部、国家中医药管理局设立“中医药古籍保护与利用能力建设项目”，资助整理400余种中医药古籍，并着眼于加强中医药古籍保护和研究机构建设，培养中医古籍整理研究的后备人才，全面提高中医药古籍保护与利用能力。

在此，国家中医药管理局成立了中医药古籍保护和利用专家组和项目办公室，专家组负责项目指导、咨询、质量把关，项目办公室负责实施过程的统筹协调。专家组成员对古籍整理研究具有丰富的经验，有的专家从事古籍整理研究长达70余年，深知中医药古籍整理研究的重要性、艰巨性与复杂性，履行职责认真务实。专家组从书目确定、版本选择、点校、注释等各方面，为项目实施提供了强有力的专业指导。老一辈专家的学术水平和智慧，是项目成功的重要保证。项目承担单位山东中医药大学、南京中医药大学、上海中医药大学、福建中医药大学、浙江省中医药研究院、陕西省中医药研究院、河南省中医药研究院、辽宁中医药大学、成都中医药大学及所在省市中医药管理部门精心组织，充分发挥区域间互补协作的优势，并得到承担项目出版工作的中国中医药出版社大力配合，全面推进中医药古籍保护与利用网络体系的构建和人才队伍建设，使一批有志于中医学术传承与古籍整理工作的人才凝聚在一起，研究队伍日益壮大，研究水平不断提高。

本着“抢救、保护、发掘、利用”的理念，该项目重点选择近60年未曾出版的重要古医籍，综合考虑所选古籍的保护价值、学术价值和实用价值。400余种中医药古籍涵盖了医经、基础理论、诊法、伤寒金匮、温病、本草、方书、内科、外科、女科、儿科、伤科、眼科、咽喉口齿、针灸推拿、养生、医案医话医论、医史、临证综合等门类，跨越唐、宋、金元、明以迄清末。全部古籍均按照项目办公室组织完成的行业标准《中医古籍整理规范》及《中医药古籍整理细则》进行整理校注，绝大多数中医药古籍是第一次校注出版，一批孤本、稿本、抄本更是首次整理面世。对一些重要学术问题的研究成果，则集中收录于各书的“校注说明”或“校注后记”中。

“既出书又出人”是本项目追求的目标。近年来，中医药古籍整理工作形势严峻，老一辈逐渐退出，新一代普遍存在整理研究古籍的经验不足、专业思想不坚定等问题，使中医古籍整理面临人才流失严重、青黄不接的局面。通过本项目实施，搭建平台，完善机制，培养队伍，提升能力，经过近5年的建设，锻炼了一批优秀人才，老中青三代齐聚一堂，有效地稳定了研究队伍，为中医药古籍整理工作的开展和中医文化与学术的传承提供必备的知识和人才储备。

本项目的实施与《中国古医籍整理丛书》的出版，对于加强中医药古籍文献研究队伍建设、建立古籍研究平台，提高古籍整理水平均具有积极的推动作用，对弘扬我国优秀传统文化，推进中医药继承创新，进一步发挥中医药服务民众的养生保健与防病治病作用将产生深远影响。

第九届、第十届全国人大常委会副委员长许嘉璐先生，国家卫生计生委副主任、国家中医药管理局局长、中华中医药学会会长王国强先生，我国著名医史文献专家、中国中医科学院马继兴先生在百忙之中为丛书作序，我们深表敬意和感谢。

由于参与校注整理工作的人员较多，水平不一，诸多方面尚未臻完善，希望专家、读者不吝赐教。

国家中医药管理局中医药古籍保护与利用能力建设项目办公室

二〇一四年十二月

许序

“中医”之名立，迄今不逾百年，所以冠以“中”字者，以别于“洋”与“西”也。慎思之，明辨之，斯名之出，无奈耳，或亦时人不甘泯没而特标其犹在之举也。

前此，祖传医术（今世方称为“学”）绵延数千载，救民无数；华夏屡遭时疫，皆仰之以度困厄。中华民族之未如印第安遭染殖民者所携疾病而族灭者，中医之功也。

医兴则国兴，国强则医强。百年运衰，岂但国土肢解，五千年文明亦不得全，非遭泯灭，即蒙冤扭曲。西方医学以其捷便速效，始则为传教之利器，继则以“科学”之冕畅行于中华。中医虽为内外所夹击，斥之为蒙昧，为伪医，然四亿同胞衣食不保，得获西医之益者甚寡，中医犹为人民之所赖。虽然，中国医学日益陵替，乃不可免，势使之然也。呜呼！覆巢之下安有完卵？

嗣后，国家新生，中医旋即得以重振，与西医并举，探寻结合之路。今也，中华诸多文化，自民俗、礼仪、工艺、戏曲、历史、文学，以至伦理、信仰，皆渐复起，中国医学之兴乃属必然。

迄今中医犹为国家医疗系统之辅，城市尤甚。何哉？盖一则西医赖声、光、电技术而于20世纪发展极速，中医则难见其进。二则国人惊羡西医之“立竿见影”，遂以为其事事胜于中医。然西医已自觉将入绝境：其若干医法正负效应相若，甚或负远逾于正；研究医理者，渐知人乃一整体，心、身非如中世纪所认定为二对立物，且人体亦非宇宙之中心，仅为其一小单位，与宇宙万象万物息息相关。认识至此，其已向中国医学之理念“靠拢”矣，虽彼未必知中国医学何如也。唯其不知中国医理何如，纯由其实践而有所悟，益以证中国之认识人体不为伪，亦不为玄虚。然国人知此趋向者，几人？

国医欲再现宋明清高峰，成国中主流医学，则一须继承，一须创新。继承则必深研原典，激清汰浊，复吸纳西医及我藏、蒙、维、回、苗、彝诸民族医术之精华；创新之道，在于今之科技，既用其器，亦参照其道，反思己之医理，审问之，笃行之，深化之，普及之，于普及中认知人体及环境古今之异，以建成当代国医理论。欲达于斯境，或需百年欤？予恐西医既已醒悟，若加力吸收中医精粹，促中医西医深度结合，形成21世纪之新医学，届时“制高点”将在何方？国人于此转折之机，能不忧虑而奋力乎？

予所谓深研之原典，非指一二习见之书、千古权威之作；就医界整体言之，所传所承自应为医籍之全部。盖后世名医所著，乃其秉诸前人所述，总结终生行医用药经验所得，自当已成今世、后世之要籍。

盛世修典，信然。盖典籍得修，方可言传言承。虽前此50余载已启医籍整理、出版之役，惜旋即中辍。阅20载再兴整理、出版之潮，世所罕见之要籍千余部陆续问世，洋洋大观。

今复有“中医药古籍保护与利用能力建设”之工程，集九省市专家，历经五载，董理出版自唐迄清医籍，都400余种，凡中医之基础医理、伤寒、温病及各科诊治、医案医话、推拿本草，俱涵盖之。

噫！璐既知此，能不胜其悦乎？汇集刻印医籍，自古有之，然孰与今世之盛且精也！自今而后，中国医家及患者，得览斯典，当于前人益敬而畏之矣。中华民族之屡经灾难而益蕃，乃至未来之永续，端赖之也，自今以往岂可不后出转精乎？典籍既蜂出矣，余则有望于来者。

谨序。

第九届、十届全国人大常委会副委员长

許嘉璐

二〇一四年冬

王 序

中医学是中华民族在长期生产生活实践中，在与疾病作斗争中逐步形成并不断丰富发展的医学科学，是中国古代科学的瑰宝，为中华民族的繁衍昌盛作出了巨大贡献，对世界文明进步产生了积极影响。时至今日，中医学作为我国医学的特色和重要医药卫生资源，与西医学相互补充、相互促进、协调发展，共同担负着维护和促进人民健康的任务，已成为我国医药卫生事业的重要特征和显著优势。

中医药古籍在存世的中华古籍中占有相当重要的比重，不仅是中医学术传承数千年最为重要的知识载体，也是中医为中华民族繁衍昌盛发挥重要作用的历史见证。中医药典籍不仅承载着中医的学术经验，而且蕴含着中华民族优秀的思想文化，凝聚着中华民族的聪明智慧，是祖先留给我们的宝贵物质财富和精神财富。加强对中医药古籍的保护与利用，既是中医学发展的需要，也是传承中华文化的迫切要求，更是历史赋予我们的责任。

2010 年，国家中医药管理局启动了中医药古籍保护与利用能力建设项目。这既是传承中医药的重要工程，也是弘扬优秀民族文化的重要举措，不仅能够全面推进中医药的有效继承和创新发展，为维护人民健康做出贡献，也能够彰显中华民族的璀璨文化，为实现中华民族伟大复兴的中国梦作出贡献。

相信这项工作一定能造福当今，嘉惠后世，福泽绵长。

国家卫生与计划生育委员会副主任

国家中医药管理局局长

中华中医药学会会长

王国强

二〇一四年十二月

马序

新中国成立以来，党和国家高度重视中医药事业发展，重视古籍的保护、整理和研究工作。自1958年始，国务院先后成立了三届古籍整理出版规划小组，分别由齐燕铭、李一氓、匡亚明担任组长，主持制订了《整理和出版古籍十年规划（1962—1972）》《古籍整理出版规划（1982—1990）》《中国古籍整理出版十年规划和“八五”计划（1991—2000）》等，而第三次规划中医药古籍整理即纳入其中。1982年9月，卫生部下发《1982—1990年中医古籍整理出版规划》，1983年1月，保证了中医古籍整理出版办公室正式成立，中医古籍整理出版规划的实施。2002年2月，《国家古籍整理出版“十五”（2001—2005）重点规划》经新闻出版署和全国古籍整理出版规划领导小组批准，颁布实施。其后，又陆续制定了国家古籍整理出版“十一五”和“十二五”重点规划。国家财政多次立项支持中国中医科学院开展针对性中医药古籍抢救保护工作，文化部在中国中医科学院图书馆专门设立全国唯一的行业古籍保护中心，国家先后投入中医药古籍保护专项经费超过3000万元，影印抢救濒危珍、善、孤本中医古籍1640余种，开展了海外中医古籍目录调研和孤本回归工作。2010年，国家财政部、国家中医药管理局安排国家公共卫生专项资金，设立了“中医药古籍保护与利用能力建设项目”，这是继1982～1986年第一批、第二批重要中医药古籍整理之后的又一次大规模古籍整理工程，重点整理新中国成立后未曾出版的重要古籍，目标是形成并普及规范的通行本、传世本。

为保证项目的顺利实施，项目组特别成立了专家组，承担咨询和技术指导，以及古籍出版之前的审定工作。专家组中的许多成员虽逾古稀之年，但老骥伏枥，孜孜不倦，不仅对项目进行宏观指导和质量把关，更重要的是通过古籍整理，以老带新，言传身教，培养一批中医药古籍整理研究的后备人才，促进了中医药古籍保护和研究机构建设，全面提升了我国中医药古籍保护与利用能力。

作为项目组顾问之一，我深感中医药古籍保护、抢救与整理工作的重要性和紧迫性，也深知传承中医药古籍整理经验任重而道远。令人欣慰的是，在项目实施过程中，我看到了老中青三代的紧密衔接，看到了大家的坚持和努力，看到了年轻一代的成长。相信中医药古籍整理工作的将来会越来越好，中医药学的发展会越来越好。

欣喜之余，以是为序。

中国中医科学院研究员

马继兴

二〇一四年十二月

校注说明

《伤寒指归》成书于清光绪十一年，是戈颂平书著之一。戈氏著有《伤寒指归》《金匮指归》《神农过本草指归》《素问指归》四部书籍，共三十卷。《伤寒指归》是对《伤寒论》条文逐字逐句释义，推理穷源，结合作者个人心得并旁征博引加以论述，所论颇多独到见解的一部清代的伤寒学专著，对后世产生了一定影响。

一、作者及成书

戈颂平，字直哉，江苏海陵人（今江苏泰州一带）。生卒年不详（详见校注后记），清末医家。

戈氏早年习文，研读四书五经，致力探求格致之理。后其子女患痉病、痘病不治先后故去，其兄、母亦患病不治而终。于是发奋研究医学，遍览历代医籍，尤对仲景伤寒之学有深入研究，主张疗疾先去邪，宜用峻烈之剂，以免邪恋人体，伤及正气。对《伤寒论》逐字逐句，推理穷源，认为人为万物之灵，禀五行之气，无不依附天之一阳大气以生。

戈氏自序云：原名下增“指归”二字，俟门下士有所指归焉。意思是使学者能由此而求之，已误者知改，如倦游之归家，如改邪之归正。民国二十年（即 1931 年），《泰县志》曾载“自戈氏书出，本邑医学浸有复古之意”，足见其影响。戈氏治学，崇尚《内经》、仲景，对《伤寒论》中寒、热之辨独有心得。在《伤寒指归》卷首，绘有“表里阴阳六经图”，后附图说，较为详细地阐述了阴阳六经气化规律，可供研究参考。

戈氏学术上主张“阳为万世之根基”“人身阳气不藏，则五脏病”，反对“乱用阴寒之药”。

二、版本源流及底、校本的选择

《伤寒指归》的版本流传较少，据《中国中医古籍总目》著录，现存共有3个版本，分别为稿本、手抄本，旧抄本。稿本成书于清光绪十一年，字迹清晰，字体工整，全书内容结构相对完整，各卷均无修改涂抹之处。从手抄本文中《戈仁寿序》可知，戈氏之子在其父原作基础上作出修改，但文中部分条文释义与稿本相悖，有些条文释义全部被改动，文中内容有涂抹修改痕迹，语言较为冗长，部分文意较难理解。旧钞本从字体辨别应为二人抄写，内容完整，经全文比对后，其内容与稿本相同地方较多，少部分内容略有删减。

本次校注以稿本为底本，该版本为本书早期版本，字迹工整，页面整洁，书稿完整，且书眉处题有眉批语，属于善本、祖本、足本，故作为底本；以手抄本为主校本，该版本虽部分篇卷与稿本内容不一致且有漏抄文字，但字迹清晰，内容相对完整，故作为主校本；稿本中一些明显错误已被旧钞本改正，可见旧钞本较稿本晚，且旧钞本文中有漏抄文字，故以旧钞本为参校本。同时以《伤寒论》《金匮要略》《内经》通行本为他校本。

三、校注方法的说明

1. 本次校勘将繁体字竖排稿本，整理为简化字横排现代本。原“右”“左”表示方位者，径改为“上”“下”。

2. 校勘记及注释排列于当页之末，混合编码。肩码用①、

②、③……依次标出。

3. 同一词的用法、意义完全一样需反复出注时，仅在首次出现时出注。如“擘”“口咀”“漐漐”“滓”“熬”“懊侬”“剂”等。

4. 底本书口中所著“伤寒指归太阳篇卷之一”“伤寒指归阳明篇卷之二”“伤寒指归少阳篇卷之三”等文字移至各卷首。

5. 底本卷末有“伤寒指归阴阳大论卷之一终”“伤寒杂病论阳明篇指归卷之二终”“伤寒杂病论少阳篇指归卷之三终”“伤寒杂病论太阴篇指归卷之四终”“伤寒杂病论少阴篇指归卷之五终”“伤寒杂病论厥阴篇指归卷之六之终”字样，校勘整理时均删。

6. 底本共计甲、乙、丙、丁、戊、己、庚、辛、壬、癸10册，校勘整理时依次置于每篇篇首。甲册内容有闵序、自识、表里阴阳经图说、针灸刺说、今之分两升尺与汉异同考、读法十五则、原序、阴阳大论；乙、丙、丁、戊、己册内容有伤寒杂病论太阳篇指归卷之一；庚篇内容有伤寒杂病论阳明篇指归卷之二、辛篇内容有有伤寒杂病论阳明篇指归卷之二、伤寒杂病论少阳篇指归卷之三；壬篇内容有伤寒杂病论太阴篇指归卷之四、伤寒杂病论少阴篇指归卷之五；癸篇内容有伤寒杂病论厥阴篇指归卷之六。

7. 书中字形属一般笔画之误，如：“入”作“人”、“丸”作“凡”，“巳”作“己”等予以径改，不出注。

8. 书中异体字径改，不出注。

9. 书中的缺笔避讳字，如眩、弦、玄，统一径改，不出注。

10. 书中的通假字、古今字分别以“某：通‘某’”和

“某：同‘某’”出注说明，需反复出注时，仅在首次出现时出注。

11. 底本中凡是“藏”“府”“内”等字义为“脏”“腑”“纳”时，统一径改，不出注。

12. 对底本中冷僻难读的字进行注音，对难解的字词、术语等用现代汉语或浅显的文言进行注释。

13. 对不常见的人名、书名、药名等出简注说明并规范中药名称。

14. 底本中眉批语放置于相对条文之后。

15. 原书无目录，校勘时根据正文整理。

目录

甲

闵　　序

瀛少习举子业，因红巾之乱[①]，笔耕四方，暇即喜读医书。然圣经则苦其奥，诸家注释则苦其晦，聚讼纷歧，茫无归宿。光绪壬午[②]闱后赋闲，寓居吴陵[③]，从直哉夫子游，读《伤寒指归》，而后得所依归也。伤寒二字之解，夫子注之详且明矣，无庸赘说。所惜者，时人不解此旨，谓仲圣《伤寒论》是专治伤寒一病，而不知“伤寒杂病论”五字相连，伤寒中自有杂病，杂病亦由伤寒而起。医学日晦，伊于胡底[④]？夫人身之阳，宜藏而不宜浮，譬诸炀[⑤]灶火越乎灶外，釜中之物失其火化即不能熟。故人病发热，每不思食，良由阳气浮外，腹中阴失阳化，不能消谷所致。然则敛阳以归根，岂非治病之要务乎？亦即时俗引火归原之说也。奈何引火归原之说人人知之，引火归原之理人人昧之，滔滔皆是，积重难返。

夫子忧之，即以“指归”名篇，令人顾名思义，瀛于此而有大悟焉。人身一小天地，《易》言阴阳。《周易》坤往居外，乾来居内，内阴而外阳，而后天地交泰；《商易》首坤而次乾，名曰“归藏”。此真“指归”名篇之明据也。读者能由此而求之：已误者知改，如倦游之归家，如改邪之归正；未学者知慕，

---

① 红巾之乱：指清咸丰四年浙江天地会起义事件。

② 光绪壬午：清光绪八年，即公元1882年。

③ 吴陵：古地名。在今江苏吴县一带。

④ 伊于胡底：出于《诗经》，本义为“要到什么时候为止呢”。此处引申为“不堪设想”。

⑤ 炀（yáng 阳）：火旺。

如行人之归市，如百川之归海。使天下殊途而同归，诚医学复明之盛事也。

受业乌程[①]闵祖瀛蒲洲顿首谨识

① 乌程：古地名。在今浙江湖州一带。

自　识

咸丰乙卯[1]五月十四日，余先君子患寒热往来头疼病，四五日后，口干、思饮、谵语或神昏不语。七八日后，朗诵唐诗数百首。叩问诸医：此何病也，将何药愈？皆云火病也，多进清凉剂则愈，至二十八日戊寅易箦[2]。余昆仲二人痛不知医，搜诸家医书读之数载，未得门径。不数年，余之子女病痉、病痘而殇者五。至同治三年十月，胞兄竹斋以咯血亡；十二月，母又弃养，终不知何病。又读《伤寒论》诸家注释，无有同者。观病者之病，同其形者多，视病者之死，同其形者亦多。

昔仲景悲宗族之死亡，伤横夭之莫救，乃勤求古训，博采众方，撰用《素问》《九卷》《八十一难》《阴阳大论》《胎胪》《药录》，并平脉辨证为《伤寒杂病论》合十六卷。此救世之书，有一定之至理存焉。余寝馈五年，仍未得门径，又十有五年，读《大学》至"致知在格物，即物穷理"句，始知不格物，则不可致知。于是，即《伤寒论》逐字逐句推理穷原，得"六经病解"，曰太阳病欲解时，从巳至未上；阳明病欲解时，从申至戌上；太阴病欲解时，从亥至丑上；少阴病欲解时，从子至寅上；厥阴病欲解时，从丑至酉上；少阳病欲解时，从寅至辰上，六经病解，有十二辰为据。余因列之为图，并著一说，以为初学之津梁，而解此书亦有所依据焉。

适有客问于余曰："医书汗牛充栋，云火病者多，寒病者少，与《素问》中云'人之伤于寒也，则为热病'；又《至真

---

① 咸丰乙卯：咸丰五年，即公元1855年。

② 易箦（zé 则）：此为病危将死的典故，源于《礼记·檀弓上》。

要大论篇》中‘火病居其五，热病居其四，风、寒、湿各居其一’。诸家之书与经语皆相符合，独仲景自序撰用《素问》《九卷》《八十一难》，以《伤寒杂病论》五字命名，其中热字、火字、寒字与经语似觉不符。且《后汉·术士传》① 有华佗无仲景，此书恐汉之后学所撰，托名长沙太守仲景耳。今君解《伤寒》《金匮》二十余年，易十三稿，功则苦矣，而未免愚甚。”余曰：“余有愚言，居吾语汝，夫热与风皆阳气也，寒与湿皆阴气也。阳为万世根基，天地为万世炉冶，炉中无火则寒，五谷能熟否？灶中无火则寒，饭能熟否？火宜藏，不宜见。藏则阴土液生，见则阴土液竭。天地阳气不藏，则五谷病；人身阳气不藏，则五脏病。经云人之伤于寒也，则为热病。《至真要大论篇》中，火热病居八九，风寒湿各居其一，与杂病论中所言“火”字、“热”字、“风”字，皆谓阳气浮外，非谓火烁于内为病也。天地人皆以阴阳为本，阴无阳不能生，阳无阴不能生，阴阳运行表里，不可须臾离也，离则脱矣。所以，古人取药命名，皆有阴阳之至理存焉。如附子助水中阳气，附“子”时而生故名“附子”，今人皆畏其有毒，曰腐肠之药。又细辛辛温，能通细微处阴土中水气。《神农本经》载在上品，前人有云，服过五分令人气闭。即此二味，闻之战栗，经方决不敢尝。因疑“汉书无仲景，恐是书非仲景所撰”，岂知汉书体例，必帝王、卿相或技艺、方术者始记载焉。仲景当年，不过一长沙太守耳，其道又非刮骨疗疮、骇人听闻者比，则不记于《汉书》，亦无足怪。而若谓是书之非仲景撰也，是不知仲景之道者也。余患病用仲景之法，亲试之，屡试屡效，乃敢与人服之，而人因有以

---

① 后汉术士传：即《后汉书·方术列传》，内收华佗等35人传记。

大胆讥吾者、有以大胆毁吾者，而余即乐为大胆。尊经方制度，行之至今，百鲜一失。是则，诸家之书，虽汗牛充栋，皆不如《伤寒杂病论》之十六卷也。余今仅以著指归之故，及对所客言之语识之简端，如有高明，于每条胪①其谬而补救之，是则予之幸也。

光绪十一年②岁次乙酉海陵③戈颂平直哉识于问心书屋④

---

① 胪（lú 炉）：列举。
② 光绪十一年：即公元 1885 年。
③ 海陵：汉置，即今江苏泰州一带。
④ 问心书屋：戈氏书斋名。

表里阴阳六经图说

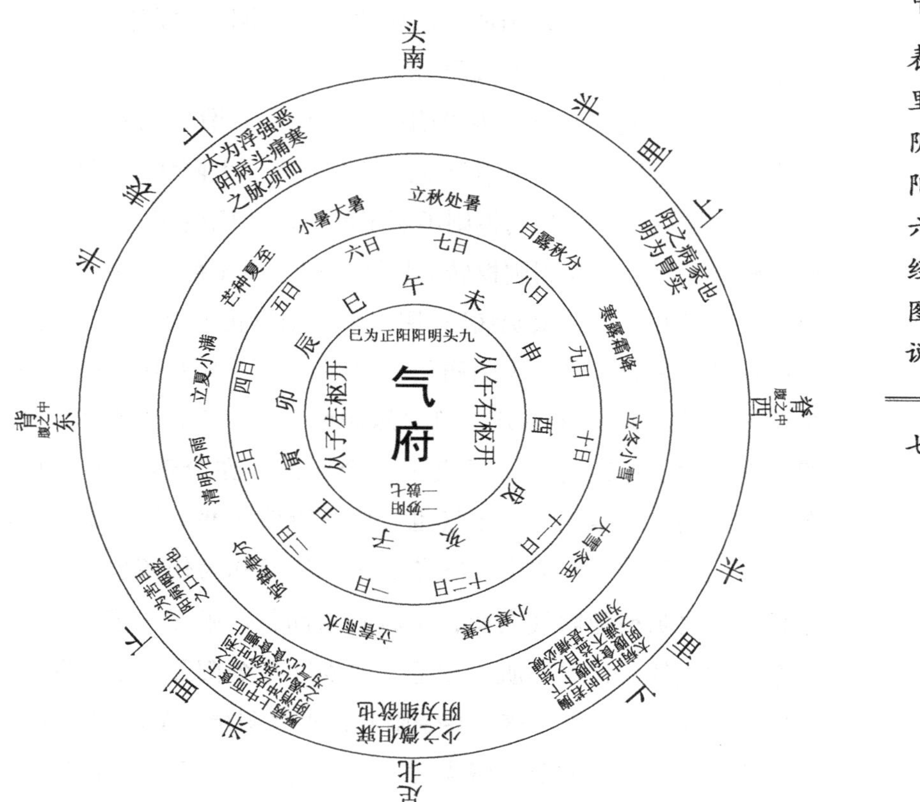

六经病解，有十二辰为据。辰，时也，日也。日，一日一周天，分十二辰。六经病中，一日至十三日之日字，当按日日有十二辰解。十三日，计十二辰来复之数也。非谓一日太阳，二日阳明，三日少阳，四日太阴，五日少阴，六日厥阴。六经传遍，其病不愈，至七日，复传太阳经见太阳病也。如日传一经，太阳经中何得又有二日，阳明经中何得又有三日，少阴经中何得又有一二日，厥阴经中何得又有五六日等语。传，转也，布也。经，常也。阴得阳则转布半表之六辰以生阳，阳得阴则转布半里之六辰以生阴。阴阳交易，环抱表里，不失常也。又云：太阴、太阳主开，阳明、厥阴主阖，少阴、少阳主枢。开阖枢谓之阴阳交易，环抱表里。阴得阳则从子辰枢开半表，阳得阴则从午辰枢阖半里。表里阴阳开阖枢利，谓之无病。如阳气先阴开于子辰，阳失阴固，则浮半表，曰“太阳病”；阳得阴则明，得阴则阖，阳失阴枢则不明不阖，曰“阳明病”；阳得阴则枢转半里利，阳失阴则枢转半里滞，曰“少阳病”；阴得阳则开，阴失阳开，曰“太阴病”；阴得阳开则枢转半表利，阴失阳开则枢转半表滞，曰“少阴病”；阴得阳则开，阳得阴则阖，阴失阳开，其阴则阖而不开，曰“厥阴病”。一年十二个月，分春、夏、秋、冬四时。一昼夜十二个时辰，亦分春、夏、秋、冬四时。伤，损也；寒，冬气也。仲圣所谓伤寒二字，谓冬寒损去，阳不藏酉，非谓伤岁终冬令之寒气而称为伤寒也。阳藏于酉，水之阴精随阳气内固，温养脏腑筋骨。阳开于子，水之阴精随阳气外荣，温养肌肉皮毛，如岁终冬令阳藏，水之阴精随阳气内固，荣草木根核。春令阳升，水之阴精亦随阳气外荣，温生草木枝叶。倘冬令阳藏失时，则地之潮湿气不收。潮湿气即水之阴精也，阴精即水之气也。水之阴精不内固于土，必病春生夏长之气，草木五谷不荣。人与天地草木气候相应，不应则病。此即《内经》云“冬不藏精，春必病温”“冬伤于寒，春必温病”，病温温病，非谓受冬令寒气，来春必患温病也。谓阳不藏于酉，水之阴精不内固于土，来日必失春生夏养之气为病，故名曰伤寒也。

针灸刺说

孔安国[①]序《尚书》[②] 云，伏羲、神农、黄帝书谓之三坟，皆言道也。《黄帝·素问》以阴阳之理，阐天人之道，天地阴阳，具于人身，人身阴阳，同于天地。《素问》中针刺之理，具三才运气之道。仲景自序，撰用《素问》《九卷》《八十一难》为《伤寒杂病论》，合十六卷，曰："虽未能尽愈诸病，庶可以见病知源，若能寻余所集，思过半矣。"

《伤寒论》中曰：针灸、膏摩，勿令九窍闭塞；又针足阳明；又刺风池、风府；又烧针令其汗；又若温针仍不解者，此为坏病；又若重发汗，复加温针者；又名曰纵，刺期门；又名曰横，刺期门；又微数之脉，甚不可灸；又脉浮，宜以汗解，用火灸之，邪无从出；又火逆下之，因烧针烦躁者；又太阳伤寒者，加温针必惊也；又当刺大椎[③]第一间；又五六日谵语不止，当刺期门；又当刺大椎、肺俞、肝俞；又当刺期门，随其实而写[④]之；又若发汗则躁，心愦愦[⑤]反谵语，若加烧针必怵惕、烦躁、不得眠；又耳前后肿，刺之少差[⑥]；又若已吐、下、发汗，温针谵语；又脉不至者，灸少阴七壮；又其背恶寒者，当灸之；又少阴病，下利便脓血者，可刺，又当温其土灸之；

---

① 孔安国：西汉经学家，字子国。撰《尚书孔氏传》，已佚。

② 尚书：书名，十三经之一，相传由孔子编删而成。

③ 椎：原作"推"，据手抄本改。另本书戊册眉批语认为："前人云大椎一穴在项骨第一椎上陷中，遍考椎字无骨节之称，想椎字是推字讹，今以椎易推，是否明眼政之"。当为一家之言。

④ 写：同"泻"。

⑤ 愦愦（kuìkuì 愧愧）：烦乱，糊涂。

⑥ 差：同"瘥"。

又灸厥阴，厥不还者死；又手足厥逆者可灸之；又下利、手足厥冷、无脉者，灸之。《金匮》中曰：痉病，有灸疮难治；又若发汗则恶寒甚，加温针则发热甚；又弦紧者，可发汗、针灸也；又宜针引阳气；又若身疼痛灸刺；又病趺蹶[①]，其人但能前不能却，刺腨入二寸，此太阳经伤也；又怀身[②]七月，太阴当养不养，此心气实，当刺写劳宫及关元；又行其针药，治危得安。《伤寒》《金匮》十六卷，计针灸刺三十四处，其针灸刺处有指明穴道者，有未指明穴道者，想仲圣不尽指名穴道，或因《素问》一书论天人运气之理，经脉俞[③]穴之会，饮食输写，血气循行，惟生知之圣，开天立极，始能神而明之，固非常人所能臆度者也。然又不能不就人之可悟及者而著之于论，以使善悟者而悟之，未可知也。夫岐轩至后汉两千余年，其中神医代出，针法或犹未失传，故《杂病论》中言风池、风府、期门、大椎、肝俞、肺俞，刺腨入二寸，刺泻劳宫、关元，诸穴历历言之。在仲圣当日，必知某穴在某处，而由仲圣至今日，则无知之者。兹数者，固皆指明某穴为何名者，今人尚未知之，况未指明某穴为何名，但言若"针足阳明""灸少阴七壮""烧针、温针针之、灸之、刺之"之类者乎？近今，竟有不知某穴而妄针之者，彼盖不知《素问·禁刺篇》云"刺中心一日死，刺中肝三日死，刺中肾六日死，刺中肺五日死，刺中脾十日死"及刺跗上、刺面、刺头、刺舌下、刺足下、刺阴股中大血脉，血出不止死等语。论针法之郑重若是也。苟强不知以为知，是草菅人命矣，

① 趺蹶（fújué 扶觉）：古病名。多因太阳经经脉受伤所致。证见行动障碍。

② 怀身：即妊娠。身，同"娠"。

③ 俞：通"腧"。

医人者而可害人乎？

余窃以为，与其就法之失传者考之，终无考证，不若以理之所足者言之尚觉明通也。尝考《五经集韵》："针字，古咸[①]切，音缄，病无所取，丸散不能消除，病在经络，以针针之"云云；又《灵枢·禁服篇》谓："饮药，亦曰灸刺"；又《庄子·天运篇》云："天其运乎，地其处乎，孰[②]主张是，孰纲维是，孰居无是，而推行是。意者其有机缄，而不得耶。意者其有转运，而不能自止耶"等语。因思"针灸膏摩"之针字，可作缄解。针，机缄也，如缄之固封也。灸字象形，火藏于下灼也。阳能生阴，阴能生阳，人身太阳大气，缄于气腑中以生阴，阴阳运转，表里环抱，周身不息，气液流通，关节[③]自然膏润，四肢自不重滞，九窍自不闭塞，缄中大气不温，其机不灵，关节即不润，四肢即重滞，九窍即闭塞。如此，即以甘温药灼缄中之大气以治之。则《论》中诸针字作缄解，似无不可。兹就管窥，识之简端，未卜[④]高明以为然？

---

① 咸：原作"成"，据手抄本改。
② 孰：原作"就"，据手抄本改。
③ 节：原作"及"，据手抄本改。
④ 未卜：作"估计、猜测"解。

今之分两升尺与汉异同考

《前汉书·律历志》云：度者，本起黄钟之长，以子谷、秬[①]、黍[②]中者，一黍之广，度之九十分黄钟之长，一为一分，十分为寸，十寸为尺。又云：量者，本起黄钟之龠[③]，以子、谷、秬、黍中者，千有二百实其龠，合龠为合，十合为升，十升为斗。又云：权者，本起黄钟之重，一龠容千二百黍，重十二铢，两之为两，二十四铢为两，十六两为斤。师古曰：子谷犹言谷子；秬，邵黑黍；中者，不大不小也。

《字典》：邵，高也。《字汇》：黍，粟属，似芦，苗高丈余，穗黑色，实圆重，土宜高燥。今土人[④]言，芦粟、芦秫、芦秫[⑤]，芦象形，秫黏也。秫，《周礼冬官考工记》：染羽以朱湛丹秫。注丹秫，赤粟也。按，秫从朱，朱与赤近，想即今之红芦秫也，本邑俚人写芦作秼[⑥]，查《字典》有秫字，无秼字。按秼，从禾从朱，想因秫字省笔，相沿成讹耳。《后汉书·历律志》注《说苑》云：粟，按粟即黍也；《诗》缉黍有二种，秫可酿酒，不黏者为黍，如稻有秔糯也；《尔雅翼》：黍，大体似稷[⑦]，故古人并言黍稷；徐[⑧]曰：按《本草》，稷似穄[⑨]，一名

---

① 秬（jù 具）：古人用以酿酒的黑色黍。

② 黍（shǔ 属）：一年生草本植物，子实叫黍子，性黏，可酿酒。

③ 龠（yuè 月）：古代容量单位。

④ 土人：老百姓。

⑤ 秫（shú 熟）：即高粱。

⑥ 秼（zhū 朱）：讹字。

⑦ 稷（jì 际）：米质不黏的糜子。

⑧ 徐：徐锴，五代北宋时期著名文字训诂学家，著有《说文解字录传》等。

⑨ 穄（jì 及）：稷的别称。

粢[1]，楚人谓之稷，关中谓之糜，其米谓黄米；《通志》：稷苗似芦，而米可食；《月令章句》：稷，秋种夏熟，历四时，备阴阳，谷之贵者；《风俗通义》：稷，五谷之长，众多不能遍祭，故立稷而祭之。今土人云，酿酒之秫，红穗实赤，酿酒酒多；又有一种黑穗实白，酿酒酒少。“黑穗黍”殆即师古所谓“黑黍”也。

以黑穗实白黍横排十黍，得今之裁尺九分，合今之木尺一寸；竖置十行见方，得一百黍为一寸，一千黍为十寸，合汉之一尺也。

以黑穗实白黍千二百，今库平称之，计重六钱四分；两千四百黍，计重一两二钱八分，以汉之一两，较今之库平重二钱八分；以汉之一尺较今之裁尺短一寸；以汉之一升，较今时泰州之漕[2]升少五合，与今之五升斗相符，是否有当，仍俟教于博雅者。

［批］子谷秬黍中者，子水也。水也，谷生也，黍字象形禾入水也，中正也。土人种黍，在芒种时想黍，暑因音而名，黍得子水午火之正，而种其苗；得子水午火之正而长其实；得子水午火之正，而成黍；得水火中正之气，无轻重大小之偏，以定律度量。

---

① 粢（zī 滋）：稷的别称。

② 漕（cāo 嘈）：利用水道转运粮食。

读法十五则

一、《伤寒》六卷、《金匮》十卷，两书合十六卷，名《伤寒杂病论》。序文中夫天布五行以运万类，人秉五常以有五脏，经络腑俞，阴阳会通，与《伤寒》太阳篇首条“太阳之为病，脉浮，头项强痛而恶寒”辞旨不接。《金匮》第二条“夫人秉五常，因风气而生长”至“三焦通会元真”之处辞旨正相接续，《伤寒》《金匮》是一书，非两书也。今节《金匮》前十六条，《伤寒》前两条为阴阳大论，共十八条，冠于首。

二、巳为阳之六数，亥为阴之六数。“阳病十八，阴病十八”，此两句指“六经表里阴阳虚实”六六之数。

五脏病各有十八，计《伤寒论》中“伤寒”九十条，合为九十病数。

人又有“六微”，“微”有十八，计《伤寒论》中，三阳一百八条，合为一百八病数。

“五劳”“七伤”“六极”“妇人三十六病”，五、七、六、三十六，其数计《伤寒论》中合。“三阴病”五十四条之数不在其中。谓其精旨不详在《伤寒论》中，载《金匮》中也。

“伤寒”九十、“三阳”一百零八、“三阴”五十四，计二百五十二。余一百四十四，指三阳三阴病悉由伤寒起，总计《伤寒论》中三百九十条，一百一十三方。

三、不令邪风干忤[①]经络，“适中经络”“大邪中表”“小邪中里”“五邪中人”“风中于前”“寒中于后”“六经中风”“阳明中寒”诸“中”字，作“得”字读。

---

① 干忤（wǔ 五）：触犯。

[批] 周礼地官师氏掌国中失事，“中”作“得”诶。

四、《经》① 云：“膀胱者，州都之官，津液藏焉，气化则能出矣。”“三焦者，决渎之官，水道出焉。”膀，四旁也；胱，光明也；州都，土也；津液，土中水气也；三焦者，三阳也；决，开也；渎，通也；道，路也。太阳开，四旁光明也，土中之水得阳气蒸化，光明表里为汗液，上达于口为唾津，下达于脬②为尿。三阳阳气开通，则四旁水路无阻。《博雅》③ 曰“膀胱谓之脬，脬同胞，象天之包地，皮之包肉”，非谓膀胱为尿脬也。

五、《论》④ 中小便、大便。小，半里也；大，半表也；便，顺也，利也。半里下阴土之液，得太阳阳气温之和之，则顺利半表以生阳；半表上阳土之气，得太阴阴液清之固之，则顺利半里以生阴。表里阴阳相得，上下相和，尿与屎才得顺利前后二阴。读者当活看，勿拘泥小便为尿，大便为屎。

[批] 阴土：是脾土，亦谓之戊土。阳土：是胃土，亦谓之戊土。

六、《论》中吐字，有上、去两读。吐，出也，谓半里阴液得阳气，从子吐出半表，作上读。吐，呕也，半里水气不从子吐出，其水气无所区别，逆半里上，从口吐出，作去读。

七、《论》中上、下字，在上之“上”读去声；在下之“下”读上声。自下而上，上升也，读上声；自上而下，下降也，读去声。

八、或曰：原序中撰用《素问》《九卷》《八十一难》《阴

---

① 经：指《内经》。
② 脬（pāo 抛）：膀胱。
③ 博雅：即《广雅》，三国时魏人张揖著。
④ 论：即《伤寒杂病论》。

阳大论》《胎胪药录》[①]，并平脉辨证，惜乎其书不全。愚曰：《素问》《九卷》《八十一难》，是仲圣述《素问》《九卷》《八十一篇》，非越人《难经》八十一难；阴阳大论是《金匮》前十余条；《胎胪药录》是诸汤方；并平脉辨证是六经杂病，合十六卷为《伤寒杂病论》，非另有其书也。

九、原《论》条下，或有方或无方，其论皆治病之法，舍其法则不能知其病，舍其方则不能治其病，勿谓一方治一病也，勿谓条下无方其病失其治法也。

十、诸汤治法，如半夏治半里上水逆，半里下水逆无用半夏之理；如附子、干姜，温半里下脾土之阴，阳逆半表上，无用附子、干姜之理。诸汤治法，读者明之。

十一、汤方曰“宜”，宜，适理也，谓此病适此法之理。曰“与”，与，如也，谓此病如此法。曰“可与”“可否”之对，谓此病如此法则与，否则勿与。曰“主之”，主，君也，谓此病君此法，一定不移也。曰“宜主之”，谓此法适此病之理，即以此法为君。

十二、或曰“论中六经不言足、不言手，何也?”愚曰：《伤寒杂病论》一书言，千般疢[②]难不越三条，一太阳也，二阳明也，三少阳也。阳，阳气也；手足，形也。气病则形病，诸家论形不论气，故言足言手。又有论伤寒传足不传手之说，殊不知，《伤寒》全书足字亦不言，只言六经病。传足之说可无论也。或又曰“针足阳明”句，当作何解？愚曰：足，续也，阳明阳气不续半里下，则阴土气寒，阴土气寒当温其针，阴土温

---

① 胎胪药录：是张仲景撰写《伤寒杂病论》的重要参考著作，已佚。

② 疢（chèn 趁）：病。

阳气自续半里下矣。

十三、汤方曰大、曰小。大谓半里阴液不还半表也；小谓半表阳气不还半里也。察其病，择大、小汤方治之。

十四、汤方丸散，或一味、二味、三味、四味、五味、六味、七味、八味、九味、十味、十二味、十四味、二十一味、二十三味；及用水一斗几升、分温几服、顿服、停后服、少冷服、少少咽之、服后啜粥、多饮暖水之类；而且久煮、微煮、合煮、去滓再煮、渍取清汁，或用酒水若干合煮，及潦水①、甘澜水②、麻沸水之不同。此圣人论治法，合天地阴阳开阖枢一定不移之理，不可不信也。试观人人早起晚卧，早中晚食，无不合乎天地阴阳开阖枢之理，反乎此则病矣。

十五、方中五味子、半夏、芒硝、薤白、粳米等，以升合计；煮药之水及酒以升斗计；厚朴以尺计，大枣、乌梅、杏仁以枚计。升合斗计、尺计、枚计、两计、斤计，皆主黍之轻重以准之。

① 潦（lǎo老）水：潦同“涝”。雨水。

② 甘澜水：即用瓢反复将水扬起倒下，看到水面上有无数水珠滚来滚去便可。

原　　序

余每览越人入虢之诊，望齐侯之色，未尝不慨然叹其才秀也。怪当今居世之士，曾不留神医药，精究方术，上以疗君亲之疾，下以救贫贱之厄，中以保生长全以养其生，但竞逐荣势，企踵权豪，孜孜汲汲，惟名利是务。崇饰其末，忽弃其本，华其外而悴其内，皮之不存，毛将安附焉？卒然遭邪风之气，婴非常之疾[①]，患及祸至，而方震栗，降志屈节，钦望巫祝，告穷归天，束手受败。赍百年之寿命，持至贵之重器，委付凡医，恣其所措。咄嗟呜呼，厥身已毙，神明消灭，变为异物，幽潜重泉，徒为啼泣，痛夫！举世昏迷，莫能觉悟，不惜其命，若是轻身，彼何荣势之云哉？而进不能爱人知人，退不能爱身知己，遇灾值祸，身居厄地，蒙蒙昧昧，惷若游魂，哀乎！趋世之士，驰竞浮华，不顾根本，忘躯徇[②]物，危若冰谷，至于是也。

余宗族素多，向余二百，建安纪年以来，犹未十稔[③]，其死亡者三分有二，伤寒者十居其七。感往昔之沦丧，伤横夭之莫救，乃勤求古训，博采众方，撰用《素问》《九卷》《八十一难》《阴阳大论》《胎胪药录》，并平脉辨证，为《伤寒杂病论》合十六卷，虽未能尽愈诸病，庶可以见病知源。若能寻余所集，思过半矣。

夫天布五行以运万类，人秉五常以有五脏，经络腑俞，阴

---

① 婴非常之疾：患病之意。

② 徇（xùn 训）：谋求。

③ 稔（rěn 忍）：庄稼成熟之意。

阳会通，玄冥幽微，变化难极，自非才高识妙，岂能探其理致哉！上古有神农、黄帝、歧伯、伯高、雷公、少俞、少师；中世有长桑、扁鹊；汉有公乘阳庆及仓公。下此以往，未之闻也。

观今之医，不念思求经旨，以演其所知，各承家技，终始顺旧。省疾问病，务在口给，相对斯须，便处汤药。按寸不及尺，握手不及足，人迎趺阳，三部不参，动数发息，不满五十。短期未知决诊，九候曾无仿佛，明堂阙庭尽不见察，所谓窥管而已。夫欲视死别生，实为难矣。

孔子曰："生而知之者上，学则亚之，多闻博视知之次也。"余宿尚方术，请事斯语。

汉长沙太守南阳仲景张机撰

阴阳大论[①]

夫人秉五常，因风气而生长，风气虽能生万物，亦能害万物，如水能浮舟，亦能覆舟。若五脏元真通畅，人即安和。客气邪风中人多死。千般疢难，不越三条：一者经络受邪入脏腑，为内所因[②]也；二者四肢九窍血脉相传，壅塞不通，为外皮肤所中也；三者，房事、金刃、虫兽所伤。以此详之，病由都尽。若人能养慎，不令邪风干忤经络，适中经络，未流传腑脏，即医治之；四肢才觉重滞，即导引吐纳、针灸膏摩，勿令九窍闭塞；更能勿犯三法，禽兽灾伤，房事勿令竭乏，服食节其冷、热、苦、酸、辛、甘，不遗形体有衰，病则无由入其腠理。腠者，是三焦通汇元真之处；理者，皮肤脏腑之文[③]理也。

五常即五行也。五行转运天地间，未尝停息，人秉天地五行，亦未尝停息。未尝停息，之所以然者，依附阳气，由子而生之长之，曰“夫人秉五常，因风气而长”。阳得阴则生万物，阳失阴则害万物，曰“风气虽能生万物，亦能害万物”。阴得阳则化万物，阴失阳则害万物，又曰“如水能浮舟，亦能覆舟”。脏，藏也；元真，天一始生之真阳也。五行之气藏躯壳中，得始生真阳通畅，不失其常，人即安和，曰“五脏元真通畅，人即安和”。客，寄也；邪，不正也；风，阳气也；中，读作得。

---

① 阴阳大论：原作“伤寒杂病论指归卷之一阴阳大论”。据上下文考，其内容更宜归入卷前，不宜归入“乙册伤寒杂病论太阳篇指归卷之一”，故改之。

② 因：原作“固”，据手抄本改。

③ 文：同“纹”，纹理。

阳气寄于身中，应至而不至，不应至而至，此谓之不正也，不正阳气不得于阴，不得于阴人多死，曰“客气邪风中人多死”。疢，热病也；热，阳气也；难，患也。千般之病，皆患阳气不得于阴，曰“千般疢难，不越三条”。一者，太阳也；经，常也；络，绕也；受，得也；入，逆也；脏，藏也；腑，躯壳也；内，里也。经常中得太阳，阳气偏而不正，逆于藏里，［批］里之所指阴土之处也。不能环绕躯壳，为里之所藏，而输转之因也，曰“一者经络受邪，入脏腑为内所因也”。二者，阳明也；四肢，手足也；九窍，眼耳口鼻与前后二阴也；传，转也；外，表也。阳开气明，四肢九窍血脉相传，若壅塞不通，不能为表至皮肤之所中也，曰“二者四肢九窍，血脉相传，壅塞不通，为外皮肤所中也”。三者，少阳也；地四天九[①]相得，合而为金；刃，坚也。三阳阳气来复半里，谨房事，顺闭藏之令，得天之金气坚固，以安伏藏之性，勿使宣泄之所以损其阳，曰“三者，房事、金刃、虫兽所伤”。详，审也；由，式也；尽，悉也。以此审之，病式都悉，曰“以此详之，病由都尽”。养，使也；慎，谨也；干，犯也；忤，逆也；适，偶也。若人能使之谨慎，不令阳气有偏，犯逆经络，阳气偶偏得于经络，未布腑脏，即诚意治之，曰“若人能养慎，不令邪风干忤经络，适中经络，未流传腑脏，即医治之”。吐，舒也；纳，藏也；针，机缄也；灸，灼也；膏，润也；摩，按摩也。四肢才觉重滞，即导引阳气舒藏，灼机缄润摩关节，勿令九窍闭塞，曰“四肢才觉重滞，即导引吐纳，针灸膏摩勿令九窍闭塞”。更，再也；禽，获也；兽，守备也；灾，害也；伤，损也。再能勿犯三法，

① 地四天九：源自远古时代对天象的观测，是为河图。

获守其阳，无害无损，谨房事，勿令阳竭阴乏，衣服饮食，节其寒温，苦酸辛甘气味，勿偏嗜，有伤形体，曰“更能勿犯三法，禽兽灾伤，房事勿令竭乏，服食节其冷热苦酸辛甘，不遗形体有衰”。病字从丙，凡病，象一阳阳气不内藏也；入，逆也；如能勿犯三法，则阳气无由逆其腠理，曰“病则无由入其腠理”。腠理者，是三焦通会元真之处；理者，是皮肤脏腑之文理也。

问曰：上工治未病，何也？师曰：夫治未病者，见肝之病，知肝传脾，当先实脾。四季脾王不受邪，即勿补之，中工不晓相传，见肝之病，不解实脾，惟治肝也。夫肝之病，补用酸，助用焦苦，益用甘味之药调之。酸入肝，焦苦入心，甘入脾。脾能伤肾，肾气微弱则水不行，水不行则心火气盛，则伤肺；肺被伤则金气不行，金气不行则肝气盛，则肝自愈，此治肝补脾之要妙也。肝虚则用此法，实则不在用之。《经》曰：“虚虚实实，补不足，损有余。”是其义也，余脏准此。

肝属木，主春气，木以达为用；［批］木之春气不达，即上文一者经络受邪入脏腑，为内所因也。脾属土，主地气，土以虚为补。传，转也，布也；当，主也；虚，实之对也。见肝之病，知肝木之春气不达，不能转布，脾土阴液从左上吐，主先知脾土气实不虚也，治之以达木疏土为要。问曰：上工治未病，何也？师曰：夫治未病者，见肝之病，知肝传脾，当先实脾。［批］上工，良医也。四季，春夏秋冬也；脾，土也；王，盛也；受，得也；邪，偏也；补，助也。春夏秋冬四季土盛，生长收藏之气不得有偏，即勿助之，曰“四季脾王不受邪，即勿补之”。中工不晓阴阳气液都藏土中，互相转布，见肝之病，不解达木疏土，谋治肝也，曰“中工不晓相传，见肝之病，不解实脾，惟治肝也”。酸，木味也，主收；入，藏也；肝，木气也[①]；焦苦，火味也，主降；心，阳也；甘，土味也；脾，土也。酸味能收，木气回还半里，藏于土中为之补。补者，补在下阳气不足于根也。[批]根，根核也，亥时也。苦味能降，阳气回还半里下为之助；助者，助酸味敛木气以归根也。甘味能补土味之不足，调和阳气内藏于土，从子左吐也。曰“夫肝之病，补用酸，助用焦苦，益用甘味之药调之。酸入肝，焦苦入心，甘入脾”。尤[②]君在泾曰：酸入肝以下十五句，疑非仲圣原文，类后人谬添注脚，编书者误收之也。肝，木也，春气也；脾，土也；伤，损也；肾，生也；微弱，不强也；心，阳也；肺，阴也；木之春气不达，土气不疏，土不疏则损生阳之气；生阳之气损而不强，则水不行；水不行，不能上济于火；火盛于上，肺之表阴则损而不降，曰“脾能伤肾，肾气微弱，则水不行；水不行，则心火气盛，则伤肺”。肺，被表也；愈，盛也。肺之表伤，则金气不行；金气不行，则木气自胜于外而回还于内。上工知此达木疏土之要妙也，曰“肺被伤，则金气不行；金气不行，则肝气盛，则肝自愈。此治肝补脾之要妙也”。肝虚则用此法，收敛阳气，内藏运阴土之液，助火土之味，引达木气，疏其土气。实，充实也。肝气充实内外，则不在用之，曰“肝虚则用此法，实则不在用之”。肝虚则脾实，肝实则脾虚。《经》曰“虚虚实实，补不足，损有余”，是其义也。余脏，他脏也；准，仿也；他脏仿此，曰“余脏准此”。肝气，木气也。木得春气充实于外则枝叶荣，木得秋气充实于内则

① 肝，木气也：原脱，据手抄本补。
② 尤，原作“龙”，据手抄本改。

根核茂。木气达外谓之肝实，不能达外谓之肝虚。肝虚，则脾土之气不疏，谓之脾实；肝实则脾虚，肝虚则脾实，此之谓也。

问曰：阳病十八，何谓也？师曰：头痛，项、腰、脊、臂、脚掣痛。阴病十八，何谓也？师曰：咳、上气、喘、哕、咽、肠鸣、胀满、心痛、拘急。五脏病各有十八，合为九十病；人又有六微，微有十八病，合为一百八病。五劳、七伤、六极、妇人三十六病，不在其中。清邪居上，浊邪居下，大邪中表，小邪中里，槃饪之邪，从口入者，宿食也。五邪中人，各有法度。风中于前，寒中于后，湿伤于下，雾伤于上，风令脉浮，寒令脉急，雾伤皮腠，湿留关节，食伤脾胃，极寒伤经，极热伤络。

阳，指半表也。病，指阳气浮也。十，数之具。“一”为东西，“丨”为南北，[批]“丨”，古本切读若衮，象数之纵。《说文》：“上下相通也。”引而上行读若囟，引而下行读若退。则四方中央具矣，为之十。八，别也。象分别向背之形，阴阳气液从子外开，阳背阴开则气浮半表下。半表上经道之阴失其阳温，则病头痛，项、腰、脊、臂、脚掣痛，此半表之六病也。问曰：阳病十八何谓也？师曰：头痛，项、腰、脊、臂、脚掣痛。阴，指半里也。阴阳气液，从午内阖，阴背阳阖，则气浮半里上，半里下经道之阴失其阳温，则病咳、上气、喘、哕、咽、肠鸣、胀满、心痛、拘急，此半里之六病也。曰：阴病十八，何谓也？师曰：咳、上气、喘、哕、咽、肠鸣、胀满、心痛、拘急。五，五行也；脏，藏也。五行包藏体中，各有东、南、西、北、中央之数，应天地阴阳升降运转，如环无端，昼夜不息。九，阳之变也。一变而为七，七变而为九。一变谓少阳，阳气由子外开，来复于午而七；九变谓老阳①，阳气由午内阖于戌，来复于子而为一。阴阳合抱，转运四方中央，各有十数，阴阳向背则病，曰“五脏病各有十八，合为九十病”。有，审也。阴变于六，正于八。六，亥时也；八，午时也。又审人体幽微处阴液得阳气变于六正于八。如阴液不得阳气变于六正于八，阴阳相背为病。曰“人又有六微，微有十八病，合为一百八病”。五，土之数也；七，少阳来复之数也。阳气不来复于子，则浮于上，谓之劳。阴得阳而生，阳不来复于子，则土之阴液不生，谓之损。六极，四方上下也。冬之极，地之一阳，来复于子，在下之阴和阳气外开，明半表地支之六数；夏之极，天之一阴，来复于午，在上之阳和阴液内阖，明半里地支之六数。阳不来复于子，而天一生水不能成于地支。四方上下谓之六极。曰“五劳、七伤、六极”。妇人，阴也。十二，地支阴也。每字有阴阳者，三于阴阳有偏既病；十二字合为三十六病。五劳、七伤、六极、妇人三十六病，不在其中。谓其论详载《金匮论》中，不在《伤寒论》中也，曰“妇人三十六病不在其中”。清，寒也；阴，气也。阳气阖而不开其阴居上，曰“清邪居上”。浊，重也。阳气开，阴不随之上开，则水重浊而居下，曰“浊邪居下”。大，半表也；小，半里也。半表阳气有偏，即得半表阳失阴和之为病；半里阴气有偏，即得半里阴失阳温之为病，曰“大邪中表，小邪中里”。槃与馨同；饪，为烹调生熟之节；宿，住也；食，伪也。槃饪可口，多食而滞停，滞停于中，阴液住下，不能和阳气上吐，其阴不上，如人伪其言而爽其约也，曰“槃饪之邪，从口入者，宿食也”。“五邪中人，各

---

① 老阳：即太阳。

有法度"，此二句指上文之"五邪得人，其治法各有常度也"，曰"五邪得人各有法度"。风，阳气也；前，半表也。阳气为病，得于半表。寒，阴气也；后，半里也。阴气为病，得于半里。曰"风中于前，寒中于后"。湿，水气也；伤，损也。水气损伤于下，气液不能熏蒸，如雾至表而又损上，曰"湿伤于下，雾伤于上"。风，阳气也；令，善也。阳失阴固而气善浮。寒，阴气也；急，紧也；阴失阳温而气善紧，曰"风令脉浮，寒令脉紧"。阴阳气乱曰"雾"。腠者，三焦通会之真处。阴阳气液内乱，不能熏蒸泽肤，曰"雾伤皮腠"。气液不能熏蒸泽肤，而水气留于关节，曰"湿留关节"。谷食全赖阳气蒸化，阳少食多不能蒸化，则损伤脾胃，曰"食伤脾胃"。极，至也；寒，阴气也。阴气至极，阳不来复于上，半表经道阳损。热，阳气也。阳气至极，阴不来复于下，半里经[①]道阴损。曰"极寒伤经，极热伤络"。

问曰：有未至而至[②]，有至而不至，有至而不去，有至而太过，何谓也？师曰：冬至之后，甲子夜半少阳起，少阳之时阳始生。天得温和，以未得甲子，天因温和，此为未至而至也；以得甲子，而天未温和，为至而不至也；以得甲子，而天大寒不解，此为至而不去也；以得甲子，而天温和如盛夏五六月时，此为至而太过也。

一年十二个月，一昼夜十二个时辰。一年春夏秋冬四时，一昼夜亦有春夏秋冬四时。冬至之后，甲子夜半少阳起，谓一阳来复于子也，一阳来复于子，夜半少阳起，少阳之时阳始生，天得温和。一阳来复于子，少阳起，天因温和，此为时未至而

---

① 经：手抄本作"络"。

② 未至而至：运气学说术语。即时令未至而岁气先至。

气至也；一阳来复于子，少阳起而天未温和，此为时至而气不至也；一阳来复于子，少阳起，此为时至而天之寒气不解，此为至而不去也；一阳来复于子，少阳起，而天气温暖如盛夏五六月时，此为气至而太过也。

问曰：经云厥阳独行，何谓也？师曰：此为有阳无阴，故称厥阳。

厥，其也，其阳独行，此为有阳无阴，故称“厥阳”。

师曰：寸口脉动者，因其王时而动，假令肝王色青，四时各随其色。肝色青而反色白，非其时色脉，皆当病。

寸口，半表也，脉中之阴，而见动者，因其时至气王也，而色亦应之。如肝木王于春，得雷以动之，风以散之，而木之色青，此其常也，推之四时，各随其色，色当青而反色白，非其时也。非其时而半表之血脉应之不动，师曰“寸口脉动者，因其王时而动，假令肝王色青，四时各随其色，肝色青而反色白，非其时色脉，皆当病”。

问曰：病人有气色见于面部，愿闻其说。师曰：鼻头色青，腹中痛，苦冷者死；鼻头色微黑者，有水气；色黄者，胸上有寒；色白者，亡血也。设微赤，非其时者死；其目正圆者，痉，不治。又色青为痛；色黑为劳；色赤为风；色黄者，便难；色鲜明者，有留饮。

鼻头属土。青，木气也。木气见鼻端王①上，是幽微处之生气外出，不来复腹中，土之浊阴失阳气温通而痛。苦，急也。如于腹中急冷，阳不来复者死，问曰：“病人有气色见于面部，愿闻其说。”师曰：“鼻头色青，腹中痛，苦冷者死。”黑，水

---

① 王：手抄本作“土”。

色也。水气现鼻端土上，是阴霾之气布于上，离日当空。失，明也。曰“鼻头色微黑者，有水气”。黄，土色也；寒，阴气也。土失水荣，鼻端外现黄色，是半里上之阴失其阳温，曰“色黄者，胸上有寒”。白，金色也；亡，失也。土失血荣，面色外现白色，曰“色白者，亡血也”。微，幽微处也；赤，火色也。如幽微处之火气外现于面，非时者死，曰“设微赤非时者，死”。目得阳而开，得阴而阖，其目开而正圆者，经中阳气失其阴阖，不治子午，曰“其目开而正圆者，痉，不治”。［批］人之二目系于脑，通于脊背经道。青，东方生色也，生阳气浮外不能内温阴土之阴，阴土之气不通而痛，曰“又色青为痛”。黑，水气也；劳，火炎上也。阳气炎上不藏于下，水之阴气亦随阳气外浮不藏而布于面，曰“色黑为劳”。赤，火色也；风，阳气也。阳气鼓于上，半里上阴气遏之而面现火色，曰“色赤为风”。便，顺利也；难，患也。太阳阳气不能顺利于里而患于表，土失其温，水不荣上，曰“色黄者便难”。鲜，少也；明，阳明也。阳开少明，中有留饮，曰“色鲜明者，有留饮”。经云：水病，人目下有卧蚕，面色鲜泽也。

师曰：病人脉浮者在前，其病在表，浮者在后，其病在里，腰痛背强，不能行，必短气而极也。

浮，阳浮也；前，半表也。阳气从左不升，浮半表下，师曰“病人脉浮者在前，其病在表”。后，半里也。阳气从右不降，浮半里上，曰“浮者在后，其病在里”。腰，半表上下之中也①；背，半表上也；痛，不通也；短，少也；极，至也。半表

① 腰半表上下之中也：手抄本作“腰下，半表下也；腰上，半表上也”。

上下阳气不通而痛，必少阳气上至，曰“腰痛背强，不能行，必短气而极也”。[批] 短气是半里阴阳气液上升，半表不足也。

师曰：病人语声寂寂然，喜惊呼者，骨节间病；语声喑喑①然，不彻者，心膈间病；语声啾啾然，细而长者，头中病。

寂寂然，求其静也；呼，吹声也；骨，滑也。[批] 骨，滑谐声。肾主骨，骨属阴，主静。骨节间阴滞不滑，故病人求其静。喜惊乎者，求阳气滑利其阴也。师曰“病人语声寂寂然，喜惊呼者，骨节间病”。喑喑然，不彻者，语无声音也，心膈之间也。膈间病则气道塞，而音不彰，曰“语声喑喑然，不彻者，心膈间病”。啾啾然，小儿声也。头中阳气不通而病，则声不敢扬，膈间气道自如，其声细而长也，曰“语声啾啾然，细而长者，头中病”。

病人身大热，反欲得近衣者，热在皮肤，寒在骨髓也；身大寒，反不欲近衣者，寒在皮肤，热在骨髓也。

皮肤属金，主天气；骨髓属水，主地气。病人身大热，反欲衣覆之，是太阳阳气浮半表上，喜郁蒸之气，求半里下水液外达半表，固阳气内阖半里，曰“病人身大热，反欲得近衣者，热在皮肤，寒在骨髓也”。病人身大寒，反不欲衣覆之，是太阳阳气郁蒸半里下，不能外通半表上，喜开通之气，求半里下阳气外达半表也，曰“身大寒，反不欲近衣者，寒在皮肤，热在骨髓也”。

人身太阳阳气运行周身，如日在天，天气下流于地，阳气从午内阖，则皮肤外清而不热，骨髓内温而不寒；人身太阴阴气运行周身，如水在地，地气上承于天，阳气从子外开，则骨

① 喑喑（yīnyīn 因因）：即不成语言的发声。

髓内清而不热，皮肤外温而不寒。

病有发热恶寒者，发于阳也；无热恶寒者，发于阴也。发于阳者，七日愈。发于阴者，六日愈。以阳数七，阴数六故也。

子为阳，午为阴。病得阳气先阴从子左开浮半表下，阳失阴固发热半里上，阴失阳温恶寒，曰“病有发热恶寒者，发于阳也”。热，阳气也。无阳气从午右阖，半里下阴失阳温，恶寒，曰“无热恶寒者，发于阴也”。阳[①]得阴则固变于七，阖于午；阴得阳化变于六，开于子。[批] 地气温升，天气清降。曰“发于阳者七日愈；发于阴者六日愈，以阳数七阴数六故也”。

问曰：寸脉沉大而滑，沉则为实，滑则为气，实气相博，血气入脏，即死；入腑即愈。此为卒厥，何谓也？师曰：唇口青，身冷，为入脏即死；如身和，汗自出，为入腑即愈。

寸，指半表；沉，指半里；而，能也；滑，利也；实，虚之对也；气，阳气也；博，持也；血，阴也；入，逆也；脏，藏也。半表脉中阳气能滑利于里，不能疏阴土之阴外达于表，里之阴土实而不虚，阴阳之气相持逆于脏里，藏而不写者死，问曰“寸脉沉大而滑沉则为实，滑则为气，实气相搏，血气入藏，即死”。腑，躯壳也；厥，逆也。不逆于藏而逆于躯壳者愈，此为阴阳二气卒逆，何谓也？曰“入腑即愈”。此为卒厥，何谓也？唇口，内应脾土；身，伸也，舒也。阴阳血气藏而不写，不能伸舒半表，回还半里，上荣口唇之阴，师曰“唇口青，身冷，即死”。阳气阴液，转运表里，外达毛窍，曰“如身和，汗自出，为入腑即愈”。

问曰：脉脱，入脏即死，入腑即愈，何谓也？师曰：非为

---

① 阳：手抄本作“表阳”。

一病，百脉皆然，譬如浸淫疮，从口起流向四肢者可治，从四肢流来入口者不可治；病在外者，可治，入里者即死。

脉，血脉也；脱，离也；入，逆也；脏，藏也。阳气脱离，血脉乃逆于藏里，如藏而不写即死，腑，躯壳也，阳气阴液运转表里，外达毛窍，身和、自汗出，为入腑即愈。问曰：脉脱，入脏即死，入腑即愈，何谓也？师曰：非谓一病，百病皆然，譬如浸淫疮，从口起循脉理流向四肢者可治，从四肢循脉理流来入口者不可治；病在外者可治，入里者即死。谓人之百病，入腑可治，入脏即死。肌中湿水外溢，浸渍成疮，为之浸淫疮。

师曰：息摇肩者，心中坚；息引胸中上气者，咳；息张口、短气者，肺痿，吐沫。

气从心达，曰息；心中，半里上下之中也；坚，土之阴气结也。阴气坚结于中，其气从心外达半表上，不利半里上，师曰“息摇肩者，心中坚”。胸中，半里上也，主降；咳，逆也。半里上气降不利，则逆，逆则咳，曰“息引胸中上气者咳”。口，半里上也；短，少也；痿，萎①也。尊上气液不右降，故张口形萎；卑下气液不左升，故少气，曰“息张口、短气者，肺痿，吐沫”。

师曰：吸而微数，其病在中焦，实也，当下之，则愈。虚者不治。在上焦者，其吸促；在下焦者，其吸远。此皆难治。呼吸动摇振振者，不治。

吸，入气也；数，急也；中焦，土也；当，主也；下，半里下也。其气入之微而出之急，其病在中焦土实，主半里之阴得阳气温通，中土气疏，升降气利则愈，曰“吸而微数，其病

① 萎：手抄本作“痹”。

在中焦，实也，当下之则愈”。虚者，中土阳气虚，不可以下法治，治曰“虚者不治”。促，近也。在上焦之气难降者，其气近；在下焦之气难升者，其气远。此属地天气交不利，曰“在上焦者，其吸促；在下焦者，其吸远，此皆难治”。呼吸者，地天气交，升降出入也，其气出入动摇振振，其身不能自主，此属地天之气不交，曰“呼吸动摇振振者，不治”。

师曰：五脏病，各有所得者愈。五脏病各有所恶，各随其所不喜者为病。病者，素不应食，而反暴思之，必发热也。

五，五行五味也；脏，藏也。五行五味藏于土中，各有所得之气味，调和者愈，师曰“五脏病各有所得者愈”。观其五行五味，各有所恶所不喜者，知何脏为病，曰“五脏病各有所恶，各随其所不喜者为病”。应，当也；暴，忽也。病人平素不当食之物而反忽思之。食为阴，全赖阳气蒸化。食入，阴盛于中，其阳不复于内，必浮于外发热，曰“病者，素不应食，而反暴思之，必发热也”。

夫诸病在脏，欲攻之，各随其所得而攻之。如渴者，与猪苓汤，余脏仿此。

脏，里也；攻，治也。夫诸病在里，欲治之，当随其所得而治之。如半里之阴液，不利半表上而渴者，与猪苓汤。余脏仿此。

［批］如半里阴液外出毛窍为汗，多口渴者，不可与猪苓汤。

夫病痼疾，加以卒病，当先治其卒病，后乃治其痼疾也。

痼，久痼之疾也；卒，暴病也。夫病人有久固之疾，加以暴病，当先治其暴病，后乃治其久固之疾也，使人知其治病有缓急、先后之序。

乙

伤寒杂病论太阳篇指归卷之一

太阳之为病，脉浮，头项强痛，而恶寒。

天地纯阴，人之肌表象乎天地，亦纯阴也。太，大也；阳，扬也。天地纯阴之气，全赖太阳大气发扬上下，阳气发扬上下、转运不息、和而不偏者，赖天地纯阴之气，外固其阳，内守其阳也。肌表纯阴之气，亦全赖身中太阳大气发扬上下，阳气发扬上下、转运不息、和而不偏者，赖肌表纯阴之气，外固其阳，内守其阳也。人身太阳大气居身之中，行乎背项及头，环抱周身表里。人之背项及头如日之赤道居天之中，环抱天①地表里。仲景举天之太阳，以喻人身之太阳，所以标太阳之所为。“之为”二字，指太阳大气发扬上下。之所以然，指太阳阳开与子；之所以然，指太阳阳气先阴而开气浮半表下为病；之所以然，太阳阳气由子先阴而开，气浮半表下，阳无阴固，故脉应之浮。阳浮半表下不来复半表上，背项经道之阴失阳气温通，［批］南北为经，东西为纬，纬即络也。故证应之头项强痛，阳气浮半表下，半里上肌表之阴失其阳温固而恶寒。曰“太阳之为病，脉浮，头项强痛而恶寒”。有客问于余曰：“首条提纲，无发热二字，有而恶寒三字，何也?”余曰：“太阳阳气由子初开，半里之下半表之上，气候相平，不寒不热，故不标发热二字。如太阳阳开气浮半表下，半里上肌表之阴先失阳温，故曰‘而恶寒’。”

天地纯阴全赖太阳大气温之运之，外人窃疑其非。夫乾为天，坤为地，天阳地阴，人人知之。今为天为阴，似未经前人

---

① 天：手抄本作“大”。

道过，其疑也固宜。岂知天之阴为阳中之至阴，地之阴为阴中之至阴。太阳大气发扬上下，必得天之金气坚固其阳，而阳始不泄。故《说卦传》① 云："乾为天、为金、为寒、为冰；况阳为太阳，日也、火也。天下岂有如日之丽，如火之热，而其气为寒、为冰乎？"又《黄帝·素问》经云："手太阴肺属金，主天气；足太阴脾属土，主地气。"然则天之为阴也，明甚。故人身一小天地，其病伤寒也，乃肌表之金气不清肃而为冬，冬寒损去，阳不内藏戊土，以致阳气浮外发热，百病由此而起。而或者曰：离［批］☲为阴卦，何以又为热、为火？不知阳本无质，必得阴而始明。离内阴外阳，如火之燃物，火在外也。

太阳病，发热汗出，恶风，脉缓者，名为中风。

发，扬也；热，阳气也；汗，阴土液也；缓，迟缓也；名，明也；中，读作得；风，阳气也。太阳开病，阳气阴液发扬半表下而气浮，阴液外出毛窍，阳无阴固，［批］阳无阴固，此指阳气失阴和之。故发热汗出。阴阳气液浮半表下，半里上阴失阳温，故恶风。阴阳气液浮半表下，发热汗出脉道中，上运之阴阳迟而缓，故脉缓。此明太阳开，阳气阴液得浮半表下为病，［批］阴液出毛窍脉道中，阳失阴助，其脉缓。曰"太阳病，发热汗出，恶风，脉缓者，名为中风"。非为外之风邪直入毫毛，如矢石之中人也。

太阳病，发热而渴，不恶寒者为温病。若发汗已，身灼热者，名曰风温。风温为病，脉阴阳俱浮，自汗出，身重多眠，睡息必鼾，语言难出。若被下者，小便不利，直视失溲。若被

---

① 说卦传：书名，玄学类书籍。

火①者，微发黄色，剧则如惊痫，时瘈疭，若火熏之。一逆尚引日，再逆促命期。

发，扬也；热，阳气也；渴，欲饮也。太阳开病，阳气浮半表下，半里上阴失阳温当恶寒。阳气外扬，气至太过，曰“太阳病，发热而渴，不恶寒者为温病”。汗，阴土液也；己，［批］己，脾土也。己土也；身，伸也；灼，炙也；风，春气也；温，夏气也。若春行夏令，己土阴液随阳气外扬为汗，阳气转运不顺其时，直伸于外，其热如火炙，曰“若发汗已，身灼热者，名曰风温”。春行夏令，脉道中阴阳气液俱浮半表上而自汗出，曰“风温为病，脉阴阳俱浮，自汗出”。重，不轻也；眠，目合也。阳气内固，其身轻，其目喜开；阳气外浮，其身重，其目喜阖。阴阳气液俱浮半表上，肌体之阴重而不轻，其目②多合，曰“身重多眠”。阴阳气液俱浮半表上，清降之气为之壅滞，［批］清降之气指肺金之阴气也。曰“睡息必鼾，语言难出”。被，覆也；下，半里下也；小，半里也；便，利也。如阴阳气液覆半表上，不回还半里下者，半里下阴液不利半表上，上之目睛系直，下之尿脬系松，曰“若被下者，小便不利，直视失溲”。被，表也；火，随也。如阳逆半表上，阴液随阳外泄不多者，只皮肤发黄色，曰“若被火者，微发黄色”。剧，甚也；如甚者，则内伤己土，中荣内之阴血，手足之筋失其柔和，致如惊痫，时瘈疭。营血不荣己土，其黄若火熏之，皮色黄黑也，曰“剧则如惊痫，时瘈疭，若火熏之”。一，一阳也；逆，不顺也；尚，上也；引，伸也；再，二也。一阳举，不顺其时

① 被火：即误用火法治疗。火，即温针、熏熨等治法。

② 目：原作“合”，据手抄本改。

上伸半表。一阳逆也，阳气上伸半表，不顺其时来复半里。二阳逆也，一逆二逆，阴阳气液迫于半表，不能期复半里而土无信，土无信则命不立，无生理也，曰“一逆尚引日，再逆促命期”。

太阳病或已发热，或未发热，必恶寒，体痛，呕逆，脉阴阳俱紧者，名曰伤寒。

或，未定之辞；“已”“未”二字，勿作已毕、犹未讲，此二字谓巳时、未时两个时辰；发，开也；热，阳气也；太阳开于子、明于卯，阖于午、藏于酉。或至巳时，阳气不回还于巳阖于午，浮半表上发热，曰“太阳病或已发热”。或未至时，阳气不从幽昧①处去藏于酉，浮半里上发热，曰“或未发热”。必，表识也；表识阳气浮半里上，不内温半表下之阴，曰“必恶寒”。阳气浮半里上，半表下之阴不舒，曰“体痛”。体，第也；呕，吐也；逆，不顺也。阳气逆半里上，不顺利半里下，焉能次第从子上吐，曰“呕逆”。紧，不舒也；阳不内藏于酉，脉道中阴阳气液往来表里不舒，曰“脉阴阳俱紧者，名曰伤寒”。

条中两个“或”字，包括全部伤寒，何也？或太阳阳气先阴而开，气浮半表下发热，半里上恶寒；或阳气不回还于巳，浮半表上发热、半里下恶寒；或阳气不向幽昧处去藏于酉，浮半里上发热、半表下恶寒，阳不内藏半里下，即短半里下。或太阴为病，或少阴为病，或厥阴为病。一个“必”字，表识六经发热恶寒的规矩。

伤寒一日，太阳受之，脉若静者，为不传也；颇欲吐，若烦躁脉数急者，为传也。伤寒二三日，阳明、少阳证不见者，

---

① 幽昧：昏暗不明。

为不传也。

一日，子时也；受，承也；若，如也；静，动之对也；传，转也，布也。冬寒损去，阳不内藏戊土，［批］戊土，脾土也。半里下阴阳气液焉能从子上承？阳主动，阴主静，如脉中阴静而不见动者，为太阳阳气未能传布，从子上承，曰“伤寒一日，太阳受之，脉若静者，为不传也”。颇，偏也；欲，之为言续也；数，阳气也；急，迫也。阳气偏浮表里①，内藏失时，阴土失温。如阳气从子急迫上吐，未能温生在下之阴，其阴则躁。［批］此躁字当作寒躁解。阳气从子急迫上吐，无阴和之，其阳则烦。阳无阴和，阳迫脉中，其脉数急。此为阳气传布，从子上承，未得阴和，曰“颇欲吐，若躁烦脉数急者，为传也”。二三日，丑寅时也；证，验也。验半里上阳气未藏于酉，不能从子上吐，交纽于丑，引达于寅，明于卯，曰“伤寒二三日，阳明少阳证不见者，为不传也”。六经病按十二个时辰，以此条伤寒一日，太阳受之为眉目。

太阳病，欲解时，从巳至未上②。

阳得阴固，其阳圆转表里。太阳病阳气先阴而开，阳失阴固，其阳不回还于巳，内阖于午，浮半表为病。欲，之为言续也。得半里下阴土之液从子继续半表，其阳得其阴固，则回还于巳，内阖于午，至未时向幽昧处去藏于酉，曰“太阳病，欲解时，从巳至未上”。

太阳病，头痛至七日以上，自愈者，以行其经尽故也。［批］盡，从血不从皿。尽，音精。尽，从皿不从血。若欲作再

---

① 表里：手抄本作“半里上”。

② 从巳至未上：即从9至15时。

经者，针足阳明，使经不得传则愈。

至，极也；七日，午时也；经，南北也；尽，气液也；太阳病阳气先阴而开浮半表下，半表上经道之阴失其阳温，故头痛。阳极于午，得半里下阴土气液从子继续半表，阳得阴固，其阳即从午上内阖。半表上经道阴得阳通，其头痛自愈，曰“太阳病，头痛至七日以上，自愈者，以行其经尽故也”。若，如也；再，二也；针，机缄[①]也；足，续也；传，系也。如二阳经气不阖于午，半里下机缄不温，使二阳经气不系半表上，续半里下，当温其缄[②]，阴土温，阳气续，曰“若欲作再经者，针足阳明，使经不传则愈”。

太阳中风，阳浮而阴弱，阳浮者，热自发；阴弱者，汗自出；啬啬恶寒，淅淅恶风，翕翕发热，鼻鸣干呕者，桂枝汤主之。

中，读作得；风，阳气也。阳得天之阴[③]气外固，其阳不浮；阴得太阳阳气内强，其阴不弱。[批] 阴得阳助则强，阳得阴助则强。太阳阳气先阴开子，未得地之阴和、天之阴固，其阳气得浮半表下为病，[批] 地气升，天气降。如天气不升则天之金气不外固其阳。曰“太阳中风，阳浮而阴弱”。阳浮半表下，失天之阴气固之，其热从半表下起，曰“阳浮者，热自发”。阳浮半表下，半里下阴土阴液失阳助之而弱。其阴从阳动之，外出毛窍为汗，不和经道之阳，曰“阴弱者，汗自出”。阴阳气液浮半表下，不顺春生夏长之令，[批] 阳气不从半表下还半表上，阖午藏酉，闭藏为冬令。宣泄半里上肌表之阴，失其

---

① 机缄（jiān 间）：枢机。

② 缄：不通。

③ 天之阴：手抄本作“阴”。

阳温致吝啬闭藏，曰“啬啬恶寒”。毛窍从阳开，阴液从阳泄，半表阳失阴助，半里阴失阳温，恶其汗，又恶其风，曰“淅淅恶风”。热从阳动，阳从热起，阳与热合，热甚如火炙，曰“翕翕发热”。鼻应天气，主清降；胃应地气，主温柔。阳气浮半表下，阴液不能外出毛窍①，其阳不来复半表上向午内阖，地气不温升，天气不清降，胃土不润②，则鼻窍之气不利而鸣，胃土之气不润而干呕，主桂枝汤，曰“鼻鸣干呕者，桂枝汤主之”。阳气浮半表下，半表半里上经道之阴不温③，主桂枝辛温，温表里经道之阴；芍药苦平，疏泄表里土气；甘草甘平，培在上土味；生姜辛温，化气横行，开表里络道之阴，大枣十二枚，象地支十二数，取味厚汁浓，资助土中不足之液，合辛温气味，化其阴气环绕周身。须臾，再啜热稀粥一升余以助药力。半里上阴温阳气来复半表上，回还半里，气液和缓，肌中遍身漐漐④微似有汗者益佳。［批］汗多，阴液更从毛窍泄出，经道之阳更少阴和，所以漐漐小许为佳。上五味，象土之中数，口㕮咀⑤，以水七升，象阳数得阴来复于七；微火煮，象阴阳气液和缓土中；取三升，象三阳阳数来复半表上，回还半里下；去滓，适寒温，服一升，象一阳阳气开子，寒暖之气适其时也。

桂枝汤方

桂枝三两，去皮，桂枝只取稍尖嫩枝，内外如一。若皮骨不相粘者，去之，非去枝上之皮也，后放此 芍药三两，干切 甘草二两，炙 生姜

---

① 阴液不能外出毛窍：手抄本为“阴液出毛窍”。

② 胃土不润：手抄本作“肺金失温”。

③ 温：此后手抄本、旧钞本有“土气不疏，土味不足”八字。

④ 漐漐（zhízhí 直直）：形容微汗潮润之状。

⑤ 㕮咀：（fǔjǔ 辅举）：碎切。

三两，切 大枣十二枚，擘

上五味，口㕮咀，以水七升，微火煮取三升，去滓，适寒温，服一升。服已，须臾，啜热稀粥一升余，以助药力，温覆令一时许，遍身漐漐微似有汗者益佳，不可令如水流漓，病必不除。[批] 病，病阳气浮半表也；除，去也；温覆以衣覆之，不可令汗如水流漓，汗流漓，病浮外之阳则无阴固其阳，必不去藏酉。若一服汗出病差，停后服，不必尽剂。若不汗，更服依前法。又不汗，后服。小促役期间，半日许，令三服尽。若病重者，一日一夜服，周时观之。服一剂尽，病症犹在者，更作服。若汗不出者，乃服至二、三剂，禁生冷、黏滑、肉面、五辛、酒酪、臭恶①等物。

芍药本味苦平不酸。所以酸者，是药铺中泡水湿透后，以布包盦②之，取其松软易切。不知天生本味，遭此戕贼③，化为乌有，曲直化味存，诸家误以味酸，皆由于此。如不信者，请取干芍药嚼之，试其味即知矣。张隐菴④先生已明于前，愚再述之于后，务望同志者用整干切，方和经方至理，治病无误也。

太阳中风，脉浮紧，发热恶寒，身疼痛，不汗出而烦躁者，大青龙汤主之。若脉微弱，汗出恶风者，不可服。服之则厥逆，筋惕肉瞤，此为逆也。

风，阳气也；浮，阳浮也；紧，不舒也。太阳阳气先阴开子，得⑤浮半表下，半里之阴失阳气温舒，曰“太阳中风，脉

---

① 臭（xiù 秀）恶：气味浓烈或不好的食物。臭，气味。

② 盦（ān 按）：古代盛食物的器皿。

③ 戕（qiāng 腔）贼：伤害，毁坏。

④ 张隐菴：即张志聪。清代医家，著有《素问集注》《灵枢集注》《伤寒论宗印》等。

⑤ 得：此后手抄本有“阳气”二字。

浮紧”。阳浮半表下，阳无阴固，曰“发热”。阳浮半表下，半里上阴无阳温，曰“恶寒”。身，可屈伸也；汗，阴土液也；出，进也。阳浮半表下，肌土之阴闭塞成冬，不通疼痛，不有半里阴液前进半表，阳无阴和而烦，阴无阳温而躁，曰“身疼痛，不汗出而烦躁者①，大青龙汤主之”。[批] 大青龙汤方中重用麻黄，开肌腠郁极之阴。若麻黄用少，不能行转周身，故用石膏鸡子大一枚，外固肌表之阴。如无石膏，其阴液从毛孔急出，浮外之阳无阴内固，无阴内和，其阳即脱，此大青龙汤之关键也。方中重用麻黄苦温气味，启阴土之液，合阳气震动半表上，交姤②于午；石膏辛寒，清降天气，坚金水表阴以固阳；桂枝辛温，温表里经道之阴；杏仁苦温，滋润滑利表里关节之滞；阳浮半表下，肌土阴塞，土味不足于上，甘草甘平，助在上土味；生姜辛温，化气横行，疏泄表里土气；大枣甘平，用十二枚，取味厚汁浓资助土液，合辛温气味环转周身。上七味，象一阳开，阳得阴，一变而为七；以水九升，象阳数得阴，七变而为九。先煮麻黄，减二升，去上沫。减，轻也；二，阴数也，象阳举而阴从轻也。纳诸药，煮取三升，象三阳也；去滓，温服一升，象一阳开于子也。若，如也；微，幽微处也；弱，不强也。阴得阳则强，如阳气得浮半表下，半里脉中幽微处阴气不强，阴土之液随阳气外泄为汗，半里上阴失阳温而恶风者，不可服大青龙汤，服之则阳气短于里、逆于表，阴阳气液不交易表里，筋失阳温而惕，肉失阴和而瞤，此为逆也，[批] 如此形证，急服真武汤。曰“若脉微弱，汗出恶风者不可

---

① 者：此后旧钞本有“启地之阴气从左上达，助天之金气从右下降”十八字。

② 姤（gòu 够）：交汇，融合。

服，服之则厥逆筋惕肉瞤，此为逆也”。

大青龙汤方

麻黄六两，去节　桂枝二两，去皮　甘草二两，炙　杏仁五十个，去皮尖　大枣十二枚，擘　生姜三两，切　石膏如鸡子大，碎绵裹

上七味，以水九升，先煮麻黄，减二升，去上沫，内诸药，煮取三升，去滓，温服一升，取微似汗，汗出多者，温粉扑之。［批］温粉，米粉也。如汗多以米粉烘温扑之，塞汗孔也。人身肌肉属土，藉①谷粉之土以塞之。一服汗出者，停后服，汗出亡阳遂虚，恶风、烦躁、不得眠也。

风家表，解而不了了者，十二日愈。

风家表，作一句读；解而不了了者，作一句读。风，阳气也；表，半表也。太阳开病，阳气浮半表下，主桂枝汤疏泄半里上土气，温半里上之阴。半里上阴温土疏，阳气来复于午，内阖半里，即知桂枝汤方，又不知桂枝汤啜粥以助药力及服法。风家表解之不当，所谓解而不了了。不了了者，谓半表下阳失阴固而气浮半里上，阴失阳温而气弱，病不了毕也。仲景示人知②其误药，不若静养俟③。阳中阴复，阴中阳复，阴阳气液自和表里，曰“风家表，解而不了了者，十二日愈”。

太阳病，头痛发热，汗出恶风者，桂枝汤主之。

太阳开病，阳气浮半表下。半表上之阴失阳气温通，故头痛。阳浮半表下，阴土之液不为阳固，故发热汗出。［批］阴土之液外出毛窍，不和经道之阳。阴土之液，即地气也。地气升之不和天气，降之亦不和阳气，浮外发热，有汗不解热。阳浮

① 藉：同“借”。
② 知：旧钞本作“如”，义胜。
③ 俟（sì四）：等待。

半表下，半里上阴失阳温，故恶风。主桂枝汤，温疏半里上土气，曰“太阳病，头痛发热；汗出恶风者，桂枝汤主之”。

太阳病，初服桂枝汤反烦不解者，先刺风池、风府，却与桂枝汤则愈。

桂枝汤煮取三升，初服，谓始服一升也。反，回还也；烦，阳失阴和也；刺，讯决也；风池，少阳经道也；风府，太阳经道也；却，止也；愈，进也。太阳开病，阳气浮半表下，始服桂枝汤一升，半里上阴温阳气回还半表上，烦而不解者，此阳先阴后讯决，半表上经道之阳失阴和之而止，于桂枝汤之后服，半表上阳得阴和，其阳则进半里，曰“太阳病，初服桂枝汤反烦不解者，先刺风府、风池，却与桂枝汤则愈”。［批］阳气先阴后则烦，阴气先阳后不烦，半表上经道之阳，少阴和之。服小柴胡汤运气益液，和阳阖午。

服桂枝汤，大汗出，脉洪大者，与桂枝汤如前法。若形如疟，日再发者，汗出必解，宜桂枝二麻黄一汤。

服桂枝汤不如法，其阴液随阳气鼓动半表下外出毛窍，不和阳气循经道来复半表上，回还半里，证应之大汗出，脉应之洪大。［批］服桂枝汤，大汗出，脉洪大者，不烦渴，故仍与桂枝汤如前法。如烦渴，饮服白虎汤。仍与桂枝汤如前啜粥之服法分三服，温疏半里上土气，半里上阴温土疏，阴液和阳气自循经道来复半表上，回还半里内藏于酉，曰“服桂枝汤，大汗出，脉洪大者，与桂枝汤如前法”。再，两也；出，进也；解，缓也；宜，适理也；大汗外出毛窍，半表下阳气未得阴缓而发热，半里上阴气未得阳温而恶寒。若日两次发寒热如疟者，必得阴土之液前进半表下，缓阳气循经道来复半表上，回还半里内藏于酉。适桂枝二温疏半里上土气，麻黄一开半里下之液之理，曰“若形如疟，日再发者，汗出必解，宜桂枝二麻黄一汤”。上七味，象阳数得阴复于七。以水五升，五，土之中数也。先煮麻黄一二沸，去上沫，内诸药，煮取二升，去滓，温服一升，日再服。二，阴数也；一，阳数也。象阴液从中土出，缓半表下之阳，一阳举二阴偶之，和阳气阖午，去藏酉也。

桂枝二麻黄一汤方

桂枝一两十七铢，去皮　芍药一两六铢　麻黄十六铢，去节　杏仁十六个，去皮尖　生姜一两六铢，切　甘草一两二铢，炙　大枣五枚，擘

上七味，以水五升，先煮麻黄一二沸，去上沫，内诸药，煮取二升，去滓，温服一升，日再服。

服桂枝汤，大汗出后，大烦渴不解，脉洪大者，白虎加人参汤主之。

服桂枝汤，半里上阴温，阴液随阳气鼓动半表上而大汗出，曰“服桂枝汤，大汗出”。后，半里下也；解，缓也。半里下液少，不足以上润胃土，缓阳气内阖与午①，曰“后大烦渴不解，脉洪大者”。阳极于午，天气不降，主石膏甘寒、知母苦寒、甘草甘平，肃天气清降，固半表上阳气从午内阖。凡汗出过多，腠理气松少固，以粳米甘平汁黏固腠理之气松，加人参甘寒气味资助土中阴液，缓阳气去藏于酉，曰“白虎加人参汤主之”。上五味，象土数也。以水一斗，象地天生成十数。煮米熟汤成，去滓，温服一升，日三服，象一阳开子，三阳阖午，去藏酉也。

白虎加人参汤方

知母六两　石膏一斤，碎，绵裹　甘草二两，炙　粳米六合　人

① 午：此后手抄本有“证应之大汗出，脉应之洪大”十一字。

参二两

上五味，以水一斗，煮米熟汤成，去滓，温服一升，日三服。

发汗后，不可更行桂枝汤，汗出而喘，无大热者，可与麻黄杏子甘草石膏汤主之。

发，扬也；汗，阴土液也；后，半里也；更，再也。阴阳气液发扬半里上，不可再行桂枝汤，温半里上之阴，曰“发汗后，不可更行桂枝汤”。大，半表也；热，阳气也；阴阳气液逆半里上，天气失清降，鼻窍呼吸不利，其气专从口出而喘，无半表下阳气外浮之证者，曰“汗出而喘，无大热者，可与麻黄杏子甘草石膏汤主之”。麻黄①、杏子苦温气味，温润半里下阴液，外开半表；甘草石膏甘寒气味，肃降半里上阴阳气液，去藏于酉。上四味，□②，四方也；□中八字，八，别也，象阴阳气液□转表里，分别八方，不可聚一方也。以水七升，象阳数得阴复于七。先煮麻黄减二升，去上沫，内诸药，煮取二升，温服一升。二，阴数也。一，阳数也。象二阴偶一阳从子左开也。

麻黄杏子甘草石膏汤方

麻黄四两，去节　杏子五十枚，去皮尖　甘草二两，炙　石膏半斤，碎，绵裹

上四味，以水七升，先煮麻黄减二升，去上沫，内诸药，煮取二升，去滓，温服一升。

下后，不可更行桂枝汤。若汗出而喘，无大热者，可与麻

① 黄：原作“草”，据手抄本改。

② □：清代段玉裁《说文解字》注：“象四分之形。谓□像四方，八像分也。”

黄杏子甘草石膏汤。

下，降也；后，半里也。阴阳气液下降藏于里，不可再行桂枝汤，温半里上之阴，曰“下后，不可更行桂枝汤”。若，如也。如阴阳气液逆半里上，不降而喘，无半表下阳气外浮之证者，可与麻黄杏子甘草石膏汤，肃降半里上阴阳气液，去藏酉也，曰“若汗出而喘，无大热者，可与麻黄杏子甘草石膏汤”。

太阳病，项背强几几，反汗出恶风者，桂枝加葛根汤主之。

几几，拘急不舒之状也；反，回还也。太阳开病，阳气液回还半表下而浮半表上，经道失阳气阴液温舒，项背拘急不利，曰“太阴病项背强几几，反汗出恶风者，桂枝加葛根汤主之”。桂枝汤温半里上之温①，加葛根甘平轻扬之性，回还半表下阴阳气液，上通经道输滞。上六味，以水七升，巳为阳之六数，象阳数得阴，回还于巳，复于七。内诸药，煮取三升，去滓，温服一升，象阴阳气液包藏土中开于子。桂枝汤得粥力易通腠理，此经道中液虚，恐啜粥助其药力，使阴液猛出，毛窍不能和缓阳气阖午，故不须啜粥。[批]“不须啜粥”四字着眼。

桂枝加葛根汤方

桂枝三两，去皮　芍药三两　甘草二两　生姜三两，切　大枣十二枚，擘　葛根四两

上六味，以水七升，内诸药，煮取三升，去滓，温服一升，不须啜粥，余如桂枝汤将息及禁忌法。

太阳病，项背强几几，无汗恶风者，葛根汤主之。

太阳开病，阳气浮半表下，半表上经道之阴失其阳温，项

① 温：手抄本作“阴”。

背拘急不舒，曰“太阳病，项背强几几”。阳浮半表下，阴土之液不随阳气外泄毛窍，故无汗；阳浮半表下，半里上阴失阳温，故恶风，主葛根甘平清扬之性，宣通半表上经道输滞以治内；麻黄苦温，开腠理之闭以达外；桂枝汤疏泄半里上土气，温半里上之阴，半里上阴温土疏，阳气来复，曰“无汗恶风者，葛根汤主之”。上七味，㕮咀，象阳数得阴复于七。以水一斗，象地天生成十数。先煮葛根、麻黄，减二升，象阴数得阳正于八；去上沫，内诸药，煮取三升，象三阳阳数阖午；去滓，温服一升，象一阳阳数开子。阴液未开，故覆取微似汗，恐啜粥助其药力，使阴液猛出毛窍，不能和缓阳气阖午，故不须啜粥。

葛根汤方

葛根四两　麻黄三两，去节　桂枝二两，去皮　芍药二两　甘草二两，炙　生姜三两，切　大枣十二枚，擘

上七味，㕮咀，以水一斗，先煮葛根、麻黄，减二升，去上沫，内诸药，煮取三升，去滓，温服一升，覆取微似汗，不须啜粥，余如桂枝汤将息及禁忌法。

桂枝本为解肌，若其人脉浮紧，发热汗不出者，不可与之，常须识此，勿令误也。

本，始也；解，开也；肌，土也。始太阳开，阴阳气液浮半表下，主桂枝汤。温半里上之阴，半里上阴温土疏，阴阳气液来复半表上，内阖于午藏于土，曰“桂枝本为解肌”。若，如也；浮，阳浮也；紧，不舒也。如其人太阳阳开气浮，太阴阴土之液不随阳气外泄为汗，脉应之浮紧，证应之发热、不汗出，不可与桂枝汤温半里上之阴，曰“若其人脉浮紧，发热汗不出者，不可与之”。仲圣申明，解肌之方专为太阳开，太阴阴土之液随阳气浮半表下，不来复半表上，内阖于午，藏于土而设。

切不可与太阳阳开太阴阴土液塞不开之病，曰“常须识此，勿令误也”。

若酒客病，不可与桂枝汤，得汤则呕，以酒客不喜甘故也。凡服桂枝汤吐者，其后必吐脓血也。

酒客，谓嗜酒之人也。如嗜酒之人病阳气浮半表下，不可与桂枝汤，何也？酒客土气有余半里上，得桂枝汤甘温气味，土气壅逆不降则呕，曰“若酒客病，不可与桂枝汤，得汤则呕，以酒客不喜甘故也”。凡土气有余半里上，得甘温则吐；土气有余半里上，其半里经络中阴液及血不转运，半表液滞为脓，血滞为瘀，曰“凡服桂枝汤，吐者，其后必吐脓血也”。

烧针令其汗，针处被寒，核起而赤者，必发奔豚，气从少腹上冲心者，灸其核上各一壮，与桂枝加桂汤更加桂二两。

烧，暖也；针，机缄也；汗，阴土液也。暖机缄令阴土之液流通，合阳气从子左开，曰“烧针令其汗”。寒，捍也，格也；核，根核也；赤，阳气也。机缄处被寒气扞格①，根核之阳不从子左开，其气兴起，由半里下奔半里上，曰“针处被寒，核起而赤者，必发奔豚”。少腹，属半里下；“灸”字，象形火藏于下；“各”字，恐“合”字伪；一，一阳也；壮，强也。机缄处被寒气扞格，火不藏于下，合阴土之液从子左开，强于半表，与桂枝加桂。加桂者，取其气浓，下温少腹经道之阴，回阳气从子左开，曰“气从少腹上冲心者，灸其核上各一壮，与桂枝加桂汤更加桂二两”。上六味，象阴数得阳变于六。以水七升，象阳数得阴变于七。煮取三升，去滓，温服一升，象三阳阖午一阳开子也。

---

① 扞格：互相抵触，格格不入。

桂枝加桂汤方

桂枝三两　芍药三两　甘草二两　生姜三两，切　大枣十二枚，擘　牡桂二两

上六味，以水七升，煮取三升，去滓，温服一升，牡桂即桂枝也。

太阳病下之后，其气上冲者，可与桂枝汤方，用前法。若不上冲者，不可与之。

下，半里下也；之，往也；后，半里上也。太阳至子辰当开，病半里下气寒，其阳不前往左开，其阴反还半里上冲者，可与桂枝汤，用前加桂法，曰“太阳病下之后，其气上冲者，可与桂枝汤方，用前法”。如半里下不寒，阳气左开，其气不上冲者，不可与桂枝加桂汤，曰“若不上冲者，不可与之”。

太阳病三日，已发汗，若吐、若下、若温针①，仍不解者，此为坏病，桂枝汤不中与也。观其脉证，知犯何逆，随证治之。

三日，寅时也；已，止也；发，开也；汗，阴土液也。平人阴气先阳而开，太阳阳气先阴而开，病寅时阳浮，止开阴土之液，曰“太阳病三日，已发汗”。若，不定之辞；吐，舒也；下，半里下也；温，暖也；针，机缄也；解，开也；坏，毁也；中，合也。阴土之液不和阳气引达于寅；或舒阴土之液和阳气上达；或温疏半里下土气，使阴液和阳气上达；或暖机缄蒸阴土之液，和阳气上达其阴。仍不左开上达者，为阴液毁伤半里下，桂枝汤不合与之，曰“若吐、若下、若温针、仍不解者，此为坏病，桂枝汤不中与也”。当观其脉证所由，知阴土之液所犯吐、下、温针何逆，随证治之。

---

① 温针：以艾裹针体而蒸烧之，以冀发汗。

舒阴土之液和阳气上达，麻黄附子甘草汤。

阳无阴和，心烦不得卧，黄连阿胶汤。

阴土液少，不和阳气交纽丑土、引达于寅，其背恶寒者，附子汤。

阴土血液不和阳气交纽丑土、引达于寅，腹痛、便脓血者，桃花汤。

土味不足半表上，而咽痛者，甘草汤、桔梗汤。

二三日，口干咽燥①者，急温疏半里下土气，使阴液和阳气上达，大承气汤。

暖机缄，蒸阴土之液，和阳气上达，真武汤、四逆汤、通脉四逆汤。［批］四逆汤甘味多，味盛于气；通脉汤辣味多，气盛于味。

太阳病，下之微喘者，表未解故也，桂枝加厚朴杏仁主之。

下，半里下也；之，往也；微，幽微处也；喘，气逆也。太阳开病，半里下幽微处，阴气不和阳气前往。里之阴气逆半里上，从口而喘；表之阳气浮半表下不有阴和，曰“太阳病，下之微喘者，表未解故也，桂枝加厚朴杏子汤主之”。主桂枝汤温半里上之阴，半里上阴温阳气来复。加厚朴苦温，炙香入半里下，转运阴土阴液和阳气从子左开。杏仁苦温滋润，合辛温气味，滑利表里机滞。上七味，以水七升，象阳数得阴复于七。微火煮取三升，去滓，温服一升。覆取微似汗，藉郁蒸之气，令幽微处阴液得阳气开于子也。

桂枝加厚朴杏仁汤方

即桂枝汤加杏仁五十枚、去皮尖，厚朴二两、去外粗皮炙

① 燥：原作“躁”，据手抄本改。

香。上七味，以水七升，微火煮取三升，去滓，温服一升，覆取微似汗。

喘家作桂枝汤，加厚朴杏子佳。

喘家，谓素有宿饮、喘病；太阳开病，半里下阴气不和阳气前往，里之阴气逆半里上而喘。表之阳气浮半表下不有阴和，作桂枝汤温半里上之阴，加厚朴苦温，运阴土之阴，和杏子苦温滋润，滑利气机。此方治喘病之佳处，半里上阴温阳气来复，宿饮自除。

太阳病，发汗，遂漏[①]不止，其人恶风，小便难，四肢微急，难以屈伸者，桂枝加附子汤主之。

发，扬也；汗，阴土液也；遂，因也。太阳开病，阳浮半表下，阴土之液随阳气发扬[②]，其汗因之外出，如漏不止，曰“太阳病，发汗，遂漏不止”。阳浮半表下，半里上阴失阳温，曰“其人恶风”。小便，半里也；难，患也；微，无也。阴土之液随阳气发扬于外，不足于内，半里阴阳气液患少，四肢少温少柔，难以屈伸，曰“小便难，四肢微急，难以屈伸者，桂枝加附子汤主之”。主桂枝汤温半里上之阴，加附子辛温，温生水土之阴。水土阴温，阴阳气液来复于里，其风不恶，其液内荣[③]，四肢柔润，不难以屈伸也。

桂枝加附子汤方

即桂枝汤原方，加附子一枚、炮。

太阳病桂枝证，医反下之，利遂不止，脉促者，表未解也；喘而汗出者，葛根黄芩黄连汤主之。

---

① 漏：即汗出不断。

② 发扬：发散。

③ 荣：兴盛。

医，意也；反，回还也；下之，指半表下阴液也。太阳开病，阳浮半表下，以意会之，当用桂枝汤温半里上之阴，半里上阴温，阳气来复。半表下之阴液不随阳气来复半表上，回还半里，利因不止，曰“太阳病桂枝证，医反下之，利遂不止”。促，迫也；表，扬也；解，缓也。阴液不随阳气来复半表上，回还半里，阳气迫于脉中，阳无阴缓，曰“脉促者，表未解也”。半里上阳气不得半表下阴液和缓下降，其阳气反泄半里上，阴液外出为汗，曰“喘而汗出者，葛根黄芩黄连汤主之”。重用葛根，甘平气轻，先煮取其气浓，入半表下，鼓动阴液回还半表上，来复半里，和缓其阳。芩连气寒味苦，寒为水气，苦为火味。以芩连气寒固半里逆上之阳，以芩连味苦坚半表陷下之阴，以甘草极甘和其土气。上四味，象阴阳气液□转八方，不可聚一方也。以水八升，象阴数得阳正于八。先煮葛根，减二升，象阴数得阳变于六。内诸药，煮取二升，去滓，分温再服。二，阴数也，象一阳举，二阴偶之。

葛根黄芩黄连汤方

葛根八两　甘草二两　黄芩三两　黄连三两

上四味，以水八升，先煮葛根，减二升，内诸药，煮取二升，去滓，分温再分。

太阳病，下之后，脉促胸满者，桂枝去芍药汤主之。若微恶寒者，桂枝去芍药方中加附子汤主之。

下，半表下也；之，指半里下阴液也；后，嗣也；促，迫也；胸，半里上也。太阳开病，阳气浮半表下，半里下阴液不足以外和半表之阳，阳失阴嗣，阳气迫于脉中而促，半里上阴失阳布而满，曰“太阳病，下之后，脉促胸满者，桂枝去芍药汤主之”。去芍药苦泄疏土，取辛甘气味，温半里上之阴，半里上阴温，阳气来复，胸中阴得阳布，阳能生阴，脉中阳得阴和，脉促胸满自解。若，如也；微，幽微处也。如幽微处阳气不足以外温半表之阴而恶寒，曰“若微恶寒者，桂枝去芍药方中加附子汤主之”。去芍药苦泄疏土，加附子辛温气味，助幽微处元阳从子左开，外温半表之阴也。

桂枝去芍药汤汤方

即桂枝汤原方去芍药。

桂枝去芍药方中加附子汤方

即桂枝汤去芍药，加附子一枚、炮。

太阳病，得之八九日，如疟状，发热恶寒，热多寒少，其人不呕，圊便欲自可①，一日二三度发，脉微缓者，为欲愈也。脉微而恶寒者，此阴阳俱虚，不可更发汗、更下、更吐也。面色反有热色者，未欲解也，不能得小汗出，身必痒，宜桂枝麻黄合半汤。

之，指半里下阴液也；八九日，未申时也。太阳开病，阳气浮半表下，半里下阴液不和阳气转运半表上，回还半里，至未申时，阳失阴缓，其阳不从幽昧处去藏于酉，逆半里上发热，半表下阴失阳温，恶寒，曰“太阳病，得之八九日，如疟状，发热恶寒”。热，阳气也；寒，冬气也。未申时，阳气不从幽昧处去藏于酉，阳逆半里上，多冬寒气少，曰“热多寒少”。呕，吐也；圊，清也，水气也；便，顺利也。阳逆半里上不藏于酉，水气亦当从②半里上而吐。其人不呕，证半里下水气不上逆，其水可许顺利表为汗，曰“其人不呕，圊便欲自可”。发，起

---

① 圊（qīng 清）便欲自可：大小便正常。圊，厕所。

② 从：手抄本作“逆”。

也；微，幽微处也；缓，和也；欲，之为延续也；愈，进也。半里上阳气从酉内藏，按度数继续和阴液前进，从左上起，［批］半里上阳气从酉内藏，按度数继续和阴液前进，从左上起，即少阴病欲解时，从子至寅上之谓也。曰“一日二三度发，脉微缓者，为欲愈也”。［批］阴得阳生不虚半里。阳得阴生不虚半表。下，降也；吐，舒也。如半里上阳气不从酉内藏，半里下脉道阳微，阴失阳温而恶寒，此阴阳气液俱虚半里下，切不可起半里阴液外出半表为汗，又不可见阳气不藏于酉而降之。［批］阳不藏酉，半里阴虚，半里阴虚，半表之阳亦虚也，故曰“此阴阳俱虚，不可更发汗、更下、更吐也。”如发汗，如降之，阳气更不藏酉，从子上吐，曰“脉微而恶寒者，此阴阳俱虚，不可更发汗、更下、更吐也”。［批］脉微而恶寒，即上条桂枝去芍药方中加附子汤主之。面，属半里上也；热色，阳气也；未，未土也；欲，之为言续也；解，缓也。未土阳气继续从酉内藏，半里下阴气闭之，［批］阴气，水气也；水盛于土，当用辛温法行水气以藏阳。阳气怫郁①于酉，曰“面色反有热色者，未欲解也”。小，半里也；汗，阴土液也；出，进也；痒者，求其开也；合，同阖。半里下阴气闭之，适桂枝麻黄开半里下之阴，阖半里上之阳。土中之水外达毛窍，阳无阴气怫郁，自从酉内藏，曰“不能得小汗出，身必痒，宜桂枝麻黄合半汤”。上七味，七，阳数也，象阳数得阴变于七。以水五升，五，土之中数也，象阴阳气液包藏土中。先煮麻黄一二沸，去上沫，象一阳举，二阴偶之。内诸药，煮取一升八合，象地天生成十数，一阳左升，阴数得阳正于八。去滓，温服六合，象阴数得阳变

① 怫（fú 浮）郁：阳气郁而不畅。

于六。

桂枝麻黄合半汤方

桂枝一两十六铢，去皮　芍药一两，干切　甘草一两①，炙　麻黄去节　生姜各一两，切　大枣四枚，擘　杏仁二十四枚，浸，去皮尖及双仁者

上七味，以水五升，先煮麻黄一二沸，去上沫，内诸药，煮取一升八合，去滓，温服六合。

二阳并病，太阳初得病时，发其汗，汗先出不彻，因转属阳明，续自微汗出，不恶寒。若太阳病证不罢者，不可下，下之为逆，如此，可小发汗。设面色缘缘正赤②者，阳气怫郁在表，当解之、熏之。若发汗不彻，不足言阳气怫郁不得越。当汗不汗，其人烦躁，不知痛处，乍在腹中，乍在四肢，按之不可得。其人短气，但坐以汗出不彻故也。更发汗则愈。何以知汗出不彻，以脉涩故知也。

二阳，阳明也；并，屏也；屏，蔽也；太阳，一阳也；初，始也；发，开也；汗，阴土液也；先，前也；出，进也；彻，通也；属，系也。病太阳始开，得一阳阳气浮半表下，时阴土之液当随阳开，阴液前进不通半表，［批］阴液前进不通半表，是半里阴土之液塞。阳无阴和，阳气自盛于上，此因阴土之液不左行，天之金气不右行，阳不阖午，阳气转系半表上，阴液屏蔽半里下，为二阳并，［批］二阳并，是阳明篇首条太阳、阳明也。曰“二阳并病，太阳初得病时，发其汗，汗先出不彻，因转属阳明”。阳气转系半表上，幽微处阴液从阳气继续半表

---

① 一两：原脱，据手抄本补。

② 面色缘缘正赤：形容满脸通红。太阳病未解，并传阳明时出现的病色。

上，交蒸于午，曰“续自微汗出”。阴阳气液交蒸于午，曰“不恶寒”。［批］续自微汗、不恶寒，是阳明篇第四条身热汗自出、不恶寒反恶热也。若，如也；下，降也。如太阳开病，一阳阳气浮，半表下之证不罢者，不可用苦寒药降之，如降之，半里阴液不左开，半表阳气不右阖，曰“若太阳病证不罢者，不可下，下之为逆”。小，半里也；发，开也。如此可开半里下阴液，外通半表以和其阳，曰“如此，可小发汗”。［批］如此，可以发汗，即上条不能得小汗出，宜桂枝麻黄合半汤之谓也。面，属半里上也；缘，因也；阳气，太阳也；怫郁，不舒也；表，半表也；解，缓也；熏，和也。如面颜色赤，因阳气正明于巳，［批］阳气正明于巳，即阳明篇正阳阳明是也。阴土之液不足，不舒于半表缓和其阳，半里上阴气逆之，阳气不得扬，当运气益液，［批］运气益液法，小柴胡汤是也。缓半表上阳气和于半里，曰“设面色缘缘正赤者，阳气怫郁在表，当解之、熏之”。若阴土之液有余，不随阳开通于半表，此阴土液塞于里，不足言阳气正明于巳，少阴液缓之和之，半里上阴气逆之，阳气不得扬，曰“若发汗不彻，不足言阳气怫郁不得越”。当，主也。阴阳相交，为知太阳主①开，太阴亦主开。太阳开，太阴阴土之液不随阳开，外通半表，其人阳无阴和而烦，阴无阳温而躁，半里之阴不交于左，半表之阳不交于右，里阴失其温通，其痛处忽在腹中，忽在四肢，以手按摩痛处，又不知痛之所在；其人短气，但坐，半里阴液不通半表，曰“当汗不汗，其人烦躁，［批］当汗不汗，其人烦躁，是大青龙汤法。不知痛处，乍在腹中，乍在四肢，按之不可得，其人短气，但坐，以

① 主：原作“左”，据手抄本改。

汗出不彻故也”。更，代也；发，开也。半里之阴液半表之阳气更相替代，开阖表里则愈，曰“更发汗则愈”。以，为也；出，进也；涩，不滑也。何以知阴土之液前进不通半表，为半里脉道之阴涩而不滑，故知也，曰“何以知汗出不彻，以脉涩故知也”。

太阳病，发热恶寒，热多寒少，脉微弱者，此无阳也，不可发汗，宜桂枝二越脾一汤。

太阳病，阳气先阴而开浮半表下发热，半里上阴失阳温恶寒，曰“太阳病，发热恶寒”，热，阳气也；寒，阴气也。阳气先阴而开，浮半表下发热，阳多阴少，曰“热多寒少”。微，幽微处也；弱，不强也。阳气先阴而开，半里下脉道幽微处阴中之阳不强，曰“脉微弱者，此无阳也”。可，肯也；发，扬也；汗，阴土液也。阳气先阴而开，半里下脉道幽微处阴中之阳不强，阴液不肯发扬半表为汗，曰“不可发汗，宜桂枝二越脾一汤”。二一，三数也；越，扬也。适桂枝汤疏泄半表上土气，半里上阴温土疏，三阳来复于午，［批］三阳，少阳也。以麻黄苦温气味越脾土之阴；以石膏辛甘气寒和阳气发扬，阖午藏酉开子。上七味，象阳数得阴复于七。以水五升，五，土之中数也，象阴液从中土出。先煮麻黄一二沸，去上沫。内诸药，煮取二升，温服一升。二，阴数也；一，阳数也。象二阴偶一阳从子左开也。

桂枝二越脾一汤方

桂枝　芍药　甘草各十八铢，炙　生姜一两二铢　大枣四枚，擘　麻黄十八铢，去节　石膏二十四铢，碎绵裹

上七味，㕮咀，以水五升，先煮麻黄一二沸，去上沫，内诸药，煮取二升，温服一升。本方裁越脾①汤、桂枝汤合饮一

① 脾：“脾”“婢”古字通用。

升，今合为一方，桂枝二越脾一。[批] 本方载越婢汤桂枝汤合饮一升，此非原文，读者明之。

太阳病，外证未解，脉浮弱者，当以汗解，宜桂枝汤。

外，表也；证，明也；未，不有也；解，舒也。太阳开病，阳气浮半表下，发热，明半表上经道①不有阳气温舒，病头项强痛，半里上阴失阳温，病恶寒，曰“太阳病，外证未解”。浮，阳浮也；弱，不强也；当，主也；汗，阴土液也；解，开也。阳浮半表下，阳气不强半里上，不能作汗，主阳气以于右强于里，适桂枝汤啜稀热粥，助其药力，温疏半里上之阴。半里上阴温土疏，阳气来复于右强于里，生阴土之阴，和阳气以于左，曰“脉浮弱者，当以汗解，宜桂枝汤”。当以汗解句，非谓桂枝汤能发其汗也。

服桂枝汤，或下之，仍头项强痛，翕翕发热，无汗，心下满微痛，小便不利者，桂枝去桂加茯苓白术汤主之。

下之，指半里下阴土液也；头项，指半表上经道也。服桂枝汤疏泄半里上土气，温半里上之阴，半里上土疏阴温，阳气来复，或半里下阴土液少，半表上经道之阳无阴柔之，曰“服桂枝汤，或下之，仍头项强痛”。无半里下阴液上和阳气，其热从阳动，其阳从热起，阳与热合，热甚如火炙，曰“翕翕发热，无汗”。心下，脾土也；满，闷也；微，幽微处也；痛，不通也。阴土液少，阳气来复半表上，不还半里下，脾土幽微处之阴失阳气温通，曰“心下满微痛”。小便，半里也；半里下阴液不足以上润半表，和其阳气，曰“小便不利者，桂枝去桂加茯苓白术汤主之”。[批]“桂枝去桂”四字，读者不可滑过。阳

① 表上经道：旧钞本作“里”。

气来复半表上，去桂枝温经道之阴，白术、大枣甘温多脂，助土之液；生姜辛温，芍药苦平，疏泄土气；甘草甘平，和其土气；茯苓淡甘，通利土液。上六味，象阴数得阳变于六。㕮咀，以水八升，象阴数得阳正于八。煮取三升，去滓，温服一升，象阳数得阴阖午，阴数得阳开子，半里阴液和利半表，曰“小便利则愈”。

桂枝去桂加茯苓白术汤

芍药三两　甘草二两，炙　生姜三两，切　大枣十二枚，擘　茯苓二两　白术三两

上六味，㕮咀，以水八升，煮取三升，去滓，温服一升，小便利则愈。

伤寒脉浮，自汗出，小便数，心烦，微恶寒，脚挛急，反与桂枝汤以攻其表，此误也。得之便厥，咽中干，烦躁吐逆者，作甘草干姜汤与之，以复其阳。若厥愈足温者，更作芍药甘草汤与之，其脚即伸。若胃气不和，谵语者，少与调胃承气汤。若重发汗，复加烧针者，四逆汤主之。

浮，阳浮也；汗，阴土液也。冬寒损去，阳不藏酉，土之阴液亦不藏酉，阴阳气液俱浮半里上，曰“伤寒脉浮，自汗出”。小便，半里也；数，烦数也；心，阳也。阳不藏酉，阴土之液烦数半里上，不顺利半里下，曰“小便数，心烦”。微，幽微处也；寒，阴气也。阳不藏酉，半里下幽微处之阴不温，曰“微恶寒”。阳不藏酉，半表下经道失温，则筋不柔而拘急，曰“脚挛急”。[批] 脚挛急，俗云抽冷筋是也。攻，治也；表，半表下也；厥，短也。医者见其脉浮，自汗出，疑是太阳开病，阳气浮半表下，不知阳浮半里上，不藏于酉，曰“反与桂枝汤温半里上之阴，此误也”。得桂枝汤之温，阳气更不藏酉，其阳

短半里半表下，两足不温，曰“得之便厥”。阳不藏酉，阴土之液不能循半表经道，上通于咽，曰“咽中干”。吐，舒也；逆，不顺也。阳浮半里上，无阴固之而烦，阴居半里下，无阳温之而躁，阳不藏酉，半里下阴土之液不从左上舒，顺利表里，曰“烦躁吐逆者”。圣法示人，如其阳气浮半里上，不藏于酉，作甘草干姜汤与之温中土，中土温，阳气复，曰“作甘草干姜汤与之，以复其阳”。阳气复，自不短半表下，阳藏失时，土气不疏，土味不足，更作芍药甘草汤，疏泄半里土气，助半表土味，与之则筋得其柔，曰“若厥愈足温者，更作芍药甘草汤与之，其脚即伸”。胃气，半里上阳气也；和，顺也。如半里上阳气不顺利半里下，逆上谵语者，少与调胃承气汤。咸苦甘气味调和阳气，顺利半里下则谵语止。［批］如半里上阳气不顺半里下，逆上谵语者，此阳明胃土气躁而实，以调胃承气汤甘苦咸气味，软胃土之坚和，半里上阳气还半里下，内藏戊土。曰“若胃气不和，谵语者，少与调胃承气汤”。重，累也；发，起也；汗，阴土液也；加，上也；烧，温也；针，机缄也。如累起阴土之液，从半里上泄出，不复半里下者，主四逆汤温半里下之阴，半里下阴温，逆上阳气自来复机缄之中，曰“若重发汗，复加烧针者，四逆汤主之”。

甘草干姜汤方

甘草四两，炙　干姜二两

上两味，㕮咀，以水三升，煮取一升六合，去滓，分温再服之。

芍药甘草汤方

芍药四两　甘草四两，炙

上两味，㕮咀，以水三升，煮取一升五合，去滓，分温再服。[批]《本经》芍药不分赤白。

调胃承气汤方

大黄四两，去皮，清酒浸　甘草二两，炙　芒硝半斤

上三味，㕮咀，以水三升，煮取一升，去滓，内芒硝，更上火微煮，令沸，少少温服之。

四逆汤方

甘草二两，炙　干姜一两半　附子一枚，生用，皮破八片

上三味，㕮咀，以水三升，煮取一升二合，去滓，分温再服，强人用大附子一枚，干姜三两。[批]"强人用大附子一枚，干姜三两"两句非原文，读者明之。

问曰：证象阳旦，按法治之而增剧，厥逆，咽中干，两胫拘急而谵语。师曰：言夜半两足当温，[批]"言"字恐"至"字讹。两脚当伸，复如师言，何以知此？答曰：寸口脉浮而大，浮则为风，大则为虚，风则生微热，虚则两胫挛，病证象桂枝，因加附子参其间，增桂令汗出，附子温经，亡阳故也。厥逆咽中干，阳明内结，谵语烦乱，更饮甘草干姜汤，夜半阳气还，两足当温，胫尚微拘急，重与甘草干姜汤，尔乃胫伸，以承气汤微溏，则止其谵语，故病可愈。

此条借问答申明上条之意，旦字象一阳开子也；法，指桂枝汤法也。脉浮，自汗出，微恶寒，证象一阳开子浮半表下也。按桂枝汤法治之而增剧，厥逆，咽中干，两胫拘急而谵语，此误也。寸口，半里上也；浮，阳浮也；风，阳气也；微，幽微处也；热，亦阳气也；虚，半表下阳虚也。阳不藏酉浮半里上，其阳虚半表下；幽微处之阴失其阳温，两胫之筋不柔而拘急，曰"寸口脉浮而大"。浮则为风，大则为虚，风则生微热，虚则两痉挛。加，上也；附，依附也；子，子时也；参，错也；增，

益也；汗，阴土液也；亡，同无；故，使为之也。此因半里上阳不藏酉，依附子辰左开，其阳参错其间，益桂令阴液阳气出半里上，半表下经道之阴无阳使为之也，曰“病证象桂枝”。因加附子参其间，增桂令汗出，附子温经，亡阳故也。阳不藏酉，其阳则短，半表下逆半里上，曰“厥逆”。无阴土之液上通于咽，曰“咽中干”。阳明阳气不从申至戌，［批］阳明病欲解时，从申至戌上。里结半里上，阳无阴固，曰“阳明内结，谵语烦乱”。更易其治法，饮甘草干姜汤温土藏阳。至夜半阳气还子，两足当温，两胫当伸。阳藏失时，半里下土气不疏，土味不足，再与芍药甘草汤疏其土气，助其土味，则筋得其柔，尔乃胫伸，曰“重与芍药甘草汤，尔乃胫伸”。微，幽微处也；溏，水气濡滞①也。阳不藏酉，阳气里结半里上，幽微处水气濡滞，不转运半表上以和其阳，则心烦而谵语，以调胃承气汤咸苦甘气味，调和阳气藏于酉，阳气藏，谵语止，土之阴液得其阳运，自不濡滞半里下，故病可愈。

太阳与阳明合病者，必自下利，葛根汤主之。

与，从也；合，同阖；必，表识也；［批］识，记也。下，半表下也。太阳从阳明经气阖而不开，是有秋冬之清降，无春夏之温升。半里下阴液不从左上达半表，温润肌肉皮毛外出为汗，表识阴液从半表下下利，曰“太阳与阳明合病者，必自下利，葛根汤主之”。葛根甘平气轻，麻黄苦温气轻，入半里下启阴土之液，从左枢开上达半表，毋使下利。桂枝辛温，温表里经道之阴，太阳阖而不开，表里上土气不疏，土味不足，以芍药苦平、生姜辛温、甘草甘平疏泄表里上土气，助表里上土味，

① 濡滞：湿而不通。

阴液下利，不足左右表里。以大枣十二枚，味厚汁浓，益土之液，和阳气回还表里，使二经开阖不失其时，阴液自不下利。

葛根汤方载前。

太阳与阳明合病，不下利但呕者，葛根加半夏汤主之。

太阳从阳明经气阖而不开，阴液不从半表下下利，逆半里上从口呕者，葛根加半夏汤主之。加半夏辛平气味，降逆上水气，毋使水逆半里上也。

葛根加半夏汤方

即葛根汤原方加半夏半升、洗。

太阳与阳明合病，喘而胸满者，不可下，宜麻黄汤主之。

下，降也。太阳从阳明经气阖而不开，阴液逆半里上喘而胸满，不可见其胸满而降之，适麻黄汤之理，主开半里下阴液从子左吐，曰“太阳与阳明合病，喘而胸满者，不可下，宜麻黄汤主之”。

太阳病，头痛发热，身疼腰痛，骨节疼痛，恶风无汗而喘者，麻黄汤主之。

太阳病，阳浮半表下①，半表上头部之阴失其阳温，曰“太阳病，头痛”。阳浮半表下，无阴固之，曰“发热”。阳浮半表下，表里经络之阴失阳气温通，曰“身疼腰痛，骨节疼痛”。阳浮半表下，半里上阴失阳温，曰“恶风”。阳浮半表下，半里下阴液不开于左，半里上气逆不降，曰“无汗而喘者，麻黄汤主之”。麻，属气虚；黄，属土色。麻黄管细中空，象肌中系络，气味苦温，肌中系络液塞，非此不能通；桂树得子

---

① 阳浮半表下：手抄本作“阳气浮半表下”，本条下同。

水①之阳气而冬荣，其枝色紫赤，得子水之阳气而化生，气味辛温，表里经络关节中气滞非此不能达；杏仁，苦温滋润，得辛温气味能滑利表里经络气机②；阳浮半表下，阴滞半里下，土气不和半表半里上，以甘草极甘和之。上四味，象阴阳气液□转八方。以水九升，象阳数得阴极于九。先煮麻黄，减二升。减，轻也；二，阴数也，象阳举而阴从轻也。去上沫，纳诸药，煮取二升半，去滓，温服八合，象阴数得阳正于八。覆取微似汗，阳浮半表下，阴滞半里下，恐啜粥助表里上阴液外出为汗，表里下阴液留滞不开，故不需啜粥。

麻黄汤方

麻黄三两，去节　桂枝三两，去皮　杏仁七十个，去皮尖　甘草一两，炙

上四味，以水九升，先煮麻黄减二升，去上沫，纳诸药，煮取二升半，去滓温服八合，覆取微似汗，不须啜粥，余如桂枝法将息。

太阳病十日已去，脉浮细而嗜卧者，外已解也。设胸满胁痛者，与小柴胡汤，脉但浮者，与麻黄汤。

十日，酉时也；已，止也；去，藏也；浮，阳浮也；细，不足也。太阳阳气病，酉时止而不藏，浮半里上不足半表下，曰“太阳病十日已去，脉浮细”。而，如也。如嗜卧者，证外之阳气去藏于酉，阳得阴缓，曰“嗜卧者，外已解也”。阳气去藏半里下，设胸满气滞而胁痛者，此阳藏失时，阴液不足以和半表上，阳气内阖之枢不利。与小柴胡汤运气益液合利枢机，曰“设胸满胁痛者，与小柴胡汤”。凡半里下阴液未损，阳气先阴

① 水：原脱，据手抄本补。
② 经络气机：手抄本作“经络机滞”。

枢开，无阴固之而气浮者，与麻黄汤开半里下阴液，固半表阳浮，曰“脉但浮者，与麻黄汤”。

伤寒，脉浮缓，身不疼但重，乍有轻时，无少阴证者，大青龙汤发之。［批］原文无少阴证者，此非指少阴藏，谓阴土中阴液未少，读上声。

浮，阳浮也；缓，迟缓也。脉道之阳浮半里上，迟缓不藏，曰“伤寒，脉浮缓”。身，可屈伸也。阳气屈伸半里上，不去藏半里下，闭塞成冬，曰“身不疼”。重，不轻也；乍，忽也；轻，不重也。阳气屈伸半里上，不去藏半里下，身重而不轻；阳气藏，身忽轻而不重；阳气虽藏半里上，肌表阴气未能坚固其阳，曰“但重，乍有轻时”。阴土之内，［批］阴土即脾土也。无少阴液之证外见者，以大青龙汤，曰“无少阴证者，大青龙汤发之”。［批］少阴之少字读上声。前条方下曰“主此独曰发，不曰主”，按发字之意，汤内麻黄，先温升地气，地气燠[①]暖，阴土之液外明半表。石膏辛寒，清降天气，固阳内藏，如冬天欲雨雪，必先地气燠暖，然后雨雪降，而天气清肃，得阳气内藏半里下，成冬令以生阴，合阳从子左开，外明半表也。

伤寒表不解，心下有水气，干呕发热而咳，或渴，或利，或噎，或小便不利、少腹满，或喘者，小青龙汤主之。

表，半里上表也；解，缓也；心下，脾部也；有，质也。冬寒损去，半里上表阴不缓，阳气内藏于酉，脾部质水气不左行，曰“伤寒，表不解，心下有水气”。干，不润也；阳不藏酉，脾部水气不左行，半表上土燥不润，半里下水气无所区别逆上而呕，曰“干呕”。阳不藏酉，浮半里上，无阴固之，曰

---

① 燠（yù 郁）：温暖。

“发热”。阳不藏酉，脾部水气不左行，阻碍表里气道，呼吸不利，曰“而欬”。［批］欬：此欬字。咳：此咦字。阳不藏酉，脾部水气不能蒸运半表上润于口，曰“或渴”。阳不藏酉，脾部水气不能蒸运半表上，而利半表下，曰“或利”。阳不藏酉，脾部水气不能蒸运半表上，通于咽，曰“或噎”。［批］噎字当作咽痛解，非是哽噎之噎。小便，半里也。阳不藏酉，半里下阴液不利半表上，曰“或小便不利”。少腹满，阳不藏酉，其气不左运半表，逆半里上而喘，曰“或喘”。小，半里也；龙，指阳气也。阳不藏酉，半里下阴土不温，水气不左行，以麻黄苦温，行肌表水气；得五味子酸温，酸主敛，敛麻黄苦温气味，内行心下停水；桂枝辛温，通表里经络之阴；半夏辛平，降逆上水气；芍药苦平，疏泄表里土气；细辛辛温，通脉络中幽微处之阴；干姜辛温，守而不走，温半里下土气以藏阳。阳浮半里上，土味不足半表下，以甘草极甘培之；又藉五味子酸温，［批］五味子酸温，敛阳气藏于土中复于子，使五味不失生生气化之机，此五味子命名之意也。敛阳气藏于土中复于子，使五味转运表里，不失生生气化之机。上八味，以水一斗，象阴数得阳正于八，合阳气复于一。先煮麻黄，［批］麻黄苦温，开阴土水气至表，得五味酸温，敛麻黄气味至里，行心下停水。减二升。减，轻也；二，阴数也；象阳举而阴从轻也。去上沫，内诸药，煮取三升，去滓，温服一升，象阳数得阴藏酉，阴数得阳开子也。

小青龙汤方

麻黄三两，去节　芍药三两，干切　干姜三两　五味子半升　甘草三两，炙　细辛三两　桂枝三两　半夏半升，汤洗

上八味，以水一斗，先煮麻黄，减二升，去上沫，纳诸药，煮取三升，去滓，温服一升。

伤寒心下有水气，咳而微喘，发热不渴。服汤已渴者，此寒去欲解也，小青龙汤主之。

阳不藏酉，水气逆于脾部，表里气道呼吸为之阻碍，曰“伤寒心下有水气，咳而微喘”。阳不藏酉浮半里上，无阴固之，曰“发热”。水停心下，曰“不渴”。服汤已，而口渴者，此水饮除去。阳气初藏，未能蒸运阴液，上济于口，曰“服汤已，渴者，此寒去欲解也，小青龙汤主之”。

丙

伤寒杂病论太阳篇指归卷之一

太阳病，外证未解，不可下也，下之为逆。欲解外者，宜桂枝汤主之。

外，表也；解，缓也；下，降也；逆，不顺也。太阳开病，阳气浮半表下，未得阴缓，切不可用苦寒气味降之。如降之，阴液下陷，阳不阖午。曰“太阳病，外证未解，不可下也，下之为逆”。欲阴阳气液继续半表上①，宜桂枝汤啜粥温半里上之阴，半里上阴温土疏，阳气顺利半表上，阖午藏酉，曰“欲解外者，宜桂枝汤主之”。

太阳病，先发汗不解，而复下之，脉浮者不愈；浮为在外，而反下之，故令不愈。今脉浮，故知在外，当须解外则愈，宜桂枝汤主之。

发，开也；汗，阴土液也；解，缓也。太阳阳气病，先阴而开，其阴不缓其阳，曰“太阳病，先发汗不解”。而，能也；复，反也；下，降也；之，指半表下阳气也；浮，阳浮也；愈，进也；外，表也。阳气先阴而开，能反以苦寒气味降之乎？如降之，其阳气即浮于表，不前进于里，曰“而复下之，脉浮者不愈，浮为在外，而反下之，故令不愈”。今，是时也；故，使之也；须，求也。是时阳气浮，使之知其阳气浮半表下，当求缓半表下阳气，宜桂枝汤啜粥，温半里上之阴，半里上阴温土疏，其阳气则进半里，曰“今脉浮，故知在外，当须解外则愈，宜桂枝汤主之”。

太阳病，脉浮紧，无汗，发热，身疼痛，八九日不解，表

① 上：此后手抄本有“阖午”二字。

证仍在，此当发其汗。服药已，微除，其人发烦目瞑，剧者必衄，衄乃解。所以然者，阳气重故也，麻黄汤主之。

浮，阳浮也；紧，不舒也。太阳开病，阳气浮半表下，半里阴失阳温，紧而不舒，曰“太阳病，脉浮紧”。阴紧半里，半表阳失阴固，曰“无汗，发热”。阳浮半表，半里阴失阳通，曰“身疼痛”。八九日，未申时也；解，缓也；表，扬也；仍，因也。太阳病欲解时，从巳至未上，至未申时，阳浮半表下，不有阴缓从巳阖午藏酉之表证，因在半里下阴紧，未能和阳气从子上舒，此当开半里下，阴液外达半表回还半里，缓阳气从巳阖午藏酉，曰“八九日不解，表证仍在，此当发其汗”。微，幽微处也；除，开也；瞑，目合也；剧，甚也；必，期必也。服药已，半里下幽微处阴液外开，其阳气当由半表下从巳阖午藏酉。而阴液外开，其人反证发烦目合，则烦甚。如是，期必气腑络中有血上逆，阻阳气从巳阖午藏酉。阳气浮半表下，半表上经络之血失其流通，其血必逆气腑络中，如从鼻窍引出血，血不阻阳气从巳阖午藏酉，曰“服药已，微除，其人发烦目瞑剧者必衄，衄乃解”。重，尊也。所以然者，阳气尊半表下，阴液居半里下，不外达半表故也。主麻黄汤开半里下阴液，外达半表以缓其阳，曰“所以然者，阳气重故也，麻黄汤主之”。

《医林改错》云：若血归气腑，血必随气而出，上行则吐血衄血，下行则溺血便血。血管在卫总管之前，相连而长，粗如筋，名曰荣总管，即血管盛血，与卫总管长短相等，其内之血由血腑灌溉。血腑即人胸下隔膜一片，其薄如纸，最为坚实，前长与心口凹处齐，由两胁至腰上，顺长如坡，前高后低，低处如池，池中有血，即饮食之精汁所化，名曰血腑。气腑存气，血腑存血。卫总管由气腑行周身之气，故名卫总管；荣总管由血腑行周身之血，故名荣总管。卫总管体厚形粗，长脊骨之前，与脊骨相连，散布头面四肢，近筋骨长，即周身气管；荣总管体薄形细长，在卫总管之前，与卫总管相连，散布头面四肢，近皮肉长，即周身血管。

太阳病，脉浮紧，发热，身无汗，自衄者愈。［批］自，古鼻子。

太阳开病，阳气浮半表下，半里阴液紧而不舒，曰“太阳病，脉浮紧”。阳气浮半表下，无阴缓之，曰“发热”。身，伸也，舒也。半里阴液不随阳气屈伸左舒半表，曰“身无汗”。阳气浮半表下，半表上经脉之血失其流通，其血必逆气腑中，如从半里上鼻窍引出，自不阻阳气阖午藏酉，曰“自衄者愈”。

伤寒，不大便六七日，头痛有热者，与承气汤。其小便清者，知不在里，仍在表也，当须发汗。若头痛者，必衄，宜桂枝汤。

大便，半表也；六七日，巳午时也；有，得也；热，阳气也。阳不藏酉，不有半里阴液上和半表阳气回还巳辰，内阖午辰，半表上头部之阳失阴液流通而痛；［批］大便不通，至巳午时即头痛。至其时得阳气不还巳阖午藏酉，半里下土气不温不疏，阴液坚结，与大承气汤寒少温多之气味；汤入胃中，其气味即从胃之津门蒸出，寒固半里上，阳气内藏，温疏半里下土气，使脉中阴液和阳气顺，承半表回还半里，曰“伤寒，不大便六七日，头痛有热者，与承气汤”。小便，半里也；清，寒气也；当，主也；须，求也；发，开也；汗，阴土液也。其阳气不藏于酉，半里下气寒不温，腠理气①塞。当知其病不在半里

① 气：手抄本作“液”。

上，因在半表下，阳气无阴液和之，主求开阴土之液外达半表，半表和阳气从巳阖午，去藏酉也，曰“其小便清者，知不在里仍在表也，当须发汗”。若，如也；必，期必也。如阴液外达半表头痛者，期必气腑中①有血，阻阳气从巳阖午藏酉也；若汗出而又衄血者，表里阴阳气液俱不足，适桂枝汤啜热稀粥，资助肌中阴液外和阳气，去藏酉也，曰“若头痛者，必衄，宜桂枝汤”。

伤寒，脉浮紧，不发汗，因致衄者，麻黄汤主之。

阳不内藏于酉，阳气浮半里上，半里下阴液不舒，曰“伤寒，脉浮紧”。发，开也；汗，阴土液也。阳不内藏于酉，半里下阴液不左开，血腑中之血亦不左开，其血逆于气腑络中，循半里上鼻窍引出，曰“不发汗，因致衄者，麻黄汤主之”。阴液左开，血腑之血亦左开，自不逆于气腑，循鼻窍而为衄也。

脉浮数者，法当汗出而愈。若下之，身重心悸者，不可发汗，当自汗出乃解。所以然者，尺中脉微，此里虚，须表里实，津液自和，便自汗出愈。

数，阳气也；法，象也；汗，阴土液也；愈，进也。阳浮半表脉数者，[批] 身不重、心不悸，阴液有余，半里阳浮半表而脉数，法当发汗。病象当起半里阴液外达半表，和阳气前进半里，曰“脉浮数者，法当汗出而愈”。下，半里下也；之，指半里下阴也；重，不轻也。身重心悸证，[批] 身重心悸，四字扼要。半里下阴阳气液不足也。如半里下阴阳气液不足，不可起阴土之液外出为汗，当温阴土之阴，使阴液自然外出固阳于里乃解，曰“若下之，身重心悸者，不可发汗，当自汗出乃

① 气腑中：手抄本作“气腑络中”。

解”。尺，主里；微，幽微处也；须，求也。不可起阴土液出为汗，之所以然者，此半里下幽微处阴阳气液不足，必求半里阴得阳温，其阴外荣于表，固阳于里乃解，曰“所以然者，尺中脉微，此里虚，须表里实，津液自和，便汗出愈”。

脉浮紧者，法当身疼痛，宜以汗解之。假令尺中迟，不可发汗，何以知之然？以营气不足，血少故也。

阳浮半表，半里阴液不舒，故脉应之浮紧。其病象当身疼痛，宜麻黄汤，起半里阴液外达半表以缓其阳，曰“脉浮紧者，法当身疼痛，宜以汗解之”。[批] 脉浮紧、身疼痛，是阴土之液有余半里，法当发汗。脉浮而迟是半里阴阳气液不足，虽身疼痛，切不可发汗。假，因也；令，告戒也；尺，主半里；迟，不足也。告戒后学不可发汗。何以知之然？因半里营运之阴液，不足以外缓半表之阳，曰“假令尺中迟者，不可发汗，何以知之然？以营气不足，血少故也”。

脉浮者，病在表，可发汗，宜麻黄汤。脉浮而数者，可发汗。

可，与否对；宜，适理也。如病阳气浮半表，阴液内实半里，适麻黄汤之理可以发汗。若脉浮紧而尺中迟者，此证阴阳气液不足于里，不可用麻黄汤发汗，再伤脉中血液。如病阳气浮半表，半里阴液不能上和其阳而脉浮数，验其脉尺中不微，适麻黄汤之理，可以发汗。若脉浮数而尺中微者，此证幽微处营运之阴，不足以上和半表之阳，不可用麻黄汤发汗，再伤幽微处不足之阴也。

病常自汗出者，此为营气和。营气和者，外不偕，以卫气不共营气和偕故尔，以营行脉中，卫行脉外。复发其汗，营卫和则愈，宜桂枝汤。

汗，阴土液也。病阴土之液常自出者，此为营内之阴液和利于表，不和利于里，曰“病常自汗出者，此为营气和”。外，表也，里之对也；偕，强也。阳得阴则强于表，阴得阳则强于里。营内之阴液和利于表，外出毛窍为汗；无阴液和，卫外之阳气强于里，曰“营气和者，外不偕，以卫气不共营气和偕故尔”。复，来复也；发，起也。因营内之阴液行脉中，外出毛窍为汗，卫外之阳气行脉外，其阴不和，其阳内强于里，宜桂枝汤温半里上之阴，疏泄半里上土气。半里上阴温土疏，卫外之阳气来复半里，外起之液亦随阳气来复半里。曰“以营行脉中，卫行脉外，复发其汗，营卫和则愈，宜桂枝汤复发其汗”句，勿谓桂枝汤能发其汗也。

病人脏无他病，时发热，自汗出而不愈者，此卫气不和也。先其时发汗则愈，宜桂枝汤主之。

脏，里也。病人里无他病，惟阳气时起于外发热，阴土之液亦从之外泄为汗，此卫外之阳气不有阴气①和之藏于酉也，曰“病人脏无他病，时发热自汗出而不愈者，此卫气不和也”。于未发热之先时，宜桂枝汤先温半里上之阴。半里上阴温土疏，时起之阳来复半里，阴液亦从阳气来复半里，内藏于酉，曰“先其时发汗则愈，宜桂枝汤主之”。

伤寒发汗解，半日许复烦，脉浮数者，可更发汗，宜桂枝汤主之。

阳②浮半里上不藏半里下，病阴土之液闭郁不舒，用麻黄汤苦温气味开阴土之液，外达半表回还半里，和阳气内藏于酉

① 气：手抄本作“液”。
② 阳：此后手抄本有“气”字。

以成冬令也。用麻黄汤发汗，汗出，身肤清凉表解之象。解半日许复烦，脉浮数者，此阴土之液从半表泄出，阳往半表下，阳少阴和，阳气数于脉中，曰“伤寒发汗解，半日许复烦，脉浮数者”。更，易也。可易去发汗之法，适桂枝汤啜热稀粥，助土中阴液温半里上之阴，半里上阴温土疏，阳气来复藏酉，曰“可更发汗，宜桂枝汤主之”。“更发汗”三字谓易去发汗之法，非谓桂枝汤能发其汗也。

凡病若发汗、若吐、若下、若亡津液，阴阳自和者，必自愈。

若，不定之辞。凡病或阴液从毛窍泄出，或从口吐出，或从下泄出，或亡津液，阴阳之气能从中土自和者，期必能食，自愈。如不能食，是阴阳之气不复中土，即不愈。

大下之后，复发汗，小便不利者，亡津液故也，勿治之，得小便利，必自愈。

大，猛也；下，半表下也；之，指阴土也；后，嗣①也；复，再也；汗，阴土液也；小便，半里也；亡，失也。阴土之液猛从半表下下出，嗣再外泄毛窍，半里之阴不利下为尿者，失津液故也，曰“大下之，后复发汗，小便不利者，亡津液故也”。勿妄治之，得阳气来复半里，阴得阳生，阴气顺利于下为尿，期必自愈，曰“勿治之，得小便利，必自愈”。

下之后，复发汗，必振寒，脉微细，所以然者，以内外俱虚故也。

下，半表下也；之，指阴土也；后，嗣也；复，再也。阴土之液从半表下下泄，嗣再外泄毛窍，曰“下之后，复发汗”。

① 嗣（sì四）：连续、继续。

下之、汗之，中土阴阳气液俱虚，太阳大气外卫不足以温暖肌体之阴，身必发寒而振动，曰“必振寒”。太阳大气内卫，亦不足以温暖脉中幽微处之阴，曰“脉微细”。内，里也；外，表也。所以然者，以里之阴、表之阳俱虚，［批］半里之阴不得阳，半表之阳不得阴。曰“所以然者，以内外俱虚故也”。

下之后，复发汗，昼日烦躁不得眠，夜而安静，不呕，不渴，无表证，脉沉微，身无大热者，干姜附子汤主之。

下之汗之，中土阴阳气液俱虚。昼为阳日，主太阳阳气盛外。阳气盛外，阳失阴固则生烦；阳气盛外，阴气盛内，阴失阳温则生躁；阳得阴则复，阳极于巳，天之大①阴阴气不复，阳失阴固，曰“昼日烦躁不得眠”。夜为阴，夜主太阴阴气盛外，阳得阴固，阴得阳温，曰“夜而安静”。阳气虽得阴固其阳，不足以温生脾土，阴液从半表上区别，曰“不呕”。阳气虽能转运半表上，其阳不足以温生胃土而化燥，曰“不渴”。证，明也。阴液不区别半表上，无半里下阴液表明半表上，曰“无表证”。沉，里也；微，幽微处也；身，伸也，舒也；无，不有也；大，半表也；热，阳气也。脉里幽微处阴液，不有大②阳阳气温伸而上舒，曰“脉沉微，身无大热者”。阴极于亥，太阳大③气不足以温生阴土之阴复于子，和于表里，干姜附子汤主之。干姜辛温，合生附子辛温④，［批］干姜、附子皆辛温，此二味如春令积温成热为夏令。二温和之为之大热，才能温生水土之阴。蒸水土之阴，从子左运，水土阴温，阳气外卫得土之

① 大：手抄本作“太”。
② 大：手抄本作“太”。
③ 大：手抄本作“阳”。
④ 温：手抄本作“热”。

阴和之，得天之阴固之，昼日烦躁自解。上二味，二，阴数也，象二阴偶阳。以水三升，三，阳数也，象三阳来复半里。煮取一升①去滓，顿服，一气服下，不分服也。取其气浓入半里下，蒸阴土之阴以藏阳也。

干姜附子汤方

干姜一两　附子一枚，生用，去皮，破八片

上二味，以水三升，煮取一升，去滓，顿服，一气服下，不分服也。

发汗后，身疼痛，脉沉迟者，桂枝加芍药、生姜各一两，人参三两，新加汤主之。

发，扬也；汗，阴土液也；沉，里也；迟，不足也。阴土之液随阳气外扬后，身疼痛、脉沉迟者，证阴阳气液俱虚表里也，主桂枝加芍药、生姜各一两，人参三两新加汤。加芍药苦平气味，疏泄表里土气；加生姜辛温气味，开左右络道之阴；桂枝辛温，温通表里经道之阴；加人参苦甘气味，合大枣、甘草甘平气味，取汁多味浓，增阴土之液，以和其阳。再啜热稀粥，资助药力使气液流畅周身。仲圣撰伊圣②一百一十二方，象地支十二辰数，增桂枝加芍药生姜人参新加汤一方，合一百一十三方，象地支十二辰来复之数。“新加”二字，象阴阳气液从子振动自新之数也。上六味，象阴数得阳变于六；以水一斗二升，象一阳二阴环转周身；微火煮取三升，象三阳来复半里；去滓分温服，象阴阳气液分运八方也。

桂枝加芍药生姜人参新加汤方

桂枝三两，去皮　芍药四两　甘草二两，炙　人参三两　生姜四

---

① 煮取一升：原脱，据手抄本补。

② 伊圣：即伊尹。商初大臣，撰《汤液经》。

两，切　大枣十二枚，擘

上六味，以水一斗二升，微火煮取三升，去滓，分温服，余依桂枝汤法。

未持脉时，病人乂①手自冒心，师因教试令咳而不咳者，此必两耳聋无闻也，所以然者，以重发汗，虚故如此。

未持脉时，见病人乂手自冒心，师因其形遂教试令咳，而病人竟不咳者，此必两耳聋无闻。冒，覆也；心，身之中也；以，因也；重，复也。中土阴阳气液不足，喜外有所卫，故乂手自覆于心。阳得阴则清，得阴则明，耳聋无闻，之所以然者，因阴土之液重复起于表虚于里。阳失阴清，阴失阳明，故如此。

发汗过多，其人乂手自冒心，心下悸，欲得按者，桂枝甘草汤主之。

心下，脾土也。脾土之阳不足于里，其人乂手自覆于心，喜外有所卫也；以外之喜卫喜按，证阴阳气液俱虚于中土也，曰"发汗过多，其人乂手自冒心，心下悸，欲得按者，桂枝甘草汤主之"。主桂枝辛温，用四两之多，取味厚气浓；甘草甘平，用二两之多，取味厚气淡。辛甘气味合化阳气，温土之阴生土之液。上二味，以水三升，煮取一升，象二阴偶阳，复里开子也。去滓，顿服，取其气味充足，易运于中也。

桂枝甘草汤方

桂枝四两，去皮　甘草二两，炙

上二味，以水三升，煮取一升，去滓，顿服。

发汗后，其人脐下悸者，欲作奔豚，茯苓桂枝甘草大枣汤主之。

---

① 乂（yì意）：《伤寒论》作"叉"。

发，起也；汗，阴土液也。阳得阴，其气左右旋转，其人阴土之液外起之后，阴土液少，其阳失其所依，不能回旋半表，而脐下悸动，势欲兴起，从下奔上，茯苓桂枝甘草大枣汤主之。重取茯苓甘淡气灵，通阴土之液①；桂枝辛温气香，通表里经道之阴；甘草味厚，大枣汁浓，能补中土不足之液，中土液复，则阳气从子旋转半表，不上奔半里上。水性下趋，劳之则逸，取水扬万遍，谓之甘澜水，又为之劳水。劳其性，使之不易下趋意，和阳气旋转中土还半表也。上四味，象阴阳气液□转八方；以甘澜水一斗，象地天生成十数。先煮茯苓减二升，纳诸药，煮取三升，温服一升，日三服。象阴数得阳正于八，阳数得阴开于子。《礼②·玉藻》圈豚③，行不举足。注：豚性散，圈之则聚而旋转于中；又圈，转也。豚之言循，谓徐趋④之法，当曳转循地而行。

阳得阴，其气方能旋转半表；阳失阴，其气直冲而上奔半里上。

茯苓桂枝甘草大枣汤方

茯苓半斤　甘草二两，炙　桂枝四两，去皮　大枣十五枚，擘

上四味，以甘澜水一斗，先煮茯苓减二升，纳诸药，煮取三升，去滓温服一升，日三服。作甘澜水法，取水二斗，置大盆内，以杓扬之，水上有珠子五六千颗相逐，取用之。

发汗后，腹胀满者，厚朴生姜半夏甘草人参汤主之。

发，起也；汗，阴土液也。阴液外起后，中土阴阳气液俱

---

① 液：手抄本作“阴”。
② 礼：书名。指《礼记》。
③ 圈豚（tún 屯）：徐步趋行貌。
④ 徐趋：不抬脚，小步快行。典出《战国策·赵策》。

虚，升降转运呆钝而生胀满，[批] 此胀重在汗多之后。曰“发汗后，腹胀满者，厚朴生姜半夏甘草人参汤主之”。重用厚朴味苦气温，入中土而运浊阴；生姜味辛气温，化气横行疏泄土气；半夏味辛气平，散土之结，降水之逆。甘草甘平，人参甘寒，救中土不足之阴。阴得阳则左运，阳得阴则右旋，阴阳气液旋转中土，升降输利，胀满自除。上五味，以水一斗，煮取三升，温服一升，日三服。象地天生成十数，包藏土中，开子阖午也。

厚朴生姜半夏甘草人参汤方

厚朴半斤，去皮，炙香，去皮者，去外粗皮也 [批] 厚朴炙香，入脾土而运土中浊阴，其气速，不可不炙之。治病之人不精求之，药铺之人惰懒。生姜半斤，切　半夏半升，洗　甘草二两，炙　人参二两

上五味，以水一斗，煮取三升，去滓，温服一升，日三服。

伤寒若吐、若下后，心下逆满，气上冲胸，起则头眩，脉沉紧，发汗则动经，身为振振摇者，茯苓桂枝白术甘草汤主之。

阳不内藏于酉，阴土之水失其阳运，其水或从半里上吐出后，或从半表下泄出后，曰“伤寒若吐、若下后”。心下，半里下也；逆，不顺也。吐下后阴土液少，输转之气不顺，逆而生满，曰“心下逆满”。冲，动也；胸，半里上也。阳浮半里上不藏于酉，动于胸中，曰“气上冲胸”。起，立也，举也。阳不内藏于酉，阳立半里上，在下阴液不从左上举，阳无阴和而头为之眩乱，曰“起则头眩”。沉，里也；紧，不舒也。阳浮半里上不藏于酉，半里下阴液不左舒，曰“脉沉紧”。发，起也；汗，阴土液也；动，出也；振振，震动也。若见脉沉紧，起阴土液出为汗，则身为之振振摇。振振摇者，是阴土之液外出毛窍，多表里经脉空虚，身无所主为之动摇也，曰“发汗则动经，身

为振振摇者，茯苓桂枝白术甘草汤主之”。茯，伏也；苓，灵也。阳内伏则阴土气灵。主茯苓淡甘，通阴土之阴；阳不内藏，土味不足于下，以甘草极甘，益在下不足之土味，以和其阳；桂枝辛温，温表里经脉之阴；白术甘温多脂，益表里经脉之液。经脉液益，阳有所依而内藏。上四味，象阴阳气液□转八方；以水六升，六，阴数也，象阴数得阳变于六；煮取三升，三，阳数也，象阳数得阴来复半里①；去滓，分温三服，象阳数来复半表②。

桂枝茯苓白术甘草汤方

茯苓四两　桂枝三两，去皮　白术二两　甘草二两，炙

上四味，以水六升，煮取三升，去滓，分温三服。

太阳病③发汗，汗出不解，其人仍发汗，心下悸，头眩，身瞤动，振振欲擗地者，真武汤主之。

发，开也；汗，阴土液也；解，缓也；仍，因也。太阳阳开气浮，阴液随之亦浮，其阴不能和缓阳气回还半里，因之发热，[批] 阳开气浮，阴液随之亦浮外达毛窍，其阴液不缓经道阳气，回还半里，其人汗出仍发热。曰“太阳发汗，汗出不解，其人仍发热”。心下，脾土也。阳开气浮，阴液外泄为汗，多脾土中气液俱虚而悸，曰“心下悸”。阳得阴则静，阴液不上济于头，阳失阴静，曰“头眩”。阴阳气液外泄于表，不足于里，经脉空虚，身为之动摇，曰“身瞤动”。振振，震也；擗，开也；欲，之为言续也；地，易也。阴阳气液震开于表，不能继续交易藏于里，曰“振振欲擗地者，真武汤主之”。阴阳气液震开于

① 里：此后手抄本有“下”字。
② 表：此有手抄本后“上”字。
③ 病：原脱，据手抄本补。

表，里之阴温不疏，以茯苓淡甘气灵合芍药苦平、生姜辛温，温疏土气；白术甘温多脂，益土之液；附子辛温，助子水中元阳。此汤能复天一，始生之真元于子中，克定祸乱于瞬息，故汤名真武也。

真武汤方载少阴篇。

阳病，发汗后，大汗出，胃中干，烦躁不得眠，欲得饮水者，少少与饮之，令胃气和则愈。若脉浮，小便不利，微热消渴者，与五苓散主之。

发，扬也；后，嗣也；大，猛也；胃中，半表上土也；太阳开病，阴土之液发扬半表，嗣猛出毛窍，半表上胃土气燥不润，曰“太阳病发汗后，大汗出，胃中干”。眠，目合也。半表上胃土气燥不润，阳无阴和，曰“烦躁。半表上”胃土气燥不润，阳无阴阖，曰“不得眠”。愈，进也。半表上胃土气燥不润，欲得饮水，少少与饮之，令半表上胃土津润，阳得阴和，阳气则进半里，曰“欲得饮水者，少少与饮之，令胃气和则愈”。若，如也；浮，阳浮也；小便，半里也；微，无也；热，阳气也。如阳气浮半表上，无半里阴土之液猛出毛窍，阳无阴和而消渴者，与五苓散主之。[批] 半里阴土之液未损，可与五苓散。如阴土之液损，不可与之，与白虎加人参汤主之。五，土数也；苓，灵也，阴得阳则灵。散者，布也，阴得阳则布。白术甘温多脂，能温润土中气液；桂枝得子水之阳而冬荣，其枝色紫赤，得子水之阳而化生气味辛温。辛，之言新也。得子水阳化而日日新也，取其枝象经络之形，温通表里经络之阴，化气从新也；泽写形圆，[批] 写，输也。泻，降也。“写”“泻”二字切不可混。泽泻，“泻”字本从“写”，今从“泻”多年，一时难以改正，读者当知。甘寒气味。甘，土味也；寒，水气也。生于水，一茎直上，能启水阴之精气，上滋胃土。茯苓、猪苓淡然无味，入土中能化气行水上通半表脉道，半表上阳得阴和内阖于午，半里下阴得阳运外开于子，阴阳和利表里，曰“若脉浮，小便不利，微热消渴者，与五苓散主之”。

五苓散方

猪苓十八铢，去皮　泽泻一两六铢半　茯苓十八铢　桂半两，去皮　白术十八铢

上五味为末，以白饮和服方寸匕①，[批] 白饮，米饮也。日三服，多饮暖，[批] 暖水，开水也。水汗出愈。

发汗已，脉浮数，烦渴者，五苓散主之。

发，扬也；汗，阴土液也；已，退也。阳气外扬浮半表脉中，阴液退藏半里，半表脉中阳失阴和，曰“发汗已，脉浮数”。阳浮半表脉中，不得半里下阴液和之，阖午阴液退藏半里下，不得阳气上布半表，润胃土之燥，曰“烦渴者，五苓散主之”。淡甘气味，布半里退藏之液，上和半表脉道之阳。阳得阴和，脉浮数，烦渴自解。

太阳病，寸缓，关浮，尺弱，其人发热汗出，复恶寒不呕，但心下痞者，此以医下之也。如其不下者，病人不恶寒而渴者，此转属阳明也。小便数者，大便必硬，不更衣十日，无所苦也。渴欲饮水者，少少与之，但以法救之，渴者，宜五苓散。

寸主半表，尺主半里，关主表里之中应乎土。太阳开病，阴土之液不和阳开，半表阳浮气缓，半里阴运气弱，[批] 半表脉道之阳得阴则不缓，半里脉道之阴得阳则不弱。曰“太阳病，

---

① 方寸匕：古代量取药末的器具名。其形状如刀匕，大小为古代一寸方正，故名。

寸缓关浮尺弱”。太阳开病，阳①浮半表下，阴液从毛窍外泄，曰“其人发热汗出”。复，来复也。半表阳浮气缓，不能来复于午，温半里上之阴，曰“复恶寒呕吐也”。[批]此“呕”字勿作吐讲，谓半里下土中阴液不从子左吐，外出毛窍为汗也。凡半表阳气不来复，半里下脾土之阴不上交半表上，则心下痞，此当用意交通上下。此即指第四卷中：本以下之，故心下痞不解，其人渴而口燥烦，小便不利者，五苓散主之。半表阳气不来复半里，半里下之阴不从子辰左吐，曰“不呕”。但，凡也；心下，脾土也；以，用也；医，之为言意也。凡半表阳气不来复半里下，脾土之阴不上交半表上，则心下痞，此当用意交通上下，曰“但心下痞者，此以医下之也”。如其不下者，谓半表上阳气不回还半里，来复于下，病人不恶寒而渴者，此阳气转系半表上，半里阴液从阳气交蒸于上，其液从毛窍泄出，不能内润胃土之燥而渴。[批]阴阳气液交蒸半表上，其液从毛窍泄出，胃土干燥而渴，主白虎加人参汤。小便，半里也；数，烦数也；大便，半表也；硬，坚也。半里下阴液烦数半表上为汗，半表阳气不顺利半里，半里阴土之气必坚。[批]半里下阴液烦数半表上为汗，半表阳气不顺利半里，半里阴土之气必坚，主大承气汤。曰“小便数者，大便必硬”。不更衣，谓阴阳气液不能更相替代表里；十日，谓阳开于子，至阳藏于酉时；无所苦，谓无半里阴坚满痛之苦。只胃土干燥，渴欲饮水，少少与饮之，使气液相和表里则愈，曰“不更衣十日，无所苦也，渴欲饮水者，少少与之”。法，象也。但以病象宜五苓散不宜五苓散。如心下痞，其人渴而烦躁，半里阴液下利不上利者，即适五苓散

① 阳：此后手抄本有“气”字。

之理；［批］如阴阳气液浮半表上，汗出多而渴者，不适五苓散之理，适白虎加人参汤之理。如阴阳气液浮半表上，汗出多而渴者，即不适五苓散之理，曰“但以法救之，渴者，宜五苓散”。

发汗后，饮水多，必喘，以水灌之，亦喘。

发，起也；汗，阴土液也；饮水，漱水也。起阴土之液外出为汗后，半表半里上阳气不足，若以冷水数漱其口，水之寒气束搏半里上，其气不能至半里下从左上吐，反从口出而喘，曰“发汗后，饮水多，必喘”。灌，盥也。若以冷水数盥其手，［批］手臂属半表，应背部半表上经道。水之寒气束搏半表上，其气不能自半表上从右下降，亦从半里上口出而喘，曰“以水灌之，亦喘”。

发汗后，水药不得入口，为逆。若更发汗，必吐下不止。

发，扬也；汗，阴土液也；后，半里也；口，属半里上也；逆，不顺也。阴土之液随阳气发扬于表，外出毛窍，不顺经道回还于里。半里上气逆不降，水药不能入口，曰“发汗后，水药不得入口，为逆”。更，在也；吐，升也；下，降也。若阴土之液，再扬于表，外出毛窍为汗。表识经道中阴阳升降之气，不相交欲相止也，曰“若更发汗，必吐下不止”。

发汗，吐下后，虚烦不得眠，若剧者，必反覆颠倒，心中懊侬[1]，栀子豉汤主之；若少气者，栀子甘草豉汤主之；若呕者，栀子生姜豉汤主之。

发，扬也；汗，阴土液也；吐，水从半里上口出也；下，水从半表下谷道旁出也；后，半里也；虚，不足也；烦，阳失

① 懊侬（àonáo 奥挠）：即心胸烦热，闷乱不宁之状。

阴和也；眠，目合也。太阳开，阴土之液随阳气外扬半表为汗，或从半里上吐出，或从半表下下出。半里阴液不足以和半表之阳，阳失阴和而烦，阳失阴和而不得眠，曰“发汗，吐下后，虚烦不得眠”。懊憹，心中恨乱难言也。若烦之剧者，阳失阴合，必反覆颠倒不安，心中恨乱难言。难言者，是脾土深奥处，阴液不能震动辰土，和阳气交姤于午，曰“若剧者，必反覆颠倒，心中懊憹”。栀子黄赤，气味苦寒。黄为土色，赤为火之色，苦为火之味，寒为水之气，能固半表阳气回还半里。凡豆体皆重，取黑豆成豉，黑水之色，得蒸盦之气，易重从轻，能宣发半里阴液回还半表，曰“栀子豉汤主之”。少，短也。半里下土气不足，其气难以转运半表上，故气短。如气短，虚烦不得眠，主栀子甘草豉汤调和表里阴阳。以甘草极甘，培半里下外开不足之土气。［批］土气，土中阴液也。呕，吐也。半里上土气不疏，其气难以转运半里下，故呕吐。如呕吐，虚烦不得眠，主栀子生姜豉汤调和表里阴阳。以生姜辛温，疏泄半里上内合不足之土气。上二味，象二阴偶阳也；以水四升，象阴阳气液□转八方。先煮栀子得二升半。半，物中分也，象二阴偶阳阖午，从中分运半里也。纳豉煮取一升半，象一阳开子，从中分运半表也。吐，舒也。去滓，分为两服，温进一服，得阴土阴舒，阳气回还半里，不烦，能眠，即止后服。［批］得吐者止后服，此“吐”字勿作呕吐解，谓阴土阴液得阳气还半里阴土中，土之阴液得阳气蒸运从子辰左吐，不烦能眠即止后服，勿谓服栀子豉汤能呕吐也。

栀子豉汤方

栀子十四枚，擘，生用　香豉四合，绵裹

上二味，以水四升，先煮栀子，得二升半，纳豉，煮取一升半，去滓，分为两服，温进一服，得吐者，止后服。

栀子甘草豉汤方

即栀子豉汤加甘草二两，煎法同。

栀子生姜豉汤方

即栀子豉汤加生姜五两，煎法同。

发汗，若下之，而烦热，胸中窒者，栀子豉汤主之。

发，扬也；汗，阴土液也；下之，指底下阴液也；烦，阳失阴和也；热，阳气也；胸中，指半里上也；发，扬也。阴土之液外出为汗。若底下之阴，不能循经道上济其阳阖午，半表上阳失阴济而烦热，半里上阴失阳运而胸中气窒①，曰“发汗，若下之，而烦热，胸中窒者，栀子豉汤主之”。以栀子苦寒，固半表上阳气回还半里；香豉宣发半里下阴液回还半表经道；表里阴阳相和，自不烦热，胸中阴得阳运，自不气窒。

伤寒五六日，大下之后，身热不去，心中结痛者，未欲解也，栀子豉汤主之。

五六日，辰巳时也；大，半表也；下之，指半里下阴液也；后，半里也。阳气浮外不藏，至次日辰巳时，阳浮半表，半里下阴液不能震②动于辰，回还于巳，内阖半里，曰“伤寒五六日，大下之后，身热不去”。热，阳气也；去，藏也。阳不去藏于酉，阴阳气液不能和利心中，心中阴气不舒，形如有物裹结而痛，痛之所以然者，是半里下阴液不能上和半表阳气，交蒸午未，继续阳气去藏酉也，曰“心中结痛者，未欲解也，栀子豉汤主之”。栀子固半表阳气回还半里，以和其阴；香豉宣发

---

① 窒：原作“空”，据手抄本改。

② 震：此前手抄本有“上和阳气”四字。

半里阴液回还半表以和其阳。阴阳气液和于表里，心中结痛自除。

伤寒下后，心烦腹满，卧起不安者，栀子厚朴汤主之。

下，半里下也；后，半里也；心，阳也；腹，阴也。阳不藏酉，半里下阴土之液不能从左上吐，阳无阴和而心烦，阴无阳运而腹满。阳无阴和，阴无阳运，阴阳气液不能交和左右上下，则卧起不安。栀子苦寒，外固其阳；厚朴苦温，内运其阴；枳实臭香形圆，臭香能化土之浊阴，圆能转运土气升降，中土气疏阴阳圆转。曰“伤寒下后，心烦腹满，卧起不安者，栀子厚朴汤主之”。温进一服，得阴土之液，从左上吐，即止后服。何以知阴液从左上吐，证心不烦，腹不满，卧起安也。

栀子厚朴汤方

栀子十四枚，擘　厚朴四两，炙，去外粗皮，切片，炙香①　枳实四枚，水浸，去穰，炒

已上三味，以水三升，半煮取一升半，去滓，分二服，温进一服，得吐，止后服。

伤寒，医以丸药大下之，身热不去，微烦者，栀子干姜汤主之。

医，之为言意也；以，用也；丸，圆转也；大，半表也；下之，指半里下阴液也；身，伸也，舒也；热，阳气也；去，藏也；微，幽微处也；烦，阳失阴和也。阳不藏酉，意会之，用员②转药固半表阳气藏半里下，伸舒其阴。阳气不去藏于酉，幽微处之阴失其阳温，浮外之阳失其阴和而烦。主栀子苦寒，固半表上阳气回还半里；干姜辛温，温半里下阴液回还半表。

① 去外粗皮……炙香：原无，据手抄本补。
② 员：同“圆”。

阳得阴和，阴得阳温，阴阳气液自圆转表里。曰“伤寒，医以丸药大下之，身热不去，微烦者，栀子干姜汤主之”。

栀子干姜汤方

栀子十四枚，擘　干姜二两

上二味，以水三升，煮取一升半，去滓，分二服，温进一服，得吐者，止后服，吐舒也。

凡用栀子豉汤，病人旧微溏者，不可与服之。

栀子苦寒，主降不主升。凡病人旧患幽微处之水气濡滞，不能从左上吐者，切不可与之。

咽喉干燥者，不可发汗。

咽，主地气；喉，主天气。咽，因地液温升而不干；喉，候天气清降而不燥。人身肌肉，象大地之土，津液包藏土中，得太阳大气发扬于子，内阖于午，所以咽喉不干不燥也。如土中阴液不足，咽喉干燥者，切不可发扬阴土之液外出为汗，曰“咽喉干燥者，不可发汗”。

淋家，不可发汗，发汗必便血。

《经》云：“膀胱者，州都之官，津液藏焉，气化则能出矣。”愚按膀胱二字，膀，四旁也；胱，光明也；州都，土也；津液，土中水气也。人身津液藏肌体中，如地之水藏土中也。曰“足太阳膀胱经者，谓太阳阳开，四旁无处不光明也”。太阳阳气从子上开，其阴液亦随之而上开，上润口咽为津液，外润肌表为汗液；太阳阳气从午内阖，其阴液亦随之而内阖，温养脏腑筋骨，下出脬中为尿；汗与尿皆系阴土之津液，津液乃日进之水谷，得阳气蒸化①。故曰“膀胱者，州都之官，津液藏

① 化：此后手抄本有“出也”二字。

焉，气化则能出矣”。又云：“三焦者，决渎之官，水道出焉。”决，开也；渎，通也；道，路也；出，生也。太阳阳气开通，则上中下水路通调而万物生焉。非谓尿脬为膀胱也。故曰“三焦者，决渎之官，水道出焉”。淋之为病，乃下焦阳气不能开通，木气不达，土气不疏，水路不为之通调，水液陷下为浊、为淋。久患淋病之人，[批] 治淋病与治痢疾法相同，用四逆散加鲜薤、白果、紫菀茸、上广皮、茯苓。如有血出加怀牛膝、桃仁、红花。土失水荣，若发扬阴土之液，不但无汗可出，其偏性之热气，反内逼阴土，三阴经脉之血循脬旁之络系，由尿窍外出，曰“淋家，不可发汗，发汗必便血”。

人之身，譬如树木植于地，其根核赖土气培之，水气养之，阳气生之。水藏土中，阴得阳开从左上吐，外荣枝叶；阳得阴阖，从右下降，内荣根核。水土阴液，全赖太阳大气发扬上下、左右不息。若地之阳气不能温升，则木气不达；木气不达，则土气不疏，水液下淋，所以谓之淋病也。治淋病之法，请看地气不温升，木气不条达，水液下淋，治之宜温地气，达其木气，疏其血气，使水液荣上，自不淋，下其血亦然。

疮家，虽身疼痛，不可发汗，发汗则痓①。[批] 痓即痉病也。

疮家，为久患脓血之人；[批] 脓血即肌中阴液所化。虽，设也。久患脓血之人，肌体中阴液不足，设有身疼痛之证，不可发扬阴土之液外出毛窍为汗。如液出毛窍，筋失其柔则痓。

衄家不可发汗，汗出必额上陷，脉紧急，直视不能眴②，

① 痓（zhì 至）：当作“痉”。病名，即痉病。
② 不能眴（shùn 顺）：目睛不能转动。眴，目自动也。

不得眠。

人之肉，犹地之土也；人之血，犹地之水也；人之经脉，犹地之有河径也。汗为水之气，血为水之质。水之液循半表半里之肌腠，由毛窍外出，则曰“汗”。水之质循半表半里之经脉由鼻窍外出，则曰“衄”。衄家，谓平素多衄之人也。额上，属半里上，三阳经道交会之处也；紧急，不柔也；不能眴睛，不能转视也；眠，目合也。平素多衄之人，属阳气少藏，阴土液少，三阳经道空虚，不可发扬阴土之液外出为汗。汗出则三阳津竭脉枯，必额上陷。三阳经道失阴土液柔，则紧急致目正视而不能转，又不能合，此为三阳津竭脉枯之危候。曰“衄家，不可发汗，汗出必额上陷，脉紧急，直视不能眴，不得眠”。

亡血家，不可发汗，发汗则寒栗而振。

吐血下血甚多，谓之亡血家。亡，去也；血，阴也。脉中阴血去多，阳气亦损，不可起阴土之液外出半表为汗。如阴液外出，其阳随阴外越，里阴失温，则寒栗而身振摇。

汗家，重发汗，必恍惚心乱。小便已阴疼，与禹余粮丸。

病汗之家，阴阳气液已不足中土，累起阴土之液外出毛窍，必心神恍惚内乱，曰“汗家，重发汗，必恍惚心乱”。小便，半里也；已，毕也。半里阴液利下为尿，尿毕前阴作疼，此证阴阳气液不足于里也，与禹余粮丸。禹余粮，质类谷粉，气味甘寒，以之为丸培土固气，使阴阳之精气复交会中土也。

陈修园①按本方失传，王日休②补方。用禹余粮、赤石脂、生梓皮各三两，赤小豆半升，共为末，蜜丸弹子大。以水二升，

---

① 陈修园：清代医家，号慎修，撰有《陈修园医书十六种》等。

② 王日休：明代医家，著有《伤寒补遗》一书，已佚。

煮取一升，早暮各一服，亦不遇利水之品，毫无深意。

愚按禹余粮丸，只此一味，以蜜为丸，煮服。何也？汗家重发汗，土之气液皆虚。禹余粮质类谷粉，气味甘寒。与此培土固气，使阴阳精气复交会中土，恐有他药反伤土气，候明眼再政。

病人有寒，复发汗，胃中冷，必吐蛔。

病人有寒，为平素脾阳不足也；脾阳不足，而阴液亦不足，阴阳气液悉虚于里，反发其汗，脾土之阳更虚。脾土阳虚胃中气冷，必吐蛔虫也。蛔，乃胃中长虫，如土中蚯蚓。土无蚯蚓则实而不虚，五谷不化；人无蛔虫，其土亦实而不虚，所食之谷亦不化。夫蚯蚓，乃土中精气所生，喜阳气温养，阳气上逆，土中阳少气寒，蛔虫就暖而吐出。曰“病人有寒，复发汗，胃中冷，必吐蛔”。

伤寒，医下之，续得下利，清谷不止，身疼痛者，急当救里；后身疼痛，清便自调者，急当救表。救里宜四逆汤，救表宜桂枝汤。

医，之为言意也；下之，指半里下阴也；继，继续也；得，相得也。阳不藏酉，以意会之，当温半里下之阴，继续阳气内藏于酉，使阴阳气液相得半表，“伤寒，医下之，续得下利”。清，寒也；谷，生也；止，足也；身，伸也，舒也；救，助也。阳不藏酉，半里下气寒，生阳不足以伸舒半表，半表经络之阴不通而痛，急当救助半里下之阴回还半里上，阳气来复半表经络也。曰“清谷不止，身疼痛者，急当救里”。后，半里上也；清，寒也；便，顺利也；调，和也。阳气不足以伸舒半里上，半里经络之阴，气寒不通疼痛。使阳气顺利自和者，急当救助半里上之阴回还半表下，阳气来复半里经络也。曰“后身疼痛，清便自调者，急当救表”。救助里阴，适四逆汤温半里下之阴，复阳于子。救助表阳，宜桂枝汤温半里上之阴，复阳于午。曰“救里宜四逆汤，救表宜桂枝汤”。

病发热头痛，脉反沉，若不差，身体疼痛，当救其里。宜四逆汤。

发，扬也；热，阳气也。病一阳阳气发扬半表下，而气浮半表，半里上头部之阴失阳气温通，曰“病发热头痛”。沉，里也；若，乃也；差，不齐也；体，第也；当，主也；救，助也。一阳阳气浮半表下，脉当应之浮，不浮而反沉，乃里之阳气不齐于子，阴阳气液环转周身次第不通，而证身体疼痛，主助里阴，适四逆汤辛甘温之理，助阴中之阳使气液转运周身。曰“脉反沉，若不差，身体疼痛，当救其里，宜四逆汤”。

丁

伤寒杂病论太阳篇指归卷之一

本发汗，而复下之，此为逆也；若先发汗，治不为逆。本先下之，而反汗之，为逆；若先下之，治不为逆。

本，始也；发，开也，起也；汗，阴土液也；复，反也；下，降也；逆，不顺也。始病阴液不随阳气开子，当起阴土之液外达半表以和其阳；而反以苦寒气味降之，令阴液下陷半里不顺半表，曰“本发汗，而复下之，此为逆也；若先发汗，治不为逆”。始病，阳气无阴液，阖午当先阖在上阳气，内降半里以和其阴，而反起阴土之液外出毛窍，不和阳气顺利半里。曰“本先下之，而反汗之，为逆，若先下之，治不为逆”。

太阳病，先下之而不愈，因复发汗，以此表里俱虚，其人因致冒。冒家汗出自愈，所以然者，汗出表和故也，得里未和，然后复下之。

先，前进也；下，半里下也；愈，进也。太阳病，阳气先半里下之阴前进，而阴不进，曰“太阳病，先下之而不愈”。因，犹依也。其阴不依附阳气前进来复半表，和阳气发扬半里以生阴，以此表阳失阴生，里阴失阳生，曰“因复发汗，以此表里俱虚”。冒，从冃从目，蔽也。目得阳而开，得阴而明。其人半里之阴不能外致半表，地①气昏冒其明，如有物蔽于前也，曰“其人因致冒”。里之阴液自进半表，阳得阴和，天气清净而日月光明，曰“冒家汗出自愈”。所以然者，汗出表和故也。得，相得也。半里之阴，未能相得半表之阳，然后复筹半里下阴液，使之上和半表之阳，曰“得里未和，然后复下之”。

---

① 地：手抄本作“天”。

太阳病未解，脉阴阳俱停，必先振栗，汗出而解。但阳脉微者，先汗出而解；但阴脉微者，下之而解。若欲下之，宜调胃承气汤主之。

人身血脉相传，[批]传，转也。应太阳阳气开阖转运不停。解，开也；停者，行而终止也。太阳病，阴液未和阳气开子，血脉中气液转运俱停，曰“太阳病未解，脉阴阳俱停”。振，震动也；栗，竦缩也；出，进也。其阳开转，其阴先阳前进，必先震动自新外证竦缩之状，[批]其阳开转其阴，先阳前进，必先振动自新外证竦缩之状，汗出而解，此即后人云之战汗也。如汗出气平、肢暖、神清则愈，汗出气急、肢冷、神糊则死。曰“必先振栗，汗出而解”。阳，指半表也；微，无也。凡阳气先阴前进半表下，脉中阳无阴和，治之使阴液先阳前进半表乃解，[批]阳明病欲解时，从申至戌上，半里上脉中阳无阴合，此即阳明阳气燥结半里上，不能从申至戌，宜调胃承气汤，咸苦甘气味合化阴气，解半里上土燥阳结，令阳气从申至酉藏戌，温生戌土亥水之阴。曰“但阳脉微者，先汗出而解”。阴，指半里也；下，降也。凡阳气先阴前进半里上，脉中阳无阴和，治之使阳气下降半里下乃解，曰“但阴脉微者，下之而解”。若欲下之，宜调胃承气汤咸苦甘气味，调和阳气下降为主，曰“若与下之，宜调胃承气汤主之”。

太阳病发热汗出者，此为营弱卫强，故使汗出，欲救邪风者，宜桂枝汤。

太阳开病，阳气浮半表下，故发热。阳气浮半表下，阴土之液随阳气外泄，故汗出，曰“太阳病发热汗出者”。营，运也；弱，不强也；卫，阳气也；强，盛也。营运之阳气胜半表下，不强半里上，曰“此为营弱卫强，故使汗出”。邪，偏也；

风，阳气也。欲救阳气阴液偏盛半表下者，宜桂枝汤温疏半里上土气。半里阴温土疏，阳气阴液来复半表上，内阖半里，自不偏胜半表下，曰“欲救邪风者，宜桂枝汤”。

伤寒五六日，中风，往来寒热，胸胁苦满，默默不欲饮食，心烦喜呕，或胸中烦而不呕，或渴，或腹中痛，或胁下痞硬，或心下悸、小便不利，或不渴、身有微热，或咳者，与小柴胡汤主之。

五六日，辰巳时也；中，读作得；风，阳气也。阳不内藏于酉，阳气往来皆浮半表半里之上下，至次日辰巳时得阳气浮半表上。至其时，阳气当从午内阖，阳气来①于午不往②于子，半表上阳失阴固③，而发热④。阳气往②于午不来①于子，半里下阴失阳温⑤而恶寒⑥，曰“伤寒五六日中风，往来寒热”。表里阴阳不应枢机开阖，胸胁为之苦满，曰“胸胁苦满”。默默，静也，不语也。阳气往而不来，来而不往，阴阳气液不交蒸于午，其人喜静不语，不欲食，曰“默默不欲饮食”。阳得阴则阖，半表上阳气求其阴阖，无阴阖之，曰“心烦”。阴得阳则开，半里下阴气求其阳开，而水气无所区别，善逆半里上而呕。曰“喜呕”。胸中，半里上也。半表阳气应从半里枢阖，如⑦不应枢阖，则上逆清降之阳，曰“或胸中烦而不呕”。不呕者，证

① 来：手抄本作“往”。
② 往：手抄本作“来”。
③ 半表上阳失阴固：手抄本作“半里下阴失阳温”。
④ 发热：手抄本作“恶寒”。
⑤ 半里下阴失阳温：手抄本作“半表上阳失阴固”。
⑥ 恶寒：手抄本作“发热”。
⑦ 如：手抄本作“或”。

无水气逆半里上，故不呕也。如①阳不内阖，阴液不能上舒半表，润胃土之燥，曰“或渴”。阳不内阖来复腹中，腹中阴滞，曰“或腹中痛”。阳不内阖两旁枢滞，则阴液结于胁下，曰“或胁下痞硬”。心下，脾土也。阳不内阖，脾土阳虚，曰“或心下悸”。小便，半里也。阳不内阖半里之阴，不能从左上利半表，曰“小便不利”。阳不内阖，阴液亦浮而不阖，曰“或不渴”。身，可屈伸也；有，质也；微，无也；热，阳气也。阳气屈伸于表，往而不来，质无阳气从右内阖，曰“身有微热”。阳不内阖，阴液滞上而为饮，阻碍气道，呼吸不利而咳，曰“或咳者，与小柴胡汤主之”。人身制动之主，曰“枢机”。枢机制动，遇阳则开，遇阴则阖。小柴胡汤拨转左枢，固阳气从午右阖来复于子，顺收藏之令也。柴胡苦平味薄，能固阳转运枢机；黄芩苦寒味薄，能坚半表上之阴，固阳气从午内阖；半夏辛平，能降半里上水逆气结；生姜辛温，化气横行疏泄左右土气；阳往半表上，不从午内阖半表上，土味与阴液皆不足；人参甘寒，甘草甘平，合大枣十二枚，汁多气浓，益阳土阴液，固阳气阖午藏酉。上七味，象阳数得阴复于七。以水一斗二升，象地支十二数。煮取六升，象阴数得阴还于巳，阴数得阳变于亥。去滓，再煎。再，二也，象二阴偶阳。取三升，象三阳来复半里以生阴。温服一升，日三服，象阴数得阳开于子，阳数得阴阖午。

小柴胡汤方

柴胡半斤　黄芩三两　人参三两　甘草三两，炙　半夏半升，洗　生姜三两，切　大枣十二枚，擘

---

① 如：手抄本作“或”。

上七味，以水一斗二升，煮取六升，去滓，再煎，取三升，温服一升，日三服。

加减法：

若胸中烦而不呕，去半夏人参加栝蒌实一枚。［批］实：谓整栝蒌，非栝蒌仁为实也。

胸中，半里上也；如半里上阳气不应枢机，从午内阖，太阴清降之阴气应降不降，则胸中烦而不呕。不呕者，无水气逆半里上，故烦而不呕也。半夏，散逆上之水；人参，助土中阴液；此天气不清降，故去之。加栝蒌实甘寒清润，复天气清降，阖阳于午，阳得阴阖而胸次气清，自不烦也。

若渴者，去半夏加人参，合前成四两半，栝蒌根四两。

若渴者，证半里上无水逆，半表上阳土气燥，故去半夏五两，加人参一两半，合前成四两半。栝蒌根四两，酸甘化阴，起津液于脉中，上润胃土气燥。

若腹中痛者，去黄芩，加芍药三两。

如腹中土气不疏而痛，去黄芩苦降，加芍药苦平，疏泄半里土气。

若胁下痞硬，去大枣，加牡蛎四两。

如两旁枢滞，则液停胁下，去大枣汁多气浓，加牡蛎咸平软其坚结，使枢机气利，阴液流通，痞解硬除矣。

若心下悸，小便不利者，去黄芩，加茯苓四两。

心下，脾土也；小便，半里也；如阳气虚中而悸，半里之阴不利半表者，去黄芩苦寒，加茯苓四两，淡通阴土之阴。阴土气灵，阳气内伏，阴液左行。

若不渴，外有微热者，去人参加桂枝三两，温覆取微似汗愈。

阳气浮外，阴精亦浮于外，故不渴。有，质也；微，无也。质无阳气往于里，半里下经脉不温，去人参甘寒，加桂枝三两，温覆，取微似汗愈。温，暖也；覆，复也；取，收也；愈，进也。加桂枝三两，以气浓下行，内温半里下经脉之阴，半里下经脉阴暖，半表上阳气来复，浮上之阴精亦和阳气内收，前进半里也。

若咳者，去人参、大枣、生姜，加五味子半升，干姜二两。

如液停为饮，阻碍气道而致咳者，去人参、大枣汁多气浓，生姜辛温化气横行；加五味子、干姜，酸温气味敛阳气归根，助木气发荣。今表里阴阳气和，津液流通，气道中痰饮除，而咳自解。

血弱气尽，腠理开，邪气因入与正气相搏，结于胁下。正邪分争，往来寒热，休作有时，默默不欲饮食。脏腑相连，其痛必下，邪高痛下，故使呕也，小柴胡汤主之。服柴胡汤已，渴者，属阳明也，以法治之。

弱，不强也；尽，极也。血弱是阴液不强于半里下，气尽是阳气极于半表上，曰“血弱气尽”。[批] 阴得阳则强，阳得阴则健。腠者，三焦通会元真之处；理者，皮肤脏腑之文理也；邪气，体中阴气也；正气，体中阳气也；入，得也；分，半表半里也；争，持也；作，兴起也。元阳开，阳气极于半表上不回还半里，半里体中阴气因得与阳气相搏结于胁下，曰“腠理开，邪气因入与正气相搏结与胁下”。阳气应阖之时，枢机不利，阳与阴争持半表半里上下之中。阳气往于午不来于子，半里下阴失阳温而恶寒；阳气来于午不往于子，半表上阳失阴固而发热。寒热休息兴起质乎其时，曰“正邪分争，往来寒热，休作有时”。默默，静也，不语也。阳气往而不来、来而不往，阴阳气液不交蒸于午，其人喜静不语，不欲食，曰“默默不欲饮食”。脏，阴也；腑，阳也；连，接续也。人身阴阳气液转运表里，自相接续，曰“脏腑相连”。痛，不通也；必，表识也；下，半里下也。表识半里下阴液不交蒸于上，曰“其痛必下”。邪高，谓阳气偏胜半表上；痛下，谓阴气不通[1]半里下，曰“邪高痛下”。使，令也；呕，吐也；水逆半里上，阳盛半表上，阳无阴和，主小柴胡汤益半表上阴液，固阳阖午回还半里，顺收藏之令，曰“故使呕也，小柴胡汤主之”。渴者，半里脾土阴液不上润半表上，胃土气燥，故渴。阳得阴则明。以，用也。如半里下脾土阴液不足以上润胃土之燥，而口渴者属阳失阴和，其阴不明半表地支之六数，用前加减法，去半夏五两，加人参一两半，合前成四两半，栝楼根四两之法治之，曰“服柴胡汤已，渴者，属阳明也，以法治之”。

伤寒，阳脉涩，阴脉弦，法当腹中急痛者，先与小建中汤，不差者，与小柴胡汤主之。

阳，半表也；涩，不滑也。阳不内藏于酉，半表下脉中之阴失其阳温，涩而不滑，曰“伤寒，阳脉涩”。阴，半里也；弦，数也；阳不内藏于酉，半里上脉中之阳失其阴固，数而不和，曰“阴脉弦”。法，象也；急，窘也，迫也；痛，不通也；者，如彼也。病象是阳不内藏于酉，半表下脉中之阴失其阳温而涩，半里上脉中之阳失其阴固而数，中土气液空虚窘迫不通而痛，如彼之阳气不藏于酉，中土气液空虚窘迫不通而痛者，先与小建中汤建立中气，疏其土气，中土建，阳内藏，曰“法当腹中急痛者，先与小建中汤”。桂枝辛温，温表里脉中之阴；

① 通：原作“痛”，据手抄本改。

生姜辛温，化气横行，温通左右络道之阴。阳不藏酉，半里下土气不疏，重用芍药苦平气味，疏泄半里下土气。阳不藏酉，王①味不足于中，气液窘迫。以甘草极甘，助土之味；以大枣胶饴之甘，汁多气浓助土之液。上六味，象半里阴数得阳气变于六；以水七升，象半表阳数得阴液复于七。胶饴，形怡怡然也。怡怡，和悦貌。煮取三升，去滓，纳胶饴，更上微火消解。象阳气内藏于酉，半里上阳得阴固，半表下阴得阳温，阴阳气液和悦中土。温服一升，象阴数得阳开于子；日三服，象阳数得阴阖午。呕家，是土气逆半里上，不可再以甜味助逆半里上之土气，曰“呕家，不可用建中汤”，以甜故也。差，不齐也；者，如此也。如此阴阳气液不齐于午，与小柴胡汤益半表上阴液，固阳阖午，曰“不差者，与小柴胡汤主之”。

小建中汤方

桂枝三两，去皮　芍药六两　甘草二两，炙　大枣十二枚，擘　生姜三两，切　胶饴一升

上六味，以水七升，煮取三升，去滓，纳胶饴，更上微火消解，温服一升，日三服。呕家不可用建中汤，以甜故也。

伤寒中风，有柴胡证，但见一证便是，不必悉具。

中，读作得。伤寒是阳气浮半里上，中风是阳气浮半表上。有，得也。得柴胡证，但见一证便是，不必悉具。

凡柴胡汤病证而下之，若柴胡证不罢者，复与柴胡汤，必蒸蒸而振，却发热汗出而解。

凡病，病一阳阳气不内固于土也；证，质也；下之，指半里下阴液也。质阳气浮半表上，而半里下阴液不足以上和阳气

① 王：手抄本作“土”。

交蒸于午，服小柴胡汤益半表上阴液固阳阖午。复，再也；蒸蒸，热气也。若小柴胡证不罢，再与小柴胡汤益半表上阴液，阳得阴助交蒸于午，必有一番振动，却发热汗出而解。

太阳病，过经十余日，心下温温欲吐，而胸中痛，大便反溏，腹微满，郁郁微烦。先此时自极吐下者，可与调胃承气汤。若不尔者，不可与。但欲呕，胸中痛，微溏，此非柴胡证，以呕故知极吐下也。

过，失也；经，常也；十余日，酉戌时也；心下，半里下也；温温，阳气也；欲，之为言续也；胸中，半里上也；痛，不通也。太阳开病，一阳阳气外浮，至午时阳不内阖而失常；至酉戌时，半里下脾土之阴失阳气温温接续，从子上吐，半里上胸中之阴失阳气阖午，气滞不通而痛，曰“太阳病，过经十余日，心下温温欲吐，而胸中痛”。大，半表也；便，顺利也；溏，水气濡滞也；微，幽微处也；满，闷也。阳阖失常，半表上阳气不顺利半里下，幽微处水气濡滞腹里而闷，曰“大便反溏，腹微满”。微，无也。阳阖失常，阳气郁蒸于午，无阴液上承半表，和阳气阖午而作烦，曰“郁郁微烦”。先，前进也；此，期也；时，午时也；自，从也；吐，舒也；下，半里下也。阳气前进半表，当期其时内阖半里从阳极于午，不内阖半里温舒半里下之阴者，可与调胃承气汤。［批］阳气至午当阖不阖，又无半里下阴液和之，阳土气燥而实，调胃承气汤咸苦甘气味润阳土燥实，苦甘合化，阴气和阳阖午藏酉入戌，故曰可与调胃承气汤。咸苦甘气味调和半表上阳气内阖半里，其阴始能上承半表也。曰“先此时自极吐下者，可与调胃承气汤”。若半里下阴土液少，不足以和半表上，阳气前进阖午，不可与调胃承气汤，当与小柴胡汤益半表上，阴液固阳前进阖午，曰“若不尔者，不可与”。呕，吐也。凡半里脾土之阴失阳气温温接续，从子上吐，半里上气滞不通而痛，半里下水气濡滞腹里而满，此胸痛腹满是阳气极于午，不内阖半里温舒其阴，调胃承气证，非柴胡证也。曰“但欲呕，胸中痛，微溏，此非柴胡证”。以，因也。其故因阳气吐出极于午，不内阖半里下，蒸阴土之阴上承半表也，曰“以呕故知极上下①也”。

得病六七日，脉迟浮弱，恶风寒，手足温，医二三下之，不能食，而胁下满痛，面目及身黄，颈项强，小便难者，与柴胡汤。后必下重。本渴，而饮水呕者，柴胡汤不中与也，食谷者哕。

病字，从丙；凡病，病一阳阳气不内固于土而外浮；六七日，巳午时也；巳午时，阴阳气液极于上。至其时得阳极于上，而脉中阴液迟滞不和，阳气极于上，则阳浮气弱恶风寒，曰“得病六七日，脉迟浮弱，恶风寒”。手足，内应脾土；温，阳气也；医，之为言意也；二三，丑寅时也；下，半里下也。阴得阳则生，脾土阳气外浮。阴液不生，以意会之，半里下液少，不足以和阳气交纽丑土，引达于寅，得阳气浮半表上，不有半里下阴液上和阳气交蒸巳午，阳极气滞，故胁下满痛，曰“手足温，医二三下之，不能食，而胁下满痛”。气液不交蒸巳午，土失水荣，曰“面目及身黄”。气液不交蒸巳午，少阳经脉之筋使失柔和，曰“颈项强”。小便，半里也；难，患也；者，此个也。此个阴阳气液不交蒸巳午，是半里下阴液患少，与小柴胡汤益半表上阴液，固阳阖午，回还半里，顺收藏之令也。曰“小便难者，与小柴胡汤”。后，半里也；必，表识也；下，半

① 上下：手抄本作“吐下”。

里下也；重，浊也；本，始也。渴是半里下阴液不左运半表上济于口也；呕是所饮之水无所区别，逆半里上从口窍出也。表识半里阴液重浊于下，不左运半表上济于口始渴；所饮之水无所区别，逆半里上而呕。如是柴胡汤不合与之，曰"后必下重，本渴而饮水呕者，柴胡汤不中与也"。食，阴也；谷，生也；哕，气逆也。阴土中之水重浊于下，生阳之气不足以转运其水上和其阳者逆，曰"食谷者哕"。

中风，发热六七日不解，而烦，有表里证，渴欲饮水，水入则吐者，名曰水逆，五苓散主之。

六七日，巳午时也。得阳气浮半表上发热至巳午时，未得半里下阴液上舒以和其阳，曰"中风，发热六七日不解，而烦"。有，审也；表，半表也；里，半里；证，质也。审半表上阳气未得阴和而烦，质半里下阴液未能和阳气上舒胃土气燥，曰"有表里证，渴欲饮水"。半里下阴液未能和阳气上舒，水盛于里，故水入则吐，名为水逆者，逆者是半里下阴液未能和阳气上舒半表，以五苓散输转脾土阴液上和半表阳气从午内阖为主，曰"五苓散主之"。

太阳病，过经十余日，反二三下之，后四五日，柴胡证仍在者，先与小柴胡汤。呕不止，心下急，郁郁微烦者，为未解也，与大柴胡汤，下之则愈。

过，失也；经，常也；十余日，酉戌时也；反，回还也，二三，丑寅时也；下，半表下也；之，往也。太阳开病，一阳阳气外浮，至午时阳不内阖而失其常，阴得阳则生，阳阖失常，半里阴液不足以回还半表下，前往丑寅，曰"太阳病，过经十余日，反二三下之"。后，半里也；四五日，卯辰时也；仍，阴也。半里下液少，半表上阳无阴和，柴胡证因在，先与小柴胡汤，益半表上阴液，固阳阖午以生阴，曰“后四五日，柴胡证仍在者，先与小柴胡汤”。呕，吐也；心下，脾土也；急，迫也。阴得阳则运，半里下脾土阴液失阳气转运，外开半表迫半里上，从口呕吐不止，曰“呕不止，心下急”。下之，指半里下阴液也；愈，进也。阳气郁蒸半表上，幽微处阴液不转运半表上，其阳失其阴和而烦，与大柴胡汤疏泄半里土气，运半里下阴液前进半表，和阳气阖午向幽昧处去藏于酉，曰“郁郁微烦者，为未解也，与大柴胡汤，下之则愈”。柴胡苦平味薄，能固阳转运枢机；黄芩苦寒味薄，能坚肌表之阴以固阳；半夏辛平，能降水逆气结；枳实臭香形圆，臭香能化土之浊阴，形圆能转运土气升降；芍药苦平，气泄能疏土气；生姜辛温，化气横行，能通左右络道之阴；大枣甘平，用十二枚，取汁多气浓，能合阳气环转周身。上七味，象阳数得阴复于七；以水一斗二升，象地支十二数；煮取六升，象阴数得阳变于六；温服一升，日三服，象阴数得阳开子，阳数得阴阖午。

大柴胡汤方

柴胡半斤　黄芩三两　芍药三两，干切　半夏半升，洗　枳实四①两，炙　生姜五两，切　大枣十二枚，擘

上七味，以水一斗二升，煮取六升，去滓，再煎。温服一升，日三服。一方用大黄二两，若不加大黄恐不为大柴胡汤。

大柴胡汤拨转右枢，固阳气从子左开来复于午，顺生长之令也。如半里下土气板实，枢机不灵，腹满胀痛，汤中白芍药虽能疏泄土气，枳实臭香形圆能化土之浊阴，不能疏土之实。大黄臭香气浓能疏土实，故加之。非谓加大黄为大柴胡汤，不

① 四：手抄本作“二”。

加大黄不为大柴胡汤。

伤寒二三日，心中悸而烦者，小建中汤主之。

二三日，丑寅时也；心，阳也；中；土也；阳能生阴，阴得阳则明。阳气浮半里上不藏半里下，土中气液空虚，不能交纽丑土引达于寅，明半表下心中悸而生烦，曰“伤寒二三日，心中悸而烦者，小建中汤主之”。中气建，土气疏，阳来复，阴液生，心中自不悸而烦也。

伤寒四五日，身热，恶风，颈项强，胁下满，手足温而渴者，小柴胡汤主之。

四五日，卯辰时也；身，可屈伸也；热，阳气也。阳不藏酉，阴土之液不明于卯，震动于辰。阳气屈伸半表上，无阴固之而气浮，曰“伤寒四五日，身热”。阳气屈伸半表而气浮，半里之阴失其阳护，曰“恶风”。阳气屈伸半表而气浮，阴土之液不足以和阳气温润半表，少阳经脉之筋失其柔和，曰“颈项强”。阳气屈伸半表而气浮，胁下之阴滞而不舒，曰“胁下满”。手足，内应脾土；温，阳气也；阳不藏酉，往来浮于半表半里，曰“手足温”。而，如也；渴，欲饮也；阳不藏酉，脾土阴液不生，如阴土液少，不足以上润胃土之燥，而口渴者，小柴胡汤主之。小，半里也。主小柴胡益半表上阴液，固阳阖午，回还半里藏于酉也。

伤寒，发热，汗出不解，心中痞硬，呕吐而下利者，大柴胡汤主之。

阳浮半里上不藏于酉；阴液亦浮半里上不藏于酉，曰“伤寒发热，汗出不解”。心，阳也；中，土也。阳浮半里上，不藏于酉，地天气液不交，中土阴液坚结，曰“心中痞硬”。阳不藏酉，水逆半里上则呕吐，水逆半表下则下利，曰“呕吐而下利者”。主大柴胡汤拨转右枢，固阳气从子左开，来复于午，顺生长之令也。

本以下之，故心下痞；与泻心汤，痞不解，其人渴而口燥烦，小便不利者，五苓散主之。

本，始也；以，因也；下之，指半里下也；心下，脾土也；痞，气隔不通也。始因半里下脾土阴液不从子左舒半表，心下气隔不通而痞，曰“本以下之，故心下痞”。泻心汤，［批］泻心汤治阳不内藏之痞，不治半里下水气不左舒之痞。气味苦寒，能坚肌土之阴，固浮外阳藏。阳气藏，阴得阳运，地天气交，其痞自解。泻心汤治阳不内藏之痞，若治半里下脾土阴液不从子左舒而痞者，其阴液得苦寒气味更陷而不升，曰“与泻心汤，痞不解”。小便，半里也。半里下阴液不从子左舒半表上，胃土气燥不润，主五苓散布半里下脾土水阴之精气从子上舒，曰“其人渴而口燥烦，小便不利者，五苓散主之”。［批］五苓散治半里下水气不左舒之痞，不治阳不内藏之痞。

伤寒，汗出而渴者，五苓散主之。不渴者，茯苓甘草汤主之。

阳不藏酉，水之阴液亦不藏酉，浮半里上外出为汗。如半里下脾土阴液不上润胃土之燥而口渴，主五苓散，布半里下阴液从子左舒，上润胃燥，曰“伤寒，汗出而渴者，五苓散主之”。汗出不渴者，此水气留连肌腠，阻阳气内藏于酉，茯苓甘草汤主之。茯，伏也；苓，灵也。阳内伏则阴土气灵，主茯苓淡通阴土之阴。阳不内藏，土气浮①上不足于下，以甘草极甘培之；桂枝辛温，温通表里经脉之阴；生姜辛温，用三两之多，

① 浮：原脱，据手抄本补。

化气横行，疏泄肌腠左右之水，腠理水行，阳气内伏，脾土水治。仲圣治病，全以阴阳气液和于中土表里为主。汗本阴土之液，非谓水精之汁①，主五苓散。血液之汗，主茯苓甘草汤。上四味，以水四升，象阴阳气液转运八方；煮取二升，去滓，分温三服，象阳举得阴偶之，开于子也。

茯苓甘草汤方

茯苓二两　桂枝二两　生姜三两，切　甘草一两，炙

上四味，以水四升，煮取二升，去滓，分温三服。

伤寒，厥而心下悸者，宜先治水，当服茯苓甘草汤，却治其厥，不尔，水渍入胃，必作利也。

厥，短也；心下，脾土也。阳不藏酉，短半里下，脾土阳虚而悸，曰“伤寒，厥而心下悸者”。当，主也；服，行也。阳短半里下，则脾土之水不治，主行脾土水气。以茯苓淡甘，通阴土之阴，阴土气灵，阳内伏，水气行；阳不藏酉，土气浮上，不足于下，以甘草极甘培之；桂枝辛温，温通表里经脉之阴；生姜辛温，用三两之多化气横行，疏泄肌腠左右之水气；阳气藏酉不短，半里下脾土得阳而水治，曰“宜先治水，当服茯苓甘草汤，却治其厥”。渍，浸渍也；入；逆也；胃，阳土也；利，私利也。若不先治其水，其水即逆，或浸渍阳土，必私利半表上，作大汗出；或私利半表下，作大下利，曰“不尔，水渍入胃，必作利也”。

甘味包藏土中，至子时随阳气从左转运半表充足于上，温养万物枝叶；至午时随阳气从右转运半里充足于下，温养万物根核。甘味随阳气转运半表半里，昼夜不停。病甘味实半里上，

① 汁：手抄本作“汗”。

不回还半表下，则甘味上溢于口，而口甜胸满；甘味实半里下不回还半表上，则腹胀，屎尿有酸甜味。

发汗，病不解，反恶寒者，虚故也。芍药甘草附子汤主之。

发，起也；汗，阴土液也；解，缓也；反，回还也。起阴土之液外出毛窍，病阳气不有阴缓回还于里，里之阴阳气液俱虚，而恶寒，曰“发汗，病不解，反恶寒者，虚故也。芍药甘草附子汤主之”。芍药苦平，疏泄半里下土气；甘草甘平，益其土气；取附子二枚，大辛大温，温子水中元阳，外卫肌表之阴。已上三味，以水五升。三，阳数也；五，土数也。象三阳阳气从中土生。煮取一升五合，去滓，分温服，象一阳阳气，合五行从子左开，分温表里也。

芍药甘草附子汤方

芍药三两，干切　甘草三两，炙　附子二枚，炮，去皮，破八片

已上三味，以水五升，煮取一升五合，去滓，分温服。

发汗后，恶寒者，虚故也。不恶寒但热者，实也，当和胃气，与调胃承气汤。

起阴土液后，恶寒者，是半里下阴阳气液俱虚，不能外温肌表之阴，曰“发汗后，恶寒者，虚故也”。主芍药甘草附子汤，温子水中元阳，外卫肌表之阴。起阴土液后，不恶寒但热者，是阳气充实半表上，不能和利半里，主咸苦甘气味，调和半表上阳气阖午藏酉，曰“不恶寒但热者，实也，当和胃气，与调胃承气汤”。

伤寒十余日，热结在里，复往来寒热者，与大柴胡汤。但结胸无大热者，此为水结在胸胁也，但头微汗出者，大陷胸汤主之。

十余日，酉戌时也；热，阳气也；结，里也；里，半里上

也；复，来复也。阳气里居半里上，不藏于酉，曰"伤寒十余日，热结在里"。阳气往半里上，不来半表下，半表下阴失阳温而恶寒；阳气来半里上，不去藏于酉，半里上阳失阴固而发热；与大柴胡汤疏其土气，拨转枢机，运半里气液从子外开，曰"复往来寒热者，与大柴胡汤"。无，不有也；大，半表也；热，阳气也；胸胁，属半里上中也。凡结不有半表上阳气从半里下降者，此为水结居半里之上中。曰"但结胸无大热者，此为水结在胸胁也"。头，阳也；微，无也。但阳居半里上，无阴液转运半表为汗，其水结居半里之上中，主攻去胸胁中所结之水，使阳气去藏于酉，温运土之阴开于子也，曰"但头微汗出者，大陷胸汤主之"。

伤寒十三日不解，胸胁满而呕，日晡所发潮热，已而微利。此本柴胡证，下之而不得利，今反利也，知医以丸药下之，非其治也。潮热者，实也。先宜小柴胡汤以解外，后以柴胡加芒硝汤主之。

解，缓也；胸胁，属半里之上中也。阳不内藏于酉，阳气往来浮半表半里环转一周，又至午中阳阖之时，不得阴液和缓，阳气阖午藏酉，半里之上中气满而呕，曰"伤寒十三日不解，胸胁满而呕"。晡，未申时也；所，处也；已而，逾时也；微，幽微处也。未申时，处浮半里上之阳失阴气[①]和缓而发热，其热如江海潮来，至其时不失信也，逾时阳已而微利。下，半里下也；之，往也。午中阳阖之时，其阳不得阴液和缓，半里下，前往利于半表，曰"此本柴胡证，下之而不得利"。今，指日晡时也；知，主也；医，意也；丸，圆转也；下，半里下也。日

① 气：手抄本作"液"。

晡时回还阳气利半里下，主意用员转药拨转枢机，非此员转法，阴阳气液不治子午，曰“今反利者，知医以丸药下之，非其治也”。实，充实也。阳气充实半里上，发潮热者，先宜小柴胡汤运气益液，员转枢机，缓半表上之阳，后以柴胡加芒硝汤主之。加芒硝咸寒气味，降半里上阳气回还半里下，由子上承半表为主也。上八味，象阴数得阳正于八；以水四升，象阴阳气液环转八方；煮取二升，去滓，内芒硝更煮微沸，分温再服，象二阴偶阳，分运表里也。

柴胡加芒硝汤方

柴胡二两六铢　半夏二十铢，洗[①]　黄芩一两　甘草一两，炙[②]　生姜一两　人参一两　大枣四枚，擘　芒硝二两

上八味，以水四，升煮取二升，去滓，内芒硝，更煮微沸，分温再服。

伤寒十三日不解，过经谵语者，以有热也，当以汤下之。若小便利者，大便当硬，而反下利，脉调和者，知医以丸药下之，非其治也。若自下利者，脉当微厥，今反和者，此为内实也，调胃承气汤主之。

阳不阖午藏酉，阳气往来浮半里半表环转一周，又至午中阳阖之时，不得阴液和缓其阳阖午，曰“伤寒十三日不解”。过，失也。经，常也。谵语者，多言也；以，为也。阳阖失常，多言者，为有阳无阴也，曰“过经谵语者，以有热也”。当，主也；以，用也；汤，小柴胡汤加芒硝也；下，降也；之，往也。主用小柴胡汤运气益液，加芒硝咸寒，降在上阳气，阖午回还

① 洗：原无，据手抄本补。

② 炙：原无，据手抄本补。

阳气半里下往，曰“当以汤下之”。小，半里也；便，顺利也，即也；大，半表也；硬，坚也。如阳气顺利半里，即利半表；半表阳气不能顺利半里阖午藏酉，半里半表下阴气当坚，曰“若小便利者，大便当硬”。而，能也。能拨转阳气阖午藏酉，使脉调和者，主意用员转药拨转阳气下往，非其法阴阳气液不治子午，曰“而反下利，脉调和者，知医以丸药下之，非其治也”。自，从也；下，半表下也；微，幽微处也；厥，短也。阳不阖午藏酉，阴液从半表下下利者，脉中幽微处阳气当短，［批］脉中幽微处阳短，四逆汤法也。曰“若自下利者，脉当微厥”。今，是时也，是时阳气反其和，此为阳气不阖午藏酉，以调胃承气汤调和半表上阳气，内实半里下，由子上承半表为主也，曰“今反和者，为内实也，调胃承气汤主之”。

太阳病不解，热结膀胱，其人如狂，血自下，下者愈。其外不解者，尚未可攻，当先解外，外解已，但见少腹急结者，乃可攻之，宜桃核承气汤方。

解，缓也；热，阳气也；结，里结也；膀，四旁也；胱，光明也。太阳开病，阳气不有阴缓，阳气里结四旁作热。阳得阴则明，阳失阴缓，四旁失其光明，不能审得失之地，其人行志若狂，曰“太阳病不解，热结膀胱，其人如狂”。自，从也；下，半表下也。血为阴，阴得阳则运，阳气里结四旁，阴土络中之血失阳内运，其血能从半表下下者，则阴土之液合，一阳阳气从子上承，光明四表，曰“血自下，下者愈”。外，内之对也，表也；解，缓也，少腹，属半里下也。急结者，血结不舒也；之，指阴土络中血也。其内之瘀血不下，表阳无阴缓之，尚未可攻，当先缓其表阳。表阳得阴缓，但见半里下血结不舒者，乃可攻之。攻阴土络中瘀血，适桃核承气汤之理，逐少腹血结，使阴液和阳气从子上承。曰“其外不解者，尚未可攻，当先解外，外解已，但见少腹急结者，乃可攻之。宜桃核承气汤方”。凡果之生机，根于核也。桃，具十二个月而胎成核实。五，土数也，用五十枚者，象五行之精气交运中土，不失一也。阴土络中血结之疾，非根核生气不能流通，故取桃核之生气散血之结，逐旧不伤新也。[批] 桃具十二个月胎成核实，此乡人家多桃园，言桃熟采之后见枝节之处生蕊，至深秋初冬时，满园远看即见满园红气，所以桃具十二个月而核实胎成云云。愚解本草时珍曰“唯山中毛桃”，即《尔雅》所谓榹桃者，小而多毛，核黏味恶，其仁充满，多脂，可入药，概外不足内有余也。乡人之桃树以毛桃之本，令以别桃之蕊接之，未知毛桃亦十二个月胎成核实否？姑存之再考。桂树得子水之阳气而冬荣，其枝色紫赤，气味辛温。辛，之言新也，得子水之阳化而日日新也。取其枝象经络之形，表里经络之阴不利，非此不能通。大黄色黄而臭香，得土之正气正色，合桃核散其血结，使木达土疏，阳气外浮，阴土气坚。取芒硝味咸，化阴土之坚。佐甘草极甘，培在中不足之土气，以生木也。上五味，五，土数也，象阳气阴液从中土生；以水七升，象阳数得阴复于七；煮取二升半，象二阴偶阳，和半表半里也；去滓，纳芒硝，更上火，微沸，下火，先食，温服五合，日三服，象①一阳阳气合五行从中土来复半表，回还表半里从子上承也。病在半里下，故在未食之前服也。

桃核承气汤方

桃仁五十个，去皮尖　桂枝二两，去皮②　大黄四两　芒硝二两

① 象：此前手抄本有作“当微利”三字。

② 去皮：原脱，据手抄本补。

甘草二两，生

上五味，以水七升，煮取二升半，去滓，纳芒硝，更上火，微沸，下火，先食温服五合，日三服，当微利。

太阳病六七日，表证仍在，脉微而沉，反不结胸，其人发狂者，以热在下焦。小腹当硬满，小便自利者，下血乃愈。所以然者，以太阳随经，瘀热在里故也，抵当汤主之。

六七日，巳午时也；证，质也；仍，因也；微，无也；沉，里也。巳午时，阴阳气液表著①于外，有形可质。太阳病，阳气外浮无阴液和阳气，表著质于巳午，因在半里下脉中无水气左行，曰“太阳病六七日，表证仍在，脉微而沉”。结，里结也；胸，半里上也；狂，阳失阴和，神志昏乱不明也；热，阳气也；在，居也。无半里下脉中水气左行，则无半表上金气右行，水不左行，金不右行。阳气里结半表上，不从半里上下降，其胸当结，反不结胸，其人发狂者，以阳居半表上无阴和之，神志昏乱不明而发狂，曰“反不结胸，其人发狂者，以热在下焦”，属半里下也。小腹，半里下部署也；硬，坚也。阳居半表上，半里下阴失阳温，阴失阳运，其阴当坚结而满，半里阴液顺利于下为尿。其硬满非阴液内结可知，定是阴络中之血为瘀而硬满也。下阴土络中血瘀，半表上阳气乃前进半里，曰“下焦小腹当硬满，小便自利者，下血乃愈”。随，从也；抵，当也；当，任也。以太阳阳气从经道瘀半表上作热，阴土络中之血，居半里下硬满。如血瘀阴土络中，其阳不回还于巳，内阖于午，非抵当不能胜其任也，曰“所以然者，以太阳随经瘀热在里故也，抵当汤主之”。水蛭，一名蚂蝗，处处河池中有之；虻虫，暑日

① 表著：表现。

啮牛马之虫。二虫蠕动，皆吮血之阴物，合之能运阴土络中积血。大黄色黄臭香，得土之正气正色，合桃仁能运阴土络中血结，小腹至阴处之积血得运之而下行，阴阳气液自和表里。上四味，以水五升，象阴阳气液从中土生，分运八方也；煮取三升，温服一升，象阳数得阴阖午，阴数得阳开子。瘀血不下，再服之。

抵当汤方

水蛭三十个，熬　虻虫三十个，熬，去足翅　桃仁三十个，去皮尖，炒　大黄三两，酒浸

上四味，剉如麻豆，以水五升，煮取三升，去滓，温服一升，不下再服。

太阳病身黄，脉沉结，少腹硬，小便不利者，为无血也。小便自利，其人如狂者，血证谛也，抵当汤主之。

身，伸也，舒也；黄，土色也。太阳开病，阳气外浮，阴土之液不和阳气伸舒半表上，土失水荣，黄色外现，曰“太阳病身黄”。沉，里也；少腹，半里下也。阳开气浮，阴土络中阴失阳运，半里下阴液坚结，曰“脉沉结，少腹硬”。半里阴液不顺利于下为尿，是硬为无血，有水内结也，曰“小便不利者，为无血也”。半里阴液自利于下为尿。其人如狂者是硬，为有血无水内结也。谛，详审也。半里下水结，血瘀二证，必须详明半里阴液为尿不为尿，曰“小便自利，其人如狂者，血证谛也，抵挡汤主之”。

伤寒有热，少腹满，应小便不利。今反利者，为有血也，当下之，不可余药，宜抵当丸。

有，质也；热，阳气也；之，指半里下阴络中血也；余药，他药也。伤寒质阳气不藏于酉，半里下阴失阳运而满，其水应

不利下为尿。今反利为尿者，此满非阴液内结，为有血也。当下之，不可他药，宜抵当丸员转半里下阴络中血瘀也。曰“伤寒有热，少腹满，应小便不利，今反利者，为有血也，当下之，不可余药，宜抵当丸”。上四味，捣分四丸，象阴阳血气圆转八方也。以水一升煮取一丸，取七合服之，象二阴偶一阳从子左开阖与午也。晬时①，周十二时也。服一丸，环转一周至半里下，当运其瘀。如少腹满，阳气不藏半里下者，再服。

抵当丸方

虻虫去足翅，熬　水蛭熬，各十二个　桃仁二十五个　大黄三两

上四味，捣分四丸，以水一升，煮一丸，取七合服之，晬时当下血。若不下之，更服。

太阳病少腹硬满，其人发狂，乃瘀血坚结藏里，液不左行，阳不右阖，四肢九窍血脉相传、壅塞不通，为外皮肤所中也，故主抵挡汤。汤，汤荡也；取速荡其瘀，使血液和阳气明半表上阖午，否则血气逆脏即死。伤寒病少腹满，其人不狂，乃阳气浮半里上，半里下血瘀不运，非瘀血坚结于里，阴液不和，阳气明半表上，阳不阖午，神志昏乱发狂可比也，故主抵当丸。丸，员转也。取丸药员转下行运其血瘀，使阳气内藏，温通半里回还半表，此二病用汤丸之不同也。

① 晬（zuì 最）时：即一周时。指一天的某一时辰至次日的同一时辰，约 24 小时。

戊

伤寒杂病论太阳篇指归卷之一

伤寒八九日，下之，胸满烦惊，小便不利，谵语，一身尽重，不可转侧者，柴胡加龙骨牡蛎汤主之。

八九日，未申时也；下，半里下也；之，往也。阳浮半里上不内藏半里下，前往，胸之阴失其阳运而满，心之阳失其阴清而烦惊，曰“伤寒八九日，下之，胸满烦惊”。阴得阳则利，阳浮半里上，半里下之阴不利半表，曰“小便不利”。阳得阴则固，阳浮半里上，无阴固之，曰“谵语”。阴得阳则轻，阳浮半里上，肌体之阴重而不轻，左右枢机不灵，曰“一身尽重，不可转侧者，柴胡加龙骨牡蛎汤主之”。柴胡苦平、味薄，能运气固阳；桂枝辛温，能温表里经道之阴；生姜辛温，化气横行，能通表里络道之阴；半夏辛平，能降半里上水逆气结；茯苓甘平，能通阴土之阴；龙骨味涩，牡蛎味咸，合之能敛浮外之阳；阴得阳则生，阳不藏酉，阴土之液不足，以人参、大枣多汁，益土之液；阳不藏酉，阴液随阳气浮半里上不降，易成痰涎，以铅丹重镇，下在上之痰涎；大黄苦寒，切如棋子，煮一二沸，取其气以固浮外之阳，不取其味下趋肠中。上十一味，象天生地成来复之数也；以水八升，象阴数得阳正于八；煮取四升，纳大黄，更煮一二沸，象阴数得阳变于六；温服一升，象阳数得阴从子左开也。

柴胡加龙骨牡蛎汤方

半夏二合，洗　大枣六枚，擘　柴胡四两　生姜一两半　人参一两半　龙骨一两半　桂枝一两半　茯苓一两半　大黄二两　牡蛎一两半　铅丹一两半

上十一味，以水八升，煮取四升，纳大黄，切如棋子，更

煮一二沸，去滓，温服一升。

伤寒腹满，谵语，寸口脉浮而紧，此肝乘脾也，名曰纵①，刺期门。

寸口，半里上也；浮，阳浮也；紧，不舒也；肝，木气也；乘，胜也；脾，土也；纵，南北也；刺，责也；期，复其时也；门，主开转也。阳浮半里上不藏于酉，中土失温而气滞，腹应之满；阳浮半里上不藏于酉，心阳失清，语应之谵。阳不能由南而北，阳气阴精并浮于上。木气自胜于外，不回还于内，而土实不虚，此为肝乘脾也，名曰纵。半里上阳气不内藏于酉，半里下阴液不从子左舒，其治法当责其阳枢不阖，使阳气期复其时，阖午藏酉。曰"伤寒腹满谵语，寸口脉浮而紧，此肝乘脾也，名曰纵，刺期门"。

伤寒发热，啬啬恶寒，大渴欲饮水，其腹必满，自汗出，小便利，其病欲解。此肝乘肺也，名曰横②，刺期门。

阳不藏酉浮半里上，曰"伤寒发热"。阳气浮半里上吝啬闭藏，半里下③阴失阳温，曰"啬啬恶寒"。阳浮半里上不藏于酉，半里下阴液不能上润胃土之燥，曰"大渴欲饮水"。阳浮半里上不来复腹中，阴失阳运，曰"其腹必满"。自，从也；出，进也。如阳气从半里上内藏于酉，阴土之液前进半表为汗，半里阴利④，曰"自汗出，小便利，其病欲解"。肝，木气也。肺，金气也；木气盛外，金气固内，阴阳气液转运东西，期复其时，此肝乘肺也，名曰横，刺期门。

---

① 纵：五行顺次相克。

② 横：五行逆次反克。

③ 下：此后手抄本有"肌表之"三字。

④ 利：此后手抄本有"得阴外和"四字。

太阳病，二日反躁，反熨①其背而大汗出，火热入胃，胃中水竭，躁烦必发谵语，十余日振栗自下利者，此为欲解也。故其汗从腰以下不得汗，欲小便不得，反呕，欲失溲，足下恶风，大便硬，小便当数，而反不数，及多，大便已，头卓然而痛，其人足心必热，谷气下流故也。

二日，丑时也；反，回还也；躁，躁疾也。太阳从子左开气浮，丑土之水未得阳气蒸化，回还上布，阳气躁疾，直上半表，覆热背部。背部阴液得阳气蒸泄，而大汗外出毛窍，曰“太阳病，二日反躁，反熨其背而大汗出”。入，逆也；胃，指半表上阳土也。火热之气逆阳土中，阳土液竭，其气趮②疾而烦，阳无阴和必发谵语，曰“火热入胃，胃中水竭，躁烦必发谵语”。十余日，酉戌时也；振栗，鼓动战栗也；下，半表下也；解，开也。酉戌时，阳气内藏，从子左开丑土，未能上布之水拒格阳气鼓动其水战栗，从半表下下利，曰“十余日振栗自下利者，此为欲解也”。汗，指丑土之水也；腰以下，属半表下也；溲，尿也。其故是阳开气浮，丑土之水未能得阳气蒸化，回还上布半里下；戌土之水从左舒，不得其水无所区别反逆半里上，从口呕吐，下欲遗尿，曰“故其汗从腰以下不得汗，欲小便不得，反呕，欲失溲”。足下，属半里半表下也。水气拒格半里半表下，两足失阳温，曰“足下恶风”。大，半表也；硬，坚也。阳气顺利直伸半表上，丑土之水未能得阳气蒸化③回还上布，其水坚结半表下，曰“大便硬”。小，半里也；数，烦数也；及，兼也；多，胜也；半里水气不能左舒半表，当烦数半

---

① 熨：内科外治法之一。用药末或药物粗粒炒热布包外熨的方法。

② 趮：同“躁”。

③ 化：手抄本作“运”。

里下为尿；而反不烦数为尿，兼胜半里半表下，此属水气不行，曰“小便当数，而反不数，及多”。大，半表也；已，退也；卓，高也。半表阳气顺利退藏半里下，头部高处之阴尚失阳气温通而痛，曰“大便已，头卓然而痛”。足心，属半里半表下之中也；[批]由脐循两胫至足心，属半里下，足心循足跟至腰，属半表下。热，暖也；谷气，生气也；流；通也。阳气退藏半里下，两足心必暖，生阳之气下通半表，曰“其人足心必热，谷气下流故也”。

太阳病中风，以火劫发汗，邪风被火热，血气流溢，失其常度。两阳相熏灼，其身发黄。阳盛则欲衄，阴虚则小便难。阴阳俱虚竭，身体则枯燥，但头汗出，剂[①]颈而还，腹满微喘，口干咽烂，或不大便，久则谵语，甚者至哕，手足躁扰，捻衣摸床，小便利者，其人可治。

太阳开病，一阳阳气浮半表下，曰“太阳病中风”。以，因也；火，阳气也；劫，夺也；发，起也；汗，阴土液也。因阳浮半表化热劫夺，阴土之液外起半表为汗，曰“以火劫发汗”。邪，偏也；风，阳气也；被，覆也，表也。偏于阳浮，无阴缓之，覆热半表上，致血气流行盈溢，失其常度，曰“邪风被火热，血气流溢，失其常度”。两，二也[②]；灼，炙也；黄，土色也。二阳阳气交相熏炙[③]半表上，土之阴液不荣肌表，黄色外现，曰“两阳相熏灼，其身发黄”。阳盛半表上，半表络中之血亦随阳气盛半表上，不回还半里络中，血逆循鼻窍外出，曰“阳盛则欲衄”。阴虚，阴中阳虚也；小，半里也；难，患也。

---

① 剂：即“齐”。

② 两，二也：手抄本作“两阳，阳明也”。

③ 炙：原脱，据手抄本补。

阳盛半表上，半里下阴中阳虚。阴液不顺利半表，患于半里，曰“阴虚则小便难”。半里下阴中阳虚，半表下阳中阴虚，表里阴阳气液俱虚竭，身体不润则枯燥无汗，曰“阴阳俱虚竭，身体则枯燥”。火热之气盛半表上，阴液亦随之盛半表上不回还半里，曰“但头汗出，剂颈而还”。阳盛半表上，不来复半里下，阴土气滞不左舒，曰“腹满微喘”。口与咽俱主脾土阴液上润，脾土阴液不左行上润口咽，曰“口干咽烂”。大，半表也；脾土阴液不左行，半表上阳气不右行，曰“或不大便”。谵语，多言也。脾土阴液不左行，其阳气日盛半表上，阳无阴和则多言，曰“久则谵语”。哕，呃逆也。脾土阴液不左行之至，甚者阳气逆半里上致呃，曰“甚者致哕”。手足，四肢也，四肢内应脾土，脾土阴液不能灌溉肢末，则手足躁扰无宁，躁扰之象，阳求阴和，故著其衣而捻衣，著其床而摸床，形证属阴阳气液不能交互表里，欲脱之危候外现，曰“手足躁扰，捻衣摸床”。小，半里也。半里阴液能顺利半表，能利下为尿，其人之阴阳可治子午，曰“小便利者，其人可治”。

伤寒脉浮，医以火迫劫之，亡阳，必惊狂，起卧不安者，桂枝去芍药加蜀漆牡蛎龙骨救逆汤主之。

浮，阳浮也；医，意也；阳能左右，曰“以”；迫，急也；劫，夺也；之，指半里下也；亡，作无。阳不藏酉浮半里上，无阴内固谓之火，火急夺半里上，不以于右从子而左。半里下无阳意会，半里下无阳开于子明于卯，神志昏乱不明，必惊狂起卧不安，曰“伤寒脉浮，医以火迫劫之，亡阳必惊狂，起卧不安者，桂枝去芍药加蜀漆牡蛎龙骨救逆汤主之”。救逆者，救护逆半里上阳气，来复半里下也；去芍药疏泄下行；取桂枝辛温，温表里经道之阴；生姜辛温，化气横行，温左右络道之阴；

大枣甘平多汁，以十二枚，象地支十二数，资助土液，合辛温气味环转周身也；阳逆半里上，土味不足半里半表下，以甘草极甘，培在下土味①；阳逆半里上，阴液亦逆半里上，易成痰涎，加蜀漆辛平气味，逐其②痰涎；牡蛎、龙骨气味咸涩，能敛逆上阳气阴精，内固半里下从子左开。上为末。末，散也。以水一斗二升，散行水气，环转周身也；减二升，象天生地成之足数也；取三升，温服一升，象③数得阴藏酉，阴数得阳开子也。

桂枝去芍药加蜀漆牡蛎龙骨救逆汤方

桂枝三两，去皮　甘草二两，炙　生姜三两，切　牡蛎五两　龙骨四两　大枣十二枚，擘　蜀漆四两，洗去腥

上为末，以水一斗二升，先煮蜀漆减二升，纳诸药，煮取三升，去滓，温服一升。原本为末，水煮必有其故，何故也？逆上之阳不以于右，从子而左。先煮蜀漆，使气浓直行经道，逐其痰涎。取龙骨、牡蛎之末，敛涩之性，救固逆上之阳。此为末，水煮之故也。

此条亡阳，亡作无读；勿，作阳气亡出讲。汪苓友④疑亡阳证恐不能胜蜀漆之暴悍。柯韵伯⑤疑当时虽有蜀漆，非常山苗也。陈修园⑥每以茯苓代之。热甚者以白薇代之。愚按蜀漆即常山苗，今名甜茶，治疟疾颇效，服之或吐痰涎而愈，或不

① 味：手抄本作“气”。
② 其：手抄本作“在上”。
③ 象：手抄本作“阳”。
④ 汪苓友：清代医家，名琥，撰《伤寒论辨证广注》等。
⑤ 柯韵伯：柯琴之字。清代医家，撰《伤寒来苏集》等。
⑥ 陈修园：陈念祖之字。清代医家，号慎修，撰《陈修园医书十六种》。

吐痰涎亦愈。所吐并无所苦，想此气味辛平，能逐半里上经道痰涎。夫阳气逆半里上，阴液亦随阳气逆半里上易成痰涎。若以茯苓白蔹代之，恐经道痰涎不除，逆上阳气不复。圣人治方疗病，合乎天地阴阳自然之理，万不能以他药代之。

形作伤寒，其脉不弦紧而弱，弱者必渴，被火者，必谵语，弱者发热脉浮，解之当汗出愈。

形，有形象之异也；作，始也；其，指半里半表下也；弦，数也；紧，急也；弱，柔弱也，不强也。形象，始阳气不藏于酉，半里半表下脉道之阴失阳气温柔，当有数急之异，其脉不数急而柔弱，非阳不内藏于酉，乃半里半表下阴阳气液不强。曰“形作伤寒，其脉不弦紧而弱”。渴，欲饮水也。半里下阴液不强，不足以上润半表上胃土之燥，曰“弱者必渴”。被，覆也；火，阳气也。阳气覆半表上无阴和之，必多言，曰“被火者，必谵语”。热，阳气也；浮，阳浮也；解，缓也；之，指半里下阴也；当，主也；汗，土之液也；出，生也。愈，进也。阴液不强半里下，脉道之阳浮半表上发热，缓半表上脉道阳浮，主益阳土阴液。阳土阴液生，浮半表上阳气自进午藏酉，曰“弱者发热脉浮，解之当汗出愈”。

太阳病，以火熏之，不得汗，其人必躁，到经不解，必清血①，名为火邪。

阳无阴缓，谓之火。太阳开病，一阳阳气以于左，如火熏之，是阳气未得土之阴液和缓以于左，阳无阴缓，其气必躁，曰“太阳病，以火熏之，不得汗，其人必躁”。到，至也；经，南北也；解，缓也；名，明也；邪，偏也。太阳阳气至南，未

---

① 清血：即便血。

得阴液和缓至北。阴土络中之血失其阳温而寒，阳土络中之血失其阴清而热，此明阳气偏盛半表上，寒气偏盛半里下，曰“到经不解，必清血，名为火邪”。

脉浮热甚，反灸之，此为实。实以虚治，因火而动，必咽燥唾血。

浮，阳浮也；热，阳气也；反，覆也；灸，灼也。阳浮半表上热甚，覆灼之如火，此为阳实半表上，曰“脉浮热甚，反灸之，此为实”。阳实半表上，不以于右而虚半里下，阴阳气液不治子午，曰“实以虚治”。阴阳气液不治子午，因火无水济，而动半表上；半里下阴土之液不上润半表上胃土之燥，阳络之血随阳逆半表上不还半里下，从咽唾出，曰“因火而动，必咽燥唾血”。

微数之脉，慎不可灸，因火为邪，则为烦逆。追虚逐实，血散脉中，火气虽微，内攻有力，焦骨伤筋，血难复也。

微，幽微处也；数，阳气也；之，往也；脉，指半里脉中也；慎，禁戒词；灸，热药也。半里下幽微处阴液不足以缓半表上阳气往半里，脉中禁戒，不可热药疗之，曰“微数之脉，慎不可灸”。邪，偏也；烦，从火；逆，不顺也。阳无阴和谓之火，火偏半表上不顺利半里下，曰“因火为邪，则为烦逆”。追，救也；血，阴也；散，布也。救半里下阴虚，逐半表①上阳实，回还半里。半里下阴得阳助，阴液自布半表上脉中。曰“追虚逐实，血散脉中”。火，阳气也；虽，设词也；攻，坚也。病甚曰力，半里下阳气设微，阴土之液内坚其阳，偏半表上更

---

① 表：手抄本作“里”。

甚，曰“火气虽微，内攻有力”。焦，不润也①。骨，从水，骨得阴则滑利而润；筋，从力，筋得阳则劲健而强。阳偏半表上不顺利半里下，阴无阳温②，阳无阴固，则骨不润而筋不强，曰“焦骨伤筋，血难复也”。

脉浮，宜以汗解，用火灸之，邪无从出。因火而盛，病从腰以下必重而痹，名火逆也。欲自解者，必当先烦，乃有汗而解。何以知之？脉浮，知汗出解也。

浮，阳浮也；汗，阴土液也；解，缓也。阳浮半表上，宜阴土之液以于左，缓半表上阳浮，曰“脉浮，宜以汗解”。用，使也。阳无阴缓谓之火。灸，灼也；之，指半表上也；阳无阴缓，使火灼半表上，曰“用火灸之”。邪，偏也；出，进也。阳气偏胜半表上，不从午前进半里，因无阴缓而盛，曰“邪无从出，因火而盛”。腰以下属半表下。重，不轻也；痹，不通也；逆，不顺也。阳气偏盛半表上，不顺利半里下，半表下之阴失阳气蒸运，重而不轻，不通而痹，曰“病从腰以下，必重而痹，名火逆也”。凡火逆半表上，欲从半里下阴液上缓其阳者，必当先烦热，乃得阴土之液和阳气交蒸巳午，曰“欲自解者，必当先烦，乃有汗而解”。何以知之有汗而解？验其脉浮烦热，故知其得半里下阴液，欲和阳气交蒸巳午为汗，缓阳气顺利半里，曰“何以知之？脉浮，故知汗出解也”。

火逆下之，因烧针烦躁者，桂枝甘草龙骨牡蛎汤主之。

阳无阴缓，谓之火；逆，不顺也；下之，指半里下阴液也；因，犹依也；针，机缄也。火逆半表上，是半里下阴液不相依

① 焦，不润也：手抄本作“焦，阳也；血，阴也”。

② 阴无阳温：手抄本作“里阴无阳生表”。

也。机缄中阳气逆半表上，失半表下阴液缓之而烦，阴居半里下，失阳气温之而躁，曰“火逆下之，因烧针烦躁者，桂枝甘草龙骨牡蛎汤主之”。主桂枝温表里经道之阴，桂枝少，甘草多，取味胜于气，易于下行；龙骨、牡蛎气味咸涩，敛逆上阳气，内固半里。阳气内固，阳秘阴平而烦躁自解。上为末。末者，散也。阳气散外不聚于中，以咸涩气味聚之。以水五升。五，土数也，象阴阳气液包藏土中。煮取二升半，象二阴偶阳还半里也。温服八合，象阴数得阳正于八也。日三服，象三阳来服半里回还半表也。

桂枝甘草龙骨牡蛎汤方

桂枝一两，去皮[①]　甘草二两　龙骨二两　牡蛎二两

上为末，以水五升，煮取两升半，温服八合，日三服。

太阳伤寒者，加温针必惊也。

加，重也；温，阳气也；针，机缄也；惊，骇也。太阳由子左开，气浮至半表上，不阖与午至半里上；不藏于酉，阳重半表半里上；缄中之阳，无阴固之，其神志必骇，曰“太阳伤寒者，加温针必惊也”。

太阳病，当恶寒发热，今自汗出，不恶寒发热，关上脉细数者，以医吐之过也。一二日吐之者，腹中饥，口不能食；三四日吐之者，不喜糜粥，欲食冷食，朝食暮吐。以医吐之所致也，此为小逆。[批]《周礼天官酒正》辨四饮之物，一曰清，二曰医，三曰浆，四曰酏。清谓醴之泲医，醴浊酿，酏为之则少清矣。浆酢，浆也；酏，米酒也，甜也。医，音倚，饮也。酢，本醋字。

---

① 去皮：原脱，据手抄本补。

太阳开病，一阳阳气浮半表下，半里上阴失阳温当恶寒，半表下阳失阴缓当发热，曰“太阳病，当恶寒发热”。今，是时也；关上，指半表上也；细，不足也；数，阳也；以，因也；医，酒①也。是时自汗出，不恶寒发热，此非太阳浮半表下，阴液阳气不足半表上者，因饮酒过度，酒气涌逆，吐伤之过也，曰“今自汗出，不恶寒发热，关上脉细数者，以医吐之过也”。一二日，子丑时也；腹中，指半里下也。子丑时，半里下阴阳气液初开，腹中不应饥，半表上阴阳气液先受酒气涌逆吐伤，回还半里下不足，证是时腹中饥，口不能食，曰“一二日吐之者，腹中饥口不能食”。三四日，寅卯时也。寅卯时，阳开气明，半表上阴液阳气②受酒气涌逆吐伤，阴土之液不能应时上舒以和其阳，证是时不喜糜粥之温通，而贪食冷食之清降，曰“三四日吐之者，不喜糜粥，欲食冷食”。朝食暮吐出，因半表上阴液阳气，先受酒气涌逆吐伤，回还半里下不足，其阳不能蒸化饮食所致，曰“朝食暮吐，以医吐之所致也”。小，半里也；逆，不顺也。此半里之阳偶为酒气涌逆吐伤，曰“此为小逆”。

太阳病，吐之，但太阳病当恶寒。今反不恶寒，不欲近衣者，此为吐之，内烦也。

吐，出也；之，指半表下也。太阳开病，一阳出半表下而气浮，曰“太阳病，吐之”。凡太阳开病，阳浮半表下，半里上阴失阳温，当恶寒，曰“但太阳病当恶寒”。今，是时也；内，指半里也；烦，阳失和也。是时阳开气浮，反不恶寒，不欲近

① 酒：手抄本作“医，饮也”。
② 阴液阳气：手抄本作“阴阳气液”。

衣者，此为阳气吐出，无半里下阴液和阳气阖午而烦，曰“今反不恶寒，不欲近衣者，此为吐之内烦也”。

病人脉数，数为热，当消谷引食，而反吐者，此以发汗，令阳气微，膈中虚，脉乃数也。数为客热，不能消谷，以胃中虚冷故也。

热，阳气也。病人脉中阳气数外，当消谷，曰“病人脉数，数为热，当消谷”。引，进也；吐，呕也；以，因也；微，衰也；膈中，半里心脾之间也。进食而反呕者，此因阳气阴液浮半表上，令阳气阴液衰半里心脾之间，半里阴无阳化食反呕，半表阳无阴和脉乃数，曰“引食而反吐者，此以发汗，令阳气微，膈中虚，脉乃数也”。客，寄也；热，阳气也；冷，寒也。因阳气寄外衰内，不能消谷；阳气寄外衰内，脾土阴中阳少，胃土阳虚气寒，曰“数为客热，不能消谷以胃中虚冷故也”。

太阳病，小便利者，以饮水多，必心下悸；小便少者，必苦里急也。

太阳阳气病，先阴而开，半里之阴顺利于下为尿而多者，因饮水多阳气少，必心下悸。苦，患也；急，窘也。半里之阴顺利于下为尿，而少者必患里之阳气窘也。

问曰：病有结胸、脏结[①]，其状何如？答曰：按之痛，寸脉浮，关脉沉，名曰结胸也。

胸属半里上，应天气主清降。按，止也；之，往也；痛，不通也；寸脉，主半表上也；浮，阳浮也；关，主半表半里之中也，应地气主温升；沉，浊黕[②]也。病一阳，阳气先阴而开，

---

① 脏结：为脏器虚寒而结。

② 浊黕（dǎn 胆）：污垢。黕，黑。

其阳外浮半表，脾土阴液未能和阳气外出为汗，其水止而不往，留滞土中，重浊不起，不通而痛；地之水气不左行，天之金气不右行，半表阳气不回还半里，脾土之水因之坚，胸中之阴因之结。问曰：病有结胸、脏结，其状何如？答曰：按之痛，寸脉浮，关脉沉，名曰结胸也。

何谓脏结？答曰：如结胸状，饮食如故，时时下利，寸脉浮，关脉细小沉紧，名曰脏结。舌上白胎滑者，难治。脏结无阳证，不往来寒热。其人反静，舌上苔胎①者，不可攻也。

脏，藏也；藏，匿也。脏结谓阳气匿内不左舒，半里上阴失阳化，曰“如结胸状”。阳气匿内不左舒，饮食自化，曰“饮食如故”。阳气匿内不左舒，脾土阴液不得阳气蒸运外达半表，荣肌肉皮毛，其液从半表下下利，曰“时时下利”。寸，主半表；关，主半表半里之中；细小，指半表②上阳气浮而微也；沉紧，指半里下阳气匿内不左舒也。曰“寸脉浮，关脉细小沉紧，名曰脏结”。阳气匿内不左舒，半里上阴失阳化，故舌上现白胎而滑。难，患也。阳气匿内不左舒，患阴阳气液不治子午，曰“舌上白胎滑者，难治”。阳气匿内不左舒，外无阳气往而不来，寒热之证见，曰“脏结无阳证，不往来寒热，其人反静”。攻，坚也。阳气匿内不左舒，半里上阴失阳化，切不可与寒凉气味坚之，曰“舌上胎滑者，不可攻也”。

《易林》③将戍系亥，阳藏不起，君子散乱，太上危殆，殆音以。

病发于阳，而反下之，热入，因作结胸；病发于阴，而反下之，因作痞。所以成结胸者，以下之太早故也。结胸者，项

---

① 胎：同“苔”。

② 表：手抄本作“里”。

③ 易林：书名，汉代焦延寿撰。

亦强如柔痓状，下之则和，宜大陷胸丸方。

发，起也；阳，半表也；而，如也；下，降也；热，阳气也；入，逆也。病起于半表阳浮，开而未阖，如降之太早，天之金气不右行，阳逆半表上不阖于午，胸中之阴因之结，地之水气不左行，阴陷半里，脾土之水因之坚，曰“病发于阳，而反下之，热入，因作结胸”。阴，半里也。病起于半里，阳浮阖而未藏，如降之太早，阳逆半里上不藏于酉，地气不能左升，天气不能右降，地天不交，因作痞，曰“病发于阴，而反下之，因作痞，所以成结胸者，以下之太早故也”。金气不右行，阳逆半表；水气不左行，阴陷半里；半表上经道之阳失其柔润而强，曰“结胸者，项亦强如柔痓状”。下，半里下也；之，往也，和，顺也。半里下脾土阴液前往半表上，经道之阳得阴柔之，阳气则顺利半里，曰“下之则和，宜大陷胸丸方”。葶苈实成盛夏，气味甘寒滑润，能入土中通利水道之滞；杏仁苦温柔润，能滑利关节之滞；芒硝、大黄气味咸寒，能坚金水表阴，固阳气阖午；甘遂能直达脾土，破水之坚；加蜜煮丸，蜜性缓，而遂性速，使甘遂匆速下行，圆转脾土坚结之水，土中水行，阳气内固，阴阳气液和利表里。

大陷胸丸方

大黄半斤　葶苈半升，熬　芒硝半升　杏仁半升，去皮尖，熬黑

上四味，捣筛二味，纳杏仁、芒硝合研如脂，和散。取如弹丸一枚，别捣甘遂末一钱匕，白蜜二合，水二升，煮取一升。温顿服之，一宿乃下。如不下，更服取下为效。

太阳病，脉浮而动数，浮则为风，数则为热，动则为痛，数则为虚，头痛发热，微盗汗出，而反恶寒者，表未解也。医反下之，动数变迟，膈内拒痛。胃中空虚，客气动膈，短气烦

躁，心中懊侬，阳气内陷，心下因硬，则为结胸，大陷胸汤主之。若不结胸，但头汗出，余处无汗，剂颈而还，小便不利，身必发黄也。

浮，阳浮也；数，烦数也；风，阳气也；热，亦阳气也。太阳开病，一阳阳气浮半表下，不能动半里之阴从左上吐，不通而痛，曰“太阳病，脉浮而动数，浮则为风，数则为热”。动则为痛，阳气烦数半表下虚半里上，曰“数则为虚”。阳浮半表下，半里上头部之阴失阳气温通，曰“头痛”。半表下阳无阴固，曰“发热”。幽微处阴液不和阳气转运半表下，私利半里上，曰“微盗汗出”。而，如也；解，缓也。半表下阳气未得阴缓，阖午向幽昧处去藏与酉。半里上阴失阳温，曰“而反恶寒者，表未解也”。反，回还也；下，半表下也；之，往也；变，易也；迟，滞也；膈内，心脾间也；拒，格也；痛，不通也；［批］阳得阴则滑利不滞，阴得阳则通利不痛。以意会之，回还半表下阳气前往动数之，阳未能得阴交易半表，其阳迟滞脉中，其阴拒格心脾之间，不通而痛，曰“医反下之，动数变迟，膈内拒痛”。半里阴液不从子上吐，半表阳气不从午下降，如是阴阳气液不足半表上，曰“胃中空虚”。客，寄也。阳气寄半表上，不来复半里下，动于胸膈，曰“寄①气动膈”。阳得阴则气不短，阳浮半表，阴坚半里，曰“短气”。半表阳失阴固而烦，半里下阴失阳温而躁，曰“烦躁”。阳气寄半表上不阖于午，心中恨乱难言，曰“心中懊侬”。金气不左行右转，阳不内固于土，阴失阳运，内陷脾土之水因之坚胸中之阴，因之结，曰“阳气内陷，心下因硬，则为结胸，大陷胸汤主之”。主逐心脾

① 寄：据上文当作“客”。

间之水，固半表金气以阖阳。若，如也。如脾土无水气内坚，半里阴液不和阳气转运半表，流遍周身，只从头上出。如是半里阴液不利半表，土失水荣，其身发黄，曰“若不结胸，但头汗出，余处无汗，剂颈而还，小便不利，身必发黄也”。金气不右行，半表阳气不阖于午。阳不阖午，脾土水气不左行。主大黄六两，苦寒气味固金气以阖阳。阳得阴则刚，阴得阳则健，阳固于土，刚健之气不息，阴土之水自不陷，胸中之阴自不结。芒硝咸寒，咸能软坚，寒从其类，水气坚结心脾间，得芒硝同类相从气味，合甘遂直达水气坚结之处。甘遂专于行水攻决，生用研末，内和取其生性，达病所最速。毋使气味留连，再伤土之阴液。上三味，以水六升。三，阳数也；六，阴数也。象阳数得阴阖于午，阴数得阳变于六。先煮大黄，取三升，纳芒硝，煮一两沸，纳甘遂末，温服一升。二，阴数也；一，阳数也。象二阴偶一阳，从子左开。得快利，止后服，谓脾土所停之水，下利，即止后服。

大陷胸汤方

大黄六两　芒硝一升　甘遂一钱匕

上三味，以水六升，先煮大黄取二升，去滓，纳芒硝，煮一两沸，纳甘遂末，温服一升。得快利，止后服。

结胸证，其脉浮大者，不可下，下之则死。

浮则为风，大则为虚。下，降也。结胸证于阳气浮外，阴液虚内，切不可降。降之，则中土阴液下陷，阳无所依，阳气上脱。曰“结胸证，其脉浮大者，不可下，下之则死”。

结胸证悉具，烦躁者，亦死。

证，质也；悉，详尽也。结胸质阳浮半表，无阴合之而烦；水坚半里，无阳温之而躁，详尽结胸其烦躁之理。水气不左行，阴无阳运；金气不右行，阳无阴固。如烦躁之至甚者，无阴阳气液交易中土，开阖表里则死。曰“结胸证悉具，烦躁者，亦死”。

伤寒六七日，结胸热实，脉沉而紧，心下痛，按之石硬者，大陷胸汤主之。

六七日，巳午时也。阳不藏酉，阳气往来表里皆浮。至次日巳午时，金气不右行，阳不内阖半里，脾土之水因之坚，胸中之阴因之结，曰“伤寒六七日，结胸”。热，阳气也；金气不右行，则阳盛半表上，曰“热实”。沉，浊黕也；紧，不舒也；心下，半里下脾土也。金气不右行，阳盛半表上，水气重浊半里下，不能从子上舒，不通而痛，痛处按之如石硬，曰“脉沉而紧，心下痛，按之石硬者，大陷胸汤主之”。

太阳病，重发汗而复下之，不大便五六日，舌上燥而渴，日晡所小有潮热，从心下至少腹硬满而痛，不可近者，大陷胸汤主之。

重，尊也；发，起也；汗，阴土液也；复，反复也；下之，指半里下阴液也；大，半表也；便，顺利也；五六日，辰巳时也。太阳开病，一阳阳气外浮，当尊起阴土之液外和其阳，而阴液反覆半里下，不和阳气顺利半表上。至辰巳时，无阴液上济，舌上燥而渴，曰“太阳病，重发汗而复下之，不大便五六日，舌上燥而渴”。日晡，申时也；所，处也；小，半里也；有，质也。日申时，处阳至半里上，质无阴气固阳藏酉，其发热如江海潮来，不失信也，曰“日晡所小有潮热”。阳不藏酉，脾土阴液不流通，其液坚结，自心下至少腹硬满不通而痛，其痛处手不可近，曰“从心下至少腹硬满而痛，不可近者，大陷胸汤主之”。主逐半里坚结之水，固阳气内藏酉也。

小结胸，病正在心下，按之则痛，脉浮滑者，小陷胸汤主之。

小，半里也；在，居也；心下，脾土也；按，止也；之，往也。病阳气正居半里上，不来复半里下，脾土之阴止而不往，不通则痛，曰“小结胸，病正在心下，按之则痛”。浮，阳浮也。脉中阳浮，滑利半里上，不滑利半里下，曰“脉浮滑者，小陷胸汤主之”。主黄连苦寒，坚半里上土气；半夏辛平，解半里上气结；栝蒌实甘寒滑润，复半里上天气清降其阳；脾土之阴得阳气转运滑利于里则不痛。上三味，象三阳阳数得阴阖于右也。以水六升，象阴数得阳变于六也。先煮栝蒌实，［批］先煮栝蒌实取气浓，先固天气。取三升，纳诸药，煮取二升，去滓分温三服，象二阴偶阳，藏酉开子也。

小陷胸汤方

黄连一两　半夏半升，洗　栝蒌实大者一个

上三味，以水六升，先煮栝楼实，取三升，去滓；纳诸药，煮取二升，去滓，分温三服。

太阳病二三日，不能卧，但欲起，心下必结，脉微弱者，此本有寒分也。反下之，若利止，必作结胸。未止者，四日复下之，此作协热利也。

二三日，丑寅时也。太阳病，阳气先阴而开浮半表下。阳主动，阴主静，阳得阴则静，阳失阴和，其阳不静而动半表下，至丑寅时不能卧，但欲起，曰“太阳病二三日，不能卧，但欲起”。心下，脾土也；弱，不强也；有，得也。阳气先阴而开，脾土阴失阳温，其阴必结半里①下。阳失阴强，其脉不浮而微

① 里：手抄本作“表”。

弱。此本得脾土气寒，阴液不和阳气分运，强于半表也。曰“心下必结，脉微弱者，此本有寒分也”。反，回还也；止，留也。回还半里下阴液前往半表，其液若利于里，不利于表，水不左行必留脾土，曰“反下之，若利止，必作结胸”。未止者，谓阴液未留脾土也。四日，卯时也；复，来复也；下之，指半里下阴液也；作，兴起也；协，合也；热，阳气也。阴液未留脾土，卯时阳开气明来复半里下，阴液合阳气兴起，利于半表，则不作结胸，曰“未止者，四日复下之，此作协热利也”。

太阳病，外证未除，而数下之，遂协热而利。利下不止，心下痞硬，表里不解者，桂枝人参汤主之。

外，表也；证，明也；除，易也。太阳病，阳气先阴而开，表明脾土阴液未能交易丑土，曰“太阳病，外证未除”。而，如也；数，烦数也；下之，指半里下阴液也；协，合也；热，阳气也。阳气先阴而开，如阳气烦数半表下，脾土阴液遂合阳气外扬而利半表上，内阖半里，曰“而数下之，遂协热而利”。下，半表下也；心下，脾土也；痞，气膈不通也。脾土阴液不合阳气外扬半表上，其液利半表下不止者，阳失阴缓，不阖于午。半里下脾土阴失阳化，气膈不通，痞而硬，曰“利下不止，心下痞硬”。解，缓也，开也。其液利半表下，浮外阳气不得阴缓还于半里，半里阴气不得阳开还于半表，曰“表里不解者，桂枝人参汤主之”。桂枝辛温，温表里经道之阴；干姜辛温，温半里下脾土之阴；以甘草极甘，和土之味；以参术多汁，助土之液，缓半表阳气内阖半里。上五味，象土之中数也；以水九升，象阳数得阴变于九也；煮四味，取五升，象阴阳气液分别四方，藏于土也；纳桂，更煮取三升，温服一升，象三阳阳数来复半里，一阳开于子也；日再服，夜一服。再，一举而二也，象一阳举，二阴偶之和表里也。

桂枝人参汤方

桂枝四两　甘草四两，炙　白术三两　人参三两　干姜三两

上五味，以水九升，先煮四味，取五升，纳桂，更煮取三升，温服一升，日再服，夜一服。

太阳病下之，其脉促，不结胸者，此为欲解也；脉浮者，必结胸也；脉紧者，必咽痛；脉弦者，必两胁拘急；脉细数者，头痛未止；脉沉紧者，必欲呕；脉沉滑者，协热利；脉浮滑者，必下血。

下之，指半里下阴液也；促，数也。太阳开病，半里下阴液不和阳开，阳浮半表下无阴缓之，其脉数，曰“太阳病下之，其脉促”。此，彼之对；欲，之为言续也；解，缓也；阳数半表下，彼阴土之液不结心下，继续半表缓其阳浮，曰“不结胸者，此为欲解也”。浮，阳浮也；必，定辞也。阳浮半表下，彼阴土之液不继续去缓其阳，其液定结心下，曰“脉浮者，必结胸也”。紧，不舒也。咽属胃，因地气以温通。阳浮半表下，半里脾土阴液不得阳气左舒，温通至咽，曰“脉紧者，必咽痛”。弦，数也；两胁，少阳部署也；拘急，不舒也。阳得阴和，其气舒展，阳浮半表下失阴和之，少阳枢滞，曰“脉弦者，必两胁拘急”。细，指半里上阳气不足；数，指半表下阳失阴和；未，不也；止，足也。阳浮半表下，不足半里上，头部之阴失其阳通则痛，曰“脉细数者，头痛未止”。沉，里也。阳浮半表下，半里阴液不左舒，水气无所区别，从半里上口窍逆出，曰“脉沉紧者，必欲呕”。滑，水气也；协，合也；热，阳气也。半里水气合阳气滑利半表，内阖①半里，曰“脉沉滑者，协热

---

① 阖：手抄本作“利”。

利”。其阳合水气滑利半表而上利，不滑利半里而下利脾土络中之血，失其阳运，必从半表下下出，曰“脉浮滑者，必下血”。

病在阳，应以汗解之，反以冷水潠[①]之。若灌之，其热被却不得去，弥更益烦，肉上粟起，意欲饮水反不渴者，服文蛤散。若不差者，与五苓散。寒[②]实结胸，无热证者，与三物小陷胸汤，［批］“三物”二字恐指三物白散言，非指小陷胸汤三味也。白散亦可服。

在，居也；阳，半表也；应，当也；解，缓也；之，指半表下阳也；潠，含水潄口也；灌，同盥澡手也；热，阳气也；被，表也；却，退也；去，收藏也。病一阳阳气浮居半表，当以阴土之液以于左而缓其阳，阳气浮居半表，反以冷水潄其口，或以冷水澡其手，半里土上气寒，其阳浮居半表，退而不得收藏，曰“病在阳，应以汗解之，反以冷水潠之。若灌之，其热被却不得去”。阳气浮居半表，不得流遍半里土上散其水气，更加其烦，曰“弥更益烦”。肉属土，水居土上，不能外达毛窍，水气不行，曰“肉上粟起”。半里下阴液不得阳气蒸运半表，上润于口，曰“意欲饮水”。半里土上水气不行，曰“反不渴者”。潠灌之水气居半里土上，非发汗可解。文蛤壳类外有旋纹，象肉中纹理，气味咸平，主金水表气，研散，沸汤和服，能收半里土上水气，象乾土收水之法也。半里土上水除，阳气来复，曰“服文蛤散”。差，不齐也。若阴阳气液不齐子午者，其治法布中土阴液，从左上舒，半里土上水气下行，阳气来复阖午藏酉，曰“若不差者，与五苓散”。寒，水气也；证，质

---

① 潠（xùn 训）：外治法之一。喷洒，以冷水喷浴使病人降温的方法。
② 寒：原脱，据手抄本补。

也；热，阳气也。水气充实半里土上，无阳气质复半里，胸中阴气里结，曰“散寒实结胸，无热证者，与小陷胸汤”。汤中半夏散半里土上水逆，黄连、栝楼实固半表上阳气内阖半里。亦可与白散，辛热法散其水结，曰“白散亦可服”。

文蛤散

文蛤五两［批］文蛤非五棓子。

上一味，为散，以沸汤和一方寸匕服。

文蛤当煅用，恐非生用。若生研用，沸汤和服毫无气味，明者知之。

白散方

桔梗三分　川贝母三分　巴豆一分，去心皮，熬①黑，研如脂

上二味，为散，纳巴豆入于臼中杵之，以白饮和服。强人半钱币，羸者减之。病在膈上必吐；在膈下必利；不利，进热粥一杯，利不止者，进冷粥一杯；身热皮粟不解，欲引衣自覆，若以冷水潠之洗之，益令热却不得出；当汗而不汗，则烦；假令汗出已，腹中痛，与芍药三两，如上法。

身热皮粟不解者，［批］身热皮粟，谓皮上粟起如砂，即今时俗云出痧子也。谓阳浮半表，阳失阴缓而发热，半里上阴失阳温，故欲引衣自覆。若以冷水漱口澡手，益令阳浮退而不得收藏。烦，热也；当以汗解之，而不得汗，阳无阴缓则热。假令汗出已，腹中土气不疏而痛，与芍药三两，加于上法五苓散方中，布阴土水气，疏其土气，水气布，土气疏，阳来复，腹痛已。

① 熬：把药物炒干或烤干。

张锡驹[1]云：巴豆性大热，进热粥者，助其热性以行之也；进冷粥者，制其热性以止之也。

太阳与少阳并病，头项强痛，或眩冒，时如结胸，心下痞硬者，当刺大椎，［批］前人云大椎一穴在项骨第一椎上陷中，遍考“椎”字无骨节之称，想“椎”字是“推”字讹，今以“椎”易“推”，是否？明眼政之。第一间肺俞、肝俞，慎不可发汗。发汗则谵语，脉弦。五六日谵语不止，当刺期门。

与，从也；并，屏蔽也。太阳阳气从子之少阳枢开，从午之少阳枢阖。阳气从子先阴枢开浮半表下，阴液屏蔽半里，半表上经道之阴失阳气温通，强而痛，曰“太阳与少阳并病，头项强痛”。阳得阴则明，阴液屏蔽半里，不能外致半表，阴阳气乱表里，地气昏冒其明，曰“或眩冒”。半表上金气不右行，其阳不从午内阖半里上，阴失阳化，阴结胸中，曰“时如结胸”。半里下之阴又失阳化，脾土阴坚，曰“心下痞硬者”。当，主也；刺，讯决也；大，半表也；推，进之也；第，次第也。阴液屏蔽半里，阳气屏蔽半表，主讯决半表阳气进之不阖于午。表里阴阳次第一动一静，不顺乎天地间也，曰“当刺大椎第一间”。肺，金气也；俞，应也；肝，木气也。天之金气应固其阳阖午，木随金气亦应之阖午，下荣根核，人身水土金木之气，应乎天地五行，一阳阳气转运表里不息，曰“肺俞、肝俞”。慎，禁戒词；谵语，多言也；弦，数也。阳居半表上，禁戒不可发汗。如汗之，阴液不起，其辛热之性反助其阳，阳无阴缓，则多言脉数。曰“慎不可发汗，发汗则谵语，脉弦”。五六日，辰巳时也；当，主也；刺，讯决也；期，复其时也；门，主开

---

① 张锡驹：清代医家，字令韶，撰《伤寒论直解》。

阖也。辰巳时，半表上阳无阴缓，则谵语不止。主讯决阳气期复其时，内阖于午，如此当益半表上阴液，转运枢机，使开阖期复其时，曰“五六日谵语不止，当刺期门”。

太阳与少阳并病，心下硬，颈项强而眩者，当刺大椎、肺俞、肝俞，慎勿下之。

阳浮半表下，阴液屏蔽半里，脾土阴失阳温而坚，曰“太阳少阳并病，心下硬”。阳得阴则柔，阳得阴则静。太少二阳经道失阴柔之致颈项强，失阴静之致目眩，曰“颈项强而眩者”。下，降也；之，指阴液也。主讯决半表上，阳气无阴内阖，进之半里，金木之气亦应之不内阖半里，禁戒不可以苦寒气味降之。如降之，阴液从半下下利，阳无阴和，阳不阖午，曰“当刺大椎、肺俞、肝俞，慎勿下之”。

太阳少阳并病，而反下之，成结胸，心下硬，下利不止，水浆不下，其人心烦。

而，如也。太阳阳气从子之少阳先阴枢开，阴液屏蔽半里，病阳浮半表。如反以苦寒药降之，半里上阴失阳化，阴结胸中；半里下阴失阳化，脾土阴坚；半里阴无阳运，阴液下利不止。曰“太阳少阳并病，而反下之，成结胸，心下硬，下利不止”。阳浮半表，阴陷半里，升降气逆，水浆不能下咽，其人阳无阴和，阴无阳举，心烦不已，曰“水浆不下，其人心烦”。

妇人中风，发热恶寒，经水适来，得之七八日，热除，而脉迟身凉。胸胁下满，如结胸状，谵语者，此为热入血室也，当刺期门，随其实而写①之。

经，常也；水，谓人身有血，如地之有水，应阳气转运表

① 写：通“泻”。《周礼·稻人》：“以浍写水。”

里不失常也。得阳浮半表而半里经血下行失常，不和阳气转运表里，表阳失阴缓而发热，里阴失阳温而恶寒，曰“妇人中风，发热恶寒，经水适来”。得，想得也；之，至也；七八日，午未时也；热，阳气也；除，去也。阴阳相得，至午未时，阳得阴缓，内阖于午，去幽昧处藏酉，曰“得之七八日，热除”。而，如也；迟，不足也；身，伸也，舒也；满，闷也。如半表脉中阴血不足，阳失阴缓，不能伸舒阖午藏酉，半里阴失阳温而身寒，胸胁气闷，曰“而脉迟，身凉，胸胁下满，如结胸状”。谵语者，病人寐而自语也；入，逆也；血室，人之躯壳也。阳得阴则明，阳气逆于躯壳，半表上阳失阴缓，神志迷而不明，寐而自语，主讯决阳气不能期复其时，阖午藏酉，曰“谵语者，此为热入血室也，当刺期门”。随，从也；写，输也；之，指半表上阳气也。阳气有余而往，阴气①不足从之，阳气充实半表上，如输转其阳，当益半表上阴液，阳得阴和，阳气从午枢阖，曰“随其实而泻之”。

妇人伤寒发热，经水适来，昼日明了，暮则谵语，如见鬼状者，此为热入血室，无犯胃气及上二焦，必自愈。

阳不藏酉，浮半里上发热，经脉中血往来半里下行，曰“妇人伤寒，发热，经水适来”。日之出入，与夜为界。昼为阳，日主阳气外出明于卯，阳明半表，无扰乎半里，故昼日明了。暮为阴，主阳气内入藏于酉，阳得阴则固。经血行半里下，阳气逆于躯壳，半里上无阴内固，故暮则谵语，如见鬼状者，此为热入血室也。犯，侵也；胃，指半表上土气也；及，至也；二，阴也；焦，阳也；自，从也；愈，进也。阳气逆于躯壳半

① 气：手抄本作“血”。

里上，无侵半表上土气，至午时，二阴偶阳，定从半里上进半里下。治之主小柴胡汤益半表上阴液，缓阳气入夜为界，曰“无犯胃气及上二焦，必自愈”。

妇人中风，七八日续得，寒热发作有时，经水适断者，此为热入血室。其血必结，故使如疟状，发作有时，小柴胡汤主之。

七八日，午未时也。得阳气浮半表下，午未时半表之阳内阖半里，阴阳继续相得，曰“妇人中风，七八日续得”。至午未时，表里阴阳不相得，半里下阴失阳温而恶寒，半表上阳失阴缓而发热，曰“寒热，发作有时”。断，绝①也。半里经脉中，血不合一阳阳气往来表里，得阳浮半表，而半里经血下行至午未时，脉中之血绝而不续，阳失阴缓，阳气逆于躯壳半表上，曰“经水适断者，此为热入血室”。阳气逆于躯壳半表上，不阖于午，其半里脉中之血，失阳气转运必里结不舒，曰“其血必结”。半表阳失阴缓，半里阴失阳温，表里阴阳不相得，而相凌虐，故使如疟状，发作有时。主小柴胡汤，益半表上阴液，缓阳气阖午，半里阴得阳温②，半表阳得阴缓，表里阴阳相得，脉中之血续而不绝。

① 绝：手抄本作“止”。
② 温：手抄本作“运”。

己

伤寒杂病论太阳篇指归卷之一

伤寒六七日，发热微恶寒，支节疼痛，微呕，心下支结，外证未去者，柴胡桂枝汤主之。

六七日，巳午时也。阴得阳则生，阳不藏酉，阴液不生，阳气往来浮于表里，至次日巳午时，阳浮半表上无阴缓之，曰“伤寒六七日发热”。半里下幽微处之阴，无阳温之，曰“微恶寒”。支与肢通，阳浮半表上，肢节之阴失阳气温通，曰“支节疼痛”。呕，吐也；心下，脾土也；支，分也。阳不藏酉，脾部幽微处之阴，不能分运，从子左吐，阴液里结不行，曰“微呕，心下支结”。外，表也；证，验也，明也。阳浮半表上，验明未阖于午，去藏于酉者，主小柴胡汤，益半表上阴液，缓阳气阖午；桂枝汤温半里上之阴，疏泄半里上土气，半里上阴温土疏，阳气去藏于酉，以生其阴，曰“外证未去者，柴胡桂枝汤主之”。下九味，象阳数得阴变于九；以水七升，象阳数得阴复于七；煮取三升，去滓温服，象阳数得阴来复半里，阴数得阳来复半表。

柴胡桂枝汤方

柴胡四两　桂枝　黄芩　人参各一两　半夏二合，洗　芍药一两半　大枣六枚，擘　生姜一两半　甘草一两，炙

上九味，以水七升，煮取三升，去滓，温服。

伤寒五六日，已发汗而复下之，胸胁满微结，小便不利，渴而不呕，但头汗出，往来寒热，心烦者，此为未解也，柴胡桂枝干姜汤主之。

五六日，辰巳时也；已，己土也；汗，己土阴液也；复，反覆也；下，半里下也；之，往也。阳不藏酉，至次日辰巳时，

己土阴液而反覆半里下，不前往半表，震动于辰，回还于巳，交蒸于午，曰“伤寒五六日，已发汗而复下之”。微，幽微处也；结，里也。阳不阖午，半里上下失其阳运，幽微处阴气里结不行，曰“胸胁满微结，小便不利”。渴，欲饮也，至辰巳时，无己土阴液区别半表，上润胃土之燥，曰“渴而不呕”。阳不藏酉，己土阴液不能流遍周身，曰“但头汗出”。阳往于午不来于子，半里下阴失阳温，曰“恶寒”。半表上阳失阴固，曰“发热”。此，彼之对。此阳气不藏，为彼之己土不温，阴液不足以和缓半表之阳，向幽微处去藏于酉，曰“心烦者，此为未解也，柴胡桂枝干姜汤主之”。柴胡苦平气轻，达表里经枢机滞；［批］少阴从子左枢谓之表，少阳从午右枢谓之里。桂枝辛温，温表里经道之阴；栝蒌根苦甘，起脉中阴津，上和半表之阳；黄芩苦寒，固半表上阳气回还半里；甘草甘平，干姜辛温，温半里下己土之阴；牡蛎咸平，固金水表气，半里阴温，表气坚固，阳气内藏。上七味，象阳数得阴复于七也；以水一斗二升，象地支十二数也；煮取六升，象阴数得阳变于六也；去滓，再煎取三升，温服一升，日三服，象阳数得阴阖午，阴数得阳开子也。初服微烦，谓幽微处之阴未温，阳气未固也。复服，汗出便愈，谓阳气来复半里，阴土气温液生，其阴得阳便进半表也。

柴胡桂枝干姜汤方

柴胡半斤　桂枝三两　干姜二两　瓜蒌根四两　黄芩三两　牡蛎二两　甘草二两，炙

上七味，以水一斗二升，煮取六升，去滓，再煎取三升，温服一升，日三服。初服微烦。复服，汗出便愈。

伤寒五六日，头汗出，微恶寒，手足冷，心下满，口不欲

食，大便硬，脉细者，此为阳微结，必有表，复有里也。脉沉，亦在里也。汗出为阳微，假令纯阴结，不得复有外证，悉入在里，此为半在里半在外也。脉虽沉紧，不得为少阴病，所以然者，阴不得有汗，今头汗出，故知非少阴也，可与小柴胡汤。设不了了者，得屎而解。

五六日，辰巳时也。阴得阳则生，阳不藏酉，阴土之液不生，其阳气往来表里皆浮，至次日辰巳时，阳往半表上而气浮，半里下阴液不足以和阳气交蒸于午，流遍周身，曰“伤寒五六日，头汗出。”微，无也；手足，应乎表里。阳往半表上而气浮，阳无阴助则两手不温，半里下阴无阳助则两足不温，曰“微恶寒，手足冷”。心下，脾土也，满，闷也。阳往半表上而气浮，脾土之阴失其阳运而满，曰“心下满，口不欲食”。大便，半表也；硬，坚也。阳往半表上而气浮，半里阴失阳温而坚，曰“大便硬”。细，不足也。阳得阴助交蒸于午，不曰微，不曰结。阴得阳助交蒸于子，不曰微，不曰结；阳往半表上不内阖于午藏于酉，脉中营运之阴阳气液不足，其脉细；阳往半表上而气浮，不得半里阴液和阳气交蒸于午，其阳微，曰“脉细者，此为阳微结”。必，分极也；分极，犹疆界也；有，质也；复，来复也。质阳往半表上之疆界，无阴液和阳气阖午，来复半里下之疆界，曰“必有表，复有里也”。沉，浊黓也，亦象人左右两腋形；在，居也；里，半里下也。阳居半表上，不旋转于右，半里下阴气重浊不旋转于左，曰“脉沉，亦在里也”。汗出于头，明半里下阴液不足以助阳气交蒸于午，其阳微，曰“汗出为阳微”。假，因也；令，告戒也；纯阴，太阴也；［批］太阴指脾土也。外，表也；证，明也；悉，知也；入，逆也。因告戒后学，知太阴结阴液逆居半里下，不得复有阴液，质半表上头汗出，曰“假令纯阴结，不得复有外证，悉入在里，此为半在里、半在外也”。虽，设也；沉，里也；紧，不舒也。阳往半表上而气浮，脉设沉紧，为半里下脉中阴失阳舒，不得谓少阴液于里，［批］少读上声，勿读去声。曰“脉虽沉紧，不得谓少阴病”。今，是时也；非，不是也。太阴结，不得有半里下阴液来复半表上，是时头汗出，故知不是太阴结，乃阴液少于里也，曰“所以然者，阴不得有汗，今头汗出，故知非少阴也”。阳往半表上而气浮，半里阴液不足以和阳气交蒸于午，［批］《庄子·知北游》道“在屎溺”。谓大小之道皆顺乎，天地阴阳转运自然，人之屎溺亦顺乎天地阴阳转运之自然，毫无勉强意。可与小柴胡汤，益半表上阴液阖阳于午。了了者，令治之得法也；屎，阴也。设治之不得其法，阴阳气液焉能转运表里自然而解？曰“可与小柴胡汤，设不了了者，得屎而解”。

伤寒五六日，呕而发热者，柴胡汤证具，而以他药下之，柴胡证仍在者，复与柴胡汤。此虽以下之，不为逆，必蒸蒸而振，却发热汗出而解。若心下满而硬痛者，此为结胸也，大陷胸汤主之。但满而不痛者，此为痞，柴胡不中与之，宜半夏泻心汤。

五六日，辰巳时也；他，彼之对也。阳不内藏半里下从子左开，至其时，半里下水气无所区别，逆而呕，半表上阳无阴缓，逆而热，而以彼柴胡药降半里上水逆，缓半表上阳气回还于巳，内阖于午，藏半里下，曰“伤寒五六日，呕而发热者，柴胡汤证具，而以他药下之”。仍，因也；在，察也。柴胡证，因察半表上阳失阴缓，其阳不回还于巳，内阖于午，曰“柴胡证仍在者，复与柴胡汤”。下之，指半里下也；却，退也。此虽属阳气已藏半里下不为逆，必须阴土之阴得其阳气交蒸于子，枢机振动其液上达，却退半表上阳浮，发热汗出而解，曰“此虽以下之，不为逆，必蒸蒸而振，却发热汗出而解”。若，如也；心下，脾土也；满，闷也；硬，坚也；痛，不通也。如阳浮半表上，脾土之水失其阳运，闷而坚，不通而痛，脾土水坚不左行，肺金气结不右降，曰“若心下满而硬痛者，此为结胸也，主大陷胸汤”。固金气以阖阳，阳得阴则刚，阴得阳则健，阳固中土，刚健之气不息，脾土之水自不陷而坚，胸中之阴自运而不结，脾土无水气坚结，只满而不痛，此为痞，柴胡汤不合与之，宜半夏泻心汤。泻，降也；心，阳也。阳不阖午藏酉，地天之气不交，宜半夏辛平，降逆散结；芩、连苦寒，坚金水表阴固阳阖午藏酉；阳不阖午藏酉，半里下土味不足，以甘草极甘培之；阳不阖午藏酉，半里下土冷气寒，以干姜辛温，温在下之阴；阳不阖午藏酉，半里下阴液不足，以人参、大枣多汁助土之液以和其阳，内固中土①，阴阳气液上下交通，其痞自解，曰“但满而不痛者，此为痞，柴胡不中与之，宜半夏泻心汤”。上七味，象阳数得阴复于七；以水一斗，象地天生成十数；煮取六升，象阴数得阳变于六；去滓，再煎取三升，温服一升，日三服，象阳数得阴阖午，阴数得阳开子。

半夏泻心汤

半夏半升洗　黄芩　干姜　甘草各三两　人参三两　黄连一两　大枣十二枚，擘

上七味，以水一斗，煮取六升，去滓，再煎取三升，温服一升，日三服。

---

① 中土：原作“土中”，据手抄本改。

太阳中风，下利呕逆，表解者，乃可攻之。其人漐漐汗出，发作有时，头痛，心下痞硬满，引胁下痛，干呕短气，汗出不恶寒者，此表解里未和也，十枣汤主之。

下，半表下也；利，和利也；呕，吐也。太阳开，[批] 阳气从子先阴而开，水之阴无从吐出逆于戊土。戊土，脾土也。阳气从子先阴而开，戊土中水阴兴起，半里上漐漐汗出，漐漐汗，小汗也，其汗出质乎子时，其阳即浮半表下，半里上头部之阴失阳气温通即头痛。得阳气浮半表下，半里下阴液不和利于表，水气无从吐出，则逆于里，曰"太阳中风，下利呕逆"。表，扬也；解，缓也；攻，治也；之，往也。半表下阳得阴缓，阴阳乃可治而前往，曰"表解者，乃可攻之"。发，开也；作，兴起也；有，质也；时，日之是时也。于太阳开，阳浮半表下，阴液兴起半里上，漐漐汗出，其汗出质乎是时，每至是时，其阳即浮半表下，半里上头部之阴失阳气温通则头痛，曰"其人漐漐汗出，发作有时，头痛"。心下，脾土也。阳浮半表下，脾土之阴不交于左，曰"心下痞硬满"。引，进也；胁下，人身左右枢机也；痛，不通也。脾土之阴不和阳气前进，枢机气滞，曰"引胁下痛"。干，燥也。阳浮半表下，阴滞半里下，半表上土燥气寒，曰"干呕"。短，少也。[批] 半表阳得阴助，其气长；半表阳失阴助，其气短。阳浮半表下，半里阴液不和阳气回还半表上而气少，曰"短气，汗出不恶寒"。明其阳气向外，和半表上胃土阴液交蒸于午，曰"汗出不恶寒者"。水停脾土中，其阳气向内，不和半里下阴液交蒸于子，曰"此表解，里未和也，十枣汤主之"。化生万物皆主元阳，水停脾土中，元阳开则气浮，以芫花辛温气味散脾土中所停之水；水停脾土中，土味不能转运四方遂其生气，以甘遂辛甘气味逐其水而遂其生；水停脾土中，以大戟苦寒气锐逐其水，毋使稍停，脾无停水，元阳开则不逆。一升，十合也；半，物中分也。以水一升半，象地天生成十数，从中土分运四方，复合为一也，水藏土中，逐其停水，恐伤土之真水。先煮大枣肥者十枚，意先取味厚气浓之物，培固四方土气，毋使真水下泄。取八合，象阴数得阳正于八。强人服一钱匕，羸人服半钱币，平旦温服。平旦，晨明也。阳气引达半表，服此方逐半里脾土停水，不伤其阳，故取平旦温服。若下少，病不除者，明日平旦更加半钱匕，得快下利，毋使气味留连，后以糜粥自养，助胃中之阴和阳气内阖于午也。

十枣汤方

芫花熬　甘遂　大戟　大枣十枚，擘

上三味，等分，各别捣为散。以水一升半，先煮大枣肥者十枚，取八合，去滓，纳诸末。强人服一钱匕，羸人服半钱币，明旦温服。若下少，病不除者，明旦更加半钱币，得快下利，糜粥自养。

脉浮而紧，而复下之，紧反入里，则作痞，按之自濡，但气痞耳。

浮，阳浮半表也；紧，阴紧半里也。阳浮半表无阴缓之，阴紧半里无阳舒之，曰“脉浮而紧”。复，反也；下，降也；反，复也；入，逆也。阳浮半表无阴缓之，阴紧半里无阳舒之，如反以苦寒气味降之，阴液不复半表逆于半里，地天之气不交，则作痞。濡，软也。如痞而不硬，按之自软，证无水气坚结，但气痞耳。

太阳病，医发汗，遂发热恶寒，因复下之，心下痞，表里俱虚，阴阳气并竭，无阳则阴独，复加烧针，因胸烦，面色青黄，肤瞤者，难治。今色微黄，手足温者，易愈。

医之，为言意也；发，起也；汗，阴土液也；遂，因也；热，阳气也。太阳病，一阳阳气先阴而开浮半表下，以意会之，起半里阴液缓半表阳浮，半里阴液不起，半表阳无阴缓，因发热，半里阴无阳温，因恶寒，曰“太阳病，医发汗，遂发热恶寒”。复，来复也；下之，指半里下阴液也。因半里下阴液未和阳气来复于表，地天之气不交，曰“因复下之，心下痞”。竭，败也；独，单也。地天气膈不通，表里气液俱虚，阴阳并败，半里无阳，则阴单不偶，曰“表里俱虚，阴阳气并竭，无阳则阴独”。复，还也；加，上也。还半表上阳气来复半里，内暖机缄，曰“复加烧针”。地之水气不左行，天之金气不右行，半里上胸次之阳不清，因之烦，曰“因胸烦”。青，东方生气也；黄，土色也。生阳之气浮半表，不来复半里，内温阴土之阴，阴液不能外荣半表半里上，致面色青黄肤燥，曰“面色青黄，肤瞤者，难治”。今，是时也，微，幽微处也；手足，应乎表里；易，交易也。如幽微处生阳未绝，是时面色只黄，手足不冷，阴阳可交易表里，曰“今色微黄，手足温者，易愈”。

肤瞤，“瞤”字恐“燥”字伪，何也？肤浅，喻在皮肤之不深也，肤乃至浅之处，何能跳动？读者明之。

心下痞，按之濡，其脉关上浮者，大黄黄连泻心汤主之。

心下，脾土也。阳不阖午藏酉，脾土之阴不左行，地天气膈不通，则“心下痞”。濡，软也。心下按之软而不硬，明无水气坚结脾土中也，曰“心下痞”。按之濡，阴阳出入，以关为界；上，指半表上也；浮，阳浮也。其阳从左出于关，不从右入于关，半表上天之金气不右行，阳不阖午，曰“其脉关上浮者，大黄黄连泻心汤主之”。主大黄、黄连苦寒气味，坚金水表阴固阳阖午，阳内阖，脾土阴液左行，其痞自解。上二味，象地数之始即偶之，以麻沸汤①二升，两而变之，渍之须臾，绞去滓，取味淡气轻，外坚金水表阴固阳阖午；如味厚气浓则直入肠中下泄，故以麻沸汤渍之，分温再服，再，一举而二也，象一阳举二阴偶之。

大黄黄连泻心汤方

大黄二两　黄连一两

上二味，以麻沸汤二升，渍之须臾，绞去滓，分温再服。

心下痞，而复恶寒汗出者，附子泻心汤主之。

而，如也；复，往来也。天之金气不右行，阳不往来半里下，脾土之阴不左行，地天气膈不通，则心下痞。如阳不往来半里下，半里下阴失阳温则恶寒；阳不往来半里下，阴土之液出半里上，曰“心下痞，而复恶寒汗出者，附子泻心汤主之”。主附子大辛大热，别煮汁，取味厚气浓，先入半里，助子水中元阳；大黄、黄连、黄芩味苦气寒，用麻沸汤渍之须臾，取味淡气轻，坚金水表阴固阳阖午，阳内阖，阴左行，地天气交，其痞自解。

附子泻心汤方

大黄二两　黄连　黄芩各一两　附子一枚，炮，去皮，破八片，别煮汁

上四味，切三味，以麻沸汤二升，渍之须臾，绞去滓，纳附子汁，分温再服。

伤寒汗出解之后，胃中不和，心下痞硬，干噫食臭，胁下有水气，腹中雷鸣，下利者，生姜泻心汤主之。[批]“伤寒汗

① 麻沸汤：即沸水。

出”句下恐遗脱一“不”字。

解，缓也；之，往也；后，半里也；中，应也；和，顺也。阳不藏酉浮半里上，阴液亦浮半里上，外出毛窍为汗，不缓经道阳气前往半里下，半表上胃气应降不顺，曰“伤寒汗出解之后，胃中不和”。心下，脾土也。阳不藏酉，地天气隔不通，脾土阴坚，曰“心下痞硬”。干，燥也；噫，饱食息也；臭，败味也。食入于阴，长气于阳，阳不藏酉，脾土阴液不左行，半表上土燥，半里下土寒，食入无阳蒸化。嗳，败味也。曰“干噫食臭”。胁下，属人身左右枢机也；有，质也；雷鸣，回转声也。阳不内藏于酉，外明于卯，左右枢滞水不左行，聚于腹中有回转声，下利半里不上利半表，曰“胁下有水气，腹中雷鸣，下利者，生姜泻心汤主之”。生姜辛温，化气横行，疏泄半里肌土水气；半夏辛平，散半里上水逆气结；阳不藏酉，土味不足于下，以甘草极甘培之；阳不藏酉，半里下阴土不温，以干姜温在下之阴，以芩连苦寒，坚金水表阴，固在上之阳；阳不藏酉土，脾土阴液不生，以人参、大枣多汁，益土之液，和内固之阳。上八味，象阴数得阳正与八；以水一斗，象天地生成十数；煮取六升，象阴数得阳变于六；去滓，再煎取二升。再，一举而二也。温服一升。一，阳数也，象一阳举二阴偶之。藏，半里也。日三服，象三阳来复半表也。

生姜泻心汤方

生姜四两，切　甘草三两，炙　人参三两　干姜一两　黄芩三两　半夏半升，洗　黄连一两　大枣十二枚，擘

上八味，以水一斗，煮取六升，去滓，再煎取二升，温服一升，日三服。

伤寒中风，医反下之，其人下利日数十行，谷不化，腹中

雷鸣，心下痞硬而满，干呕，心烦不得安，医见心下痞，谓病不尽，复下之，其痞益甚。此非热结，但以胃中虚，客气上逆，故使硬也，甘草泻心汤主之。

反，回还也；之，往也。阳不阖午藏酉，得浮半表上，曰“伤寒中风”。日，是时也。以意会之，回还半表上，阳气下往，其人阳气下利是时，阳数生于一成于十，合土之阴精，行表里上下，曰“医反下之，其人下利日数十行”。谷，生也；雷鸣，回转声也。阳不阖午藏酉，得浮半表上，半里下生阳不化，腹中之阴回转下利半里不上利半表，曰“谷不化，腹中雷鸣”。阳不阖午藏酉，脾土之阴不上交，曰“心下痞硬而满”。阳不阖午藏酉，脾土之阴不上交，半表上土无阴润，阳无阴和，曰“干呕，心烦不得安”。尽，极也。以意会之，视心下痞，谓阳气上极于午不极于子，当复阳气阖午藏酉，运阴土之阴前往半表，曰“医见心下痞，谓病不尽”。复阳气半里运阴土之阴，前往半表，其痞更甚。此非天之金气不右行，阳气里结不右降，但因胃中土味虚，阳寄半表上不顺半里，曰“复下之，其痞益甚，此非热结，但以胃中虚，客气上逆”。阳不阖午藏酉，脾土阴失阳温而气坚，曰“故使硬也，甘草泻心汤主之”。主甘草极甘，用四两之多，培半表上胃土味虚；以干姜辛温，温半里下脾土之阴；以半夏辛平，散半里上水逆气结；以芩连苦寒，坚半表上之阴，固阳阖午藏酉；以大枣十二枚，汁厚味浓，固四维土气。上六味，象阳数得阴还于巳；以水一斗，象地天生成十数；煮取六升，象阴数得阳变于亥；去滓，再煎取三升，温服一升，日三服，象阳数得阴阖午，阴数得阳开子。

甘草泻心汤方

甘草四两　黄芩三两　干姜三两　半夏半升，洗　黄连一两

大枣十二枚，擘

上六味，以水一斗，煮取六升，去滓，再煎取三升，温服一升，日三服。

伤寒服汤药，下利不止，心下痞硬，服泻心汤已，复以他药下之，利不止，医以理中与之，利益甚。理中者，理中焦，此利在下焦，赤石脂禹余粮汤主之。复利不止者，当利小便。

汤，荡也；下，半表下也；心下，脾土也。阳不藏酉，服推荡药，阴液下利半表下不止，脾土之阴不交半表上，地天气隔不通，曰"伤寒服汤药，下利不止，心下痞硬"。已，止也。服泻心汤①，苦寒气味，降半里上阳气，内藏于酉，阳内藏，阴德阳运，下利止，曰"服泻心汤已"。复，再也；以，用也；他，彼之称。再用彼泻心药，苦寒气味降之，阴液下利不止，意会用理中与之，其利益甚。理，正也。理中者，正中焦不足之阴阳，此利在下焦，土气不固，阴液下利不止，赤石脂禹余粮汤主之。石，禀火土之精气结成，赤石脂色赤脂润，气味甘平，合禹余粮甘寒质类谷粉，入下焦培土气以固其阴，曰"复以他药下之，利不止，医以理中与之，利益甚。理中者，理中焦，此利在下焦，赤石脂禹余粮汤主之"。复，再也；小便，半里也。再利不止者，主输转半里阴液顺利半表，石脂、余粮只能培下焦土气以固其阴，不能运气输转半里之阴，曰"复利不止者，当利其小便已"。上两味，象地数之始，即偶之；以水六升，象阴数得阳变于六；煮取二升，去滓，分三服，象二阴偶阳固于土，以生其阴也。

赤石脂禹余粮汤方

赤石脂一斤，碎　禹余粮一斤

---

① 汤：原作"药"，据手抄本改。

已上二味，以水六升，煮取二升，去滓，分三服。

伤寒吐下后，发汗，虚烦，脉甚微，八九日心下痞硬，胁下痛，气上冲咽喉，眩冒，经脉动惕者，久而成痿。

后，半里也。阳不藏酉，水逆半里上则上吐；水逆半表下则下利；水逆肌表则出汗。阴阳气液不藏于酉，中土气虚而烦，曰“伤寒吐下后，发汗虚烦”。甚，深也。阳不藏酉，脉道阴深，则阳气微，曰“脉甚微”。八九日，未申时也。阳不藏酉，脾土阴液不左交半表上，地天气膈不通，曰“八九日，心下痞硬”。胁下，人身左右枢机也，阳不藏酉，左右机滞不通而痛，曰“胁下痛”。阳不藏酉，其气不从子左舒，曰“气上冲咽喉”。目得阳而开，得阴而明。阳不藏酉，半里之阴不能外致半表，地气昏冒，其明如有物蔽目而眩，曰“眩冒”。经，径也；动，作也；惕，疾也；痿，痹也。人身经脉如地之路径相通，阳不藏酉，则经脉作疾而成痹，曰“经脉动惕者，久而成痿”。

伤寒发汗，若吐，若下，解后，心下痞硬，嗳气不除者，旋覆代赭石汤主之。

解，止也；后，半里也；心下，脾土也；除，易也。阳气发扬半里上不藏于酉，水气或逆半里上从毛窍外出为汗；或逆半里上从咽旁呕吐；或逆半表下从谷道旁下利。汗、吐、下止，水气滞半里上下之中，脾土之阴不从子左交，地天气隔不通而痞硬，脾土阴气爱舒于左，其阴痞硬，不从左交易，反逆于右，从口而嗳，曰“伤寒发汗，若吐若下，解后，心下痞硬，嗳气不除者，旋覆代赭石汤主之”。旋覆花黄，味咸气温，黄色属土，咸禀冬令水气主藏，温禀春令木气主升。代赭石色赤，味苦气寒，赤属火色，苦为火味，寒为水气。旋，圆转也，合旋覆圆转其气更于左而代于右。半夏辛平，散半里上水逆气结。

生姜辛温，化气横行，疏泄半里土气。阳不藏酉，阴液不生，土味不足，以甘草极甘培其土味，以人参、大枣多汁助其土液。上七味，象阳数得阴复于七；煮取六升，象阴数得阳变于六；去滓，再煎取三升，温服一升，日三服，象阳数得阴藏酉，象阴数得阳开子。

旋覆代赭石汤方

旋覆花三两　人参一两　生姜五两，切　代赭石二两　大枣十二枚，擘　甘草三两，炙　半夏半升，洗

上七味，以水一斗，煮取六升，去滓，再煎取三升，温服一升，日三服。

伤寒大下后，复发汗，心下痞，恶寒者，表未解也。不可攻痞，当先解表，表解乃可攻痞。解表宜桂枝汤，攻痞宜大黄黄连[①]泻心汤。

大，半表也；下，半表下也；后，半里也；复，反也；发，起也。阳不藏酉，其阳气往来表里皆浮，阳浮半表下，脾土阴液反起半里上为汗，曰“伤寒大下后，复发汗”。心下，脾土也；痞，气膈不通也。阳浮半表下，脾土阴液反起半里上为汗，不交于左，地天气膈不通，曰“心下痞”。攻，治也。半表下阳浮未得阴缓，半里上肌土之阴未得阳温，恶寒者，不可以苦寒气味治其痞，曰“恶寒者，表未解也，不可攻痞”。当，主也。主先缓半表下阳浮，表阳得缓，半里上阴得阳温不恶寒者，乃可攻痞，曰“当先解表，表解乃可攻痞”。缓半表下阳浮，宜桂枝汤甘温气味，温半里上之阴，半里上阴温土疏，阳气来复于午藏酉，曰“解表宜桂枝汤”。固半里上阳浮，宜大黄黄连泻心

---

① 连：原脱，据手抄本补。

汤苦寒气味，坚金水表阴固阳藏酉，脾土之阴得阳左行，地天气交，其痞自解，曰“攻痞宜大黄黄连泻心汤”。

病如桂枝证，头不痛，项不强，寸脉微浮，胸中痞硬，气上冲咽喉不得息者，此为胸有寒①也，当吐之，宜瓜蒂散。

如，往也；证，质也；头项，半表经道也；寸脉，指半表也；微，无也；浮，阳浮也。病阳往半表上，质头项不痛不强，半表脉中无阳浮，质阳有阴固，曰“病如桂枝证，头不痛，项不强，寸脉微浮”。胸中，半里上也；硬，坚也。咽，属胃，因地气以上通；喉，属肺，候天气以下降。气从心下达于脾，曰“息”。寒，水气也。质半表上头项不强痛，脉中无阳浮，只半里上气隔不通而坚，是地气能左运上通于咽，不能候天气下降内达于脾，其气上冲半里上，不从心下达于脾，此为半里上有水也，曰“胸中痞硬，气上冲咽喉不得息者，此为胸有寒也，当吐之，宜瓜蒂散”。涌逆胸中之水，从口吐出，胸中水除，其阳气来复半里上，回还半里下。瓜蒂苦寒气薄，浮而升；赤小豆甘平体重，沉而降，凡豆体皆重，取豆豉得蒸盦之气，易重从轻，宣发胸中壅塞之水。上二味，象地数之始即偶之，各别捣筛为散，已合治之，取一钱匕。散者，散也，象散而复合为一也。以香豉一合，热汤七合，象一阳合二阴来复于七也。煮作稀糜，去滓，取汁和散，温顿服之，顿服，是一气服下，取其气易升而易吐也。服之不吐者，少少加，得快吐乃止。于亡血、虚家，不可与瓜蒂散，何也？亡血、虚家土之液少，如误吐之，恐阴阳气液损而不复也。

瓜蒂散方

瓜蒂一分，熬黄　赤小豆一分

---

① 寒：即痰浊壅塞。

上二味，各别捣筛为散，已合治之，取一钱匕，以香豉一合，用热汤七合，煮作稀糜，去滓，取汁和散，温顿服之。不吐者，少少加，得快吐乃止。诸亡血、虚家，不可与瓜蒂散。

病胁下素有痞，连在脐旁，痛引少腹，入阴筋者，此名脏结，死。

胁下，属人身两旁，阴阳枢开枢阖之部署，病人胁下素有痞连处脐旁，证阴阳开阖之生气日衰于里，不能通其痞结，曰“病胁下素有痞，连在脐旁”。痛，不通也；引，进也；筋，力也；肉中之力，气之元也；藏，藏也。气之元阳，不能运动有形之阴，阴气日进少腹，阴藏中，不能藏其元阳，阳气不能内生从子左开，阴气里结，曰“痛引少腹，入阴筋者，此名藏结，死”。

伤寒病，若吐若下后，七八日不解，热结在里，表里俱热，时时恶风，大渴，舌上干燥而烦，欲饮水数升者，白虎加人参汤主之。

阳不藏酉，病水逆半里或从口吐出，或从谷道旁下出，曰“伤寒病若吐若下后”。半，里也；七八日，午未也；解，缓也；热，阳气也；在，居也；或吐或下，半里液少，至午未时，不有阴液从子上缓其阳，阳气结居半里上，表阳不有阴缓，里阴不有阳生，曰“七八日不解，热结在里，表里俱热”。风，阳气也；时时恶风，谓时时恶热，非谓外恶风之凉气也，曰“时时恶风”。半里下液少，不能上润胃土之燥，欲饮水数升，以上济其阳，曰“大渴，舌上干燥，欲饮水数升者，白虎加人参汤主之”。主白虎复天气清降，固阳藏酉，加人参甘寒多汁，助土之液和内藏之阳。

伤寒，无大热，口燥渴，心烦，背微恶寒者，白虎加人参汤主之。

阳得阴固则藏于酉，阴得阳生则开于子。大，半表也；热，阳气也。阳不藏酉，无半表阳气藏半里下以生阴，曰“伤寒无大热”。口，属半里上也；心，阳也。无半里下阴液从子左开，上润胃土之燥，回还半里上以和其阳，曰“口燥渴，心烦”。背，属半表上也；微，无也。阳不藏酉，其阳气往来表里皆浮，无阳浮半表下，半表上经道失温，恶寒之证者，主白虎汤，肃半里上阳气内藏于酉，加人参甘寒多汁，益土之液以配内藏之阳，曰“背微恶寒者，白虎加人参汤主之”。

伤寒，脉浮，发热无汗，其表不解者，不可与白虎汤；渴欲饮水，无表证者，白虎加人参汤主之。

浮，阳浮也；热，阳气也；汗，阴土液也。阳不藏酉，阴土之液不生，其阳气往来皆浮，曰“伤寒脉浮，发热无汗”。表，半表也；解，开也。其阳浮半表下不上开者，不可与白虎汤肃降天气，曰“其表不解者，不可与白虎汤”。证，明也。阳不藏酉，阴土之液不生，无半里阴液表明上润半表上胃土之燥，曰“渴欲饮水，无表证者，白虎加人参汤主之”。主白虎汤肃降半里上阳气，内藏于酉，加人参多汁，益土之液，配内藏之阳。

太阳与少阳合病，自下利者，与黄芩汤；若呕者，黄芩加半夏生姜汤主之。

与，从也；合，聚也；自，由也；下，半表下也。太阳从少阳聚半表上不内于午，阴液由半表下下利，不利半表上以固其阳者，曰“太阳与少阳合病，自下利者，与黄芩汤”。黄芩苦寒，甘草极甘，大枣甘平多汁，取苦甘气味，合化其阴，固阳内午。[批] 黄芩汤苦甘气味固肌表之阳，内坚在下之阴。阳不内午半里下，土气不疏，以芍药苦平气味疏泄土气。上四味，象阴阳气液分别四方；以水一斗，象地天生成十数；煮取三升，象阳数内午；去滓，温服一升，象阳数开子；日再夜一服，再，一举而二也，象一阳举二阴偶之。若水逆半里上从口呕者，加半夏辛平气味，降半里上水逆气结；加生姜辛温气味，化气横行，疏泄左右络道之阴。水不逆半里上，其阳内阖无阻，曰"若呕者，黄芩加半夏生姜汤主之"。

黄芩汤方

黄芩三两　甘草二两，炙　芍药二两　大枣十二枚，擘

上四味，以水一斗，煮取三升，去滓，温服一升，日再夜一服。若呕者，加半夏半升、生姜三两。

伤寒胸中有热，胃中有邪气，腹中痛，欲呕者，黄连汤主之。

胸中，指半里上也；有，得也；热，阳气也。冬寒损去，半里上得阳气不藏于酉，曰"伤寒胸中有热"。胃中，指半表上也；邪，不正也。阳气应藏则藏，谓之"正气"，应藏则不藏谓之"邪气"。阳不藏酉，半表阳气不降而有偏，曰"胃中有邪气"。腹中，指半里下也。阳不藏酉，半里下阴失阳温，不通而痛，曰"腹中痛"。阳不藏酉，半里下水气不左舒，逆半里上欲呕，曰"欲呕者，黄连汤主之"。黄连苦寒，坚半里上金水表阴，固阳气藏酉；干姜辛温，温半里下阴土之阴；桂枝辛温，温表里经道之阴；半夏辛平，解半里上水逆气结。阳不藏酉，土味不足，土之液少，以甘草极甘，人参、大枣多汁培土之气，益土之液，配内藏之阳。上七味，象阳数得阴复于七；以水一斗，象地天生成十数；煮取六升，象阴数得阳变于六；去滓，

温服一升，日一服，夜二服，象一阳举二阴偶之。

黄连汤方

黄连　甘草　干姜　桂枝各三两　人参二两　半夏半斤，洗　大枣十二枚，擘

上七味，以水一斗，煮取六升，去滓，温服一升，日一服，夜二服。

伤寒八九日，风湿相搏，身体疼烦，不能自转侧，不呕不渴，脉浮虚而涩者，桂枝附子汤主之。若其人大便硬，小便自利者，去桂枝加白术汤主之。

八九日，未申时也；风，阳气也；湿，阴气也；身，可屈伸也；体，第也。阳不藏酉，其气往来表里皆浮，至未申时，阳浮半里上，阴塞半里下，阳与阴相搏半里，阴阳屈伸次第不通，曰“伤寒八九日，风湿相搏，身体疼烦，不能自转侧”。渴，水涸也。水不逆半里上，曰“不呕”。水不涸半里下，曰“不渴”。阳浮半里上虚半里下，阴气涩而不滑者，曰“脉浮虚而涩者，桂枝附子汤主之”。［批］阳与阴相搏半里上，阴阳屈伸，表里次第不通，主桂枝附子汤。桂枝辛温，温表里经道之阴；附子辛热，助子水中元阳；生姜辛温化气横行，疏泄表里络道之阴；甘草极甘，大枣甘平，取汁厚气浓，固四维土气。上五味，象土之中数也；以水六升，象阴数得阳变于六也；煮取二升，二，阴数也。去滓，分温三服。三，阳数也，象阴阳气液次第前进，开子阖午也。若，不定之辞；大，半表也；小，半里也。或其人半表阳气不顺利半里，半里阴失阳温而气坚，或半里阴液从半表下下利，如斯半表之阳无阴内固半里，半里之阴无阳气上举半表，曰“若其人大便硬，小便自利者，去桂枝加白术汤主之”。［批］半表之阳无阴内固半里，半里之阴无

阳气上举半表，主去桂枝加白术汤。二方去桂用桂，读者明之。去桂枝辛温，温表里经道之阴；加白术四两，甘温多汁，培土气，益土之液。合前四味，象土数也；以水七升，象阳数得阴变于七也；煮取三升，去滓，分温三服，象阳数得阴阖午开子也。初服，其人身如痹，半日许，复服之，三服尽，其人如冒状。勿怪此，因附子、白术之气味合走皮肉，逐水气未得除，故使之。而当加桂枝四两，通经道之阴，经道阴通，水气自不走皮肉，阴阳气液自循经道左旋右转，此本一方二法也。

桂枝附子汤方

桂枝四两　附子三枚，去皮，炮，破八片　生姜三两，切　甘草二两，炙　大枣十二枚，擘

上五味，以水六升，煮取二升，分温三服。

桂枝去桂加白术汤方

白术四两　甘草二两，炙　附子三枚，炮　生姜三两　大枣十二枚，擘

上五味，以水七升，煮取三升，去滓，分温三服。初服，其人身如痹，半日许，复服之，三服尽，其人如冒状。勿怪此，以附子、白术并走皮肉，逐水气未得除，故使之。尔当加桂枝四两，此本一方二法也。

风湿相搏，骨节疼烦，掣痛不得屈伸，近之则痛剧，汗出气短，小便不利，恶风不欲去衣，或身微肿者，甘草附子汤主之。

风，阳气也；湿，阴气也。骨节主里，阳与阴相搏半里上，不能次第前进温通骨节之阴，曰“风湿相搏，骨节疼烦，掣痛不得屈伸”。近，迫也；剧，甚也。骨节之阴不通，阴气迫之则痛甚，曰“近之则痛剧”。［批］阴液出半里上不顺利半里下，

回还于左，汗出气短，此半里下液少，主甘草附子汤。汗，阴土液也；小便，半里也。阴液出半里上，不顺利半里下，回还于左，曰“汗出气短，小便不利”。风，阳气也，热气也。阳与阴相搏半里上，恶其热，又恶其风，曰“恶风不欲去衣”。或，乱也；身，可屈伸也；微，幽微处也。阳与阴相搏半里上，气液内乱，不能屈伸向半里下，幽微处内运滞于肌腠而肿，曰“或身微肿者，甘草附子汤主之”。阳不藏酉，土味不足于下，主甘草极甘培之；附子辛热，助子水中元阳；白术甘温多汁，益土之液；桂枝辛温，用四两之多，温通表里关节经道之阴。上四味，象阴阳气液分运四方也；以水七升，象阳数得阴变于七；煮取三升，去滓，温服一升，日三服，象阳数得阴藏酉开子也。微，幽微处也；汗，阴土液也；解，开也。初服，得半里下阴温，阳气藏酉，合幽微处阴液和阳气开子，曰“初服，得微汗则解，能食，汗止复烦者，服五合”。恐一升多者。多，胜也。恐阳胜于阴，曰“宜服六七合为始”。

甘草附子汤方

甘草二两，炙　附子二枚，炮，去皮，破八片　白术二两　桂枝四两

上四味，以水七升，煮取三升，去滓，温服一升，日三服。初服得微汗则解，能食，汗止复烦者，服五合。恐一升多者，宜服六七合为始。

伤寒，脉浮滑，此表有热里有寒，白虎汤主之。

表，半表也；热，阳气也。其阳应天之阴气，从午右降。里，半里也；寒，水气也。其水应地之阳气，从子左升，天之阴气不右降，阳不藏酉。阳不藏酉，地之水气不从子左升，脉道中阳气阴液浮滑半里上，不滑利半里下，曰“伤寒脉浮滑，

此表有热里有寒，白虎汤主之”。阴阳相交为知，相生为母，主知母六两，苦寒气味，交阳气于酉，入里以生阴；石膏一斤，气寒味淡，肃天之金气以藏阳；阳不藏酉，土之气味不足于里，以甘草甘味培之；阳不藏酉，土之阴液不足于里，以粳米六合，甘平质黏益之。上四味，以水一斗，象阴阳气液转运四方，合地天生成十数，煮米熟汤成，去滓。温服一升，日三服，象阳数得阴藏酉，阴数得阳开子。

白虎汤方

知母六两　石膏一斤　甘草二两　粳米六合

上四味，以水一斗，煮米熟汤成，去滓。温服一升，日三服。

伤寒脉结代，心动悸，炙甘草汤主之。

脉，血理也。血理分邪行体中，如水在地，得阳气转运，百川不息，谓之脉也。结，里结也；代，不还也，更也；心，阳也；动，静之对也。阳不藏酉，半里下脉道中阴气里结，地之阴液不还于左更于右，阳失阴静而动悸，曰“伤寒脉结代，心动悸，炙甘草汤主之”。阳不藏酉，土味不足于下，以甘草极甘培之；以生姜辛温，化气横行，疏泄表里土气；以桂枝辛温，温通表里经道之阴；阿胶甘平，与血脉相宜；合人参、地黄、大枣甘寒气味，益土之阴液，配来复之阳；血液复于中土，恐关节之气不利，取麻子仁性滑流通；冬主闭藏，门主开转，取门冬开转关门，固其阳气，门冬根颗联络不断，能通上下四旁，令结者解，绝者续；［批］麦门冬能通上下四旁，令结者解；“绝者续”指脏腑液少言。酒乃谷之精华酿成，以清酒和水煮，使脉中气血营内荣外，不失表里生生气化之机。上九味，以清酒七升，象阳数得阴变于九复于七；以水八升，先煮八味，象阴数得阳正于八也；煮取三升，去滓，纳胶烊消尽。温服一升，日三服，象阳数得阴阖午，阴数得阳开子。

炙甘草汤方

甘草四两，炙　生姜三两，切　桂枝三两　人参二两　阿胶二两　干地黄一斤　麦门冬半升　大枣十二枚，擘　麻子仁半升

上九味，以清酒七升，水八升，先煮八味，煮取三升，去滓，纳胶烊消尽。温服一升，日三服。一名复脉汤。

或曰炙甘草汤，又名复脉汤，何也？答曰：土得火而生，阳不藏酉，土味不足于下，以甘草极甘培之，故名“炙甘草汤”。人身肌肉，象地之土地，脉中阴阳气液流通，草木皆受其益，人身亦然，阳不藏酉，脉道中阴液不复，此汤能复脉中阴阳气液，故又名复脉汤。

脉按之来缓，而时一止复来者，名曰结。又脉来动而中止，更来小数，中有还者反动，名曰结阴也。脉来动而中止，不能自还，因而复动者，名曰代阴也，得此脉者必难治。

按，验也；缓，迟缓也；时，指午时中也；复，反也；名，明也；结，里结也。血理分邪行体中，如地之水得阳气转运表里不息，脉道中阴液阳气由子左运半表，验之来迟，而午中一止反来半表上者，［批］午中，左手寸部也。明其阳气浮半里上不还半里下，半里下阴数里结，［批］阴数，亥时也。曰“脉按之来缓，而时一止复来者，名曰结”。动，出也；中，午时中也；更，变更也，易也；［批］阴数得阳变于六。小，半里也；数，阴数也。又脉道阳气来出，能于午时还于里，因时变易，基于戌亥成半里地支之六数，午中有还者，反出半表上，明结阴半里下，曰“又脉来动而中止，更来小数，中有还者反动，名曰‘结阴也’”。代，不还也。脉道中阳气来出而午中止，阳

气不能从半里上还半里下，因而反出半表上者，明半里下阴气里结，不从子还半表上，曰“脉来动而中止，不能自还，因而复动者，名曰代阴也”。必，表识也；难，患也。得此脉者，表识患阴阳气液不治子午，曰“得此脉者，必难治”。［批］半表上阳气不还半里，半里下阴气里结，名曰“结阴”；半里下阴液不还半表上，名曰“代阴”。其脉应寸脉，来动而中一止，复来者，名曰“结代”。

庚

伤寒杂病论阳明篇指归卷之二

问曰：病有太阳阳明，有正阳阳明，有少阳阳明，何谓也？答曰：太阳阳明者，脾约是也；正阳阳明者，胃家实是也；少阳阳明者，发汗，利小便，胃中燥烦实，大便难是也。

脾，阴土也；约，束也。土主信，阴液包藏土中，应太阳阳气开阖，共相约束，不失信也。病得太阳，阳气先阴而开，浮半表下阴土之液，不和阳气共相约束，往来表里，土失信也，曰“太阳阳明者，脾约是也”。胃，阳土也；实，虚之对也。[批]虚，作疏通讲。阳得阴则土虚不实，阳正于巳，无半里下阴土之阴以和其阳，阳土实而不虚，曰“正阳阳明者，胃家实是也”。发，见也；汗，阴土液也；利，宜也；小，半里也；便，利也；胃中，半表上土也；燥，不润也；烦，阳失阴和也；实，虚之对也；大，半表也；难，患也。少阳阳明从子枢开，从午枢阖，见半里下阴土之阴，不和阳气开于子阖于午，宜半里下阴土之液，利于半表以和其阳。半里下阴土之液不左行，半表上土燥不润，阳失阴和而烦，阳土气实不虚，其阳不利半里，患于半表，曰“少阳阳明者，发汗，利小便，胃中燥烦实，大便难是也”。

阳明之为病，胃家实也。

阳明之为指阳正于巳，无半里下阴土之液，和阳气回还于巳，内阖于午，病阳土气实不虚，曰“阳明之为病，胃家实也”。非谓以手按胃中实硬，为胃家实也。

问曰：何缘得阳明病？答曰：太阳病，若发汗，若下，若利小便，此亡津液，胃中干燥，因转属阳明；不更衣，内实①，

① 内实：肠内有燥屎结滞。

大便难者，此名阳明也。

若，不定之辞；发，越也；汗，阴土液也；下，半表下也；小，半里也；便，利也；此，彼之对；亡，通无；胃中，半表上土也；属，系也；更，迭也；衣，依也；实，虚之对也；大，半表也；难，患也。太阳病，阳气先阴而开浮半表下，阴土之液或从半表下毛窍越出，或阴液只利半里，彼无阴液来复半表，半表上土干气燥，其阳因无阴和，转系半表上，不能迭运，依附经道阖午，半表上土实不虚，阳无阴和不顺利半里，患于半表，此名“阳明也”。

问曰：阳明病外证云何？答曰：身热，汗自出，不恶寒反恶热也。

身，伸也，舒也；热，阳气也；汗，阴土液也；自，从也；反，复也。阳气伸舒半表上，无阴固之，浮而发热，阴土之液从阳气交蒸半表上，不有天气肃降，其阳来复于午，曰“身热，汗自出，不恶寒，反恶热也”。

问曰：病有得之一日，不发热而恶寒者，何也？答曰：虽有得之一日，恶寒将自罢，即自汗出而恶热也。

一日，子时也。一阳阳气从子初开，少而未壮，不能卫护半表半里上肌土之阴，故“不发热而恶寒”。将，壮也。自子至午，其阳壮，其寒自罢，天之金气不右行，其阳不复于午，阴土之液从阳气交蒸半表上，即自汗出而恶热，曰“虽得之一日，恶寒将自罢，即自汗出而恶热也”。

问曰：恶寒何故自罢？答曰：阳明居中，土也。万物所归，无所复传，始虽恶寒，二日自止，此为阳明病也。

中，表里上下左右之中也；土，为万物之母；归，藏也；无，生于有；有，生于无；所，处也；传，转也。阴阳气液居半表上，辰土中万物生长，还半里下戌土中，万物收藏至戌亥处，万物从有生于无，戌土阴阳气液复转于子，交纽丑土，万物从无生于有，曰“阳明居中，土也，万物所归，无所复传”。始，初也；二日，丑时也。一阳阳气从子先阴初开而气浮，其阳少而未壮，半表半里上肌土之阴失其阳护，故“恶寒”。阴土之液不和一阳阳气交纽丑土，引达于寅，明于卯，震动于辰，其阳气从半表上止，不还巳阖午，曰“始虽恶寒，二日自止，此为阳明病也”。

本太阳病初得病时，发其汗，汗先出不彻，因转属阳明也。伤寒发热，无汗，呕不能食，而反汗出濈濈然①者，是转属阳明也。

初，始也；发，舒也；汗，阴土液也；先，前也；出，进也；彻，通也。本太阳病，阳气始开得浮半表下，时当舒，阴土之液和阳气转运半表，阴土之液前进，不通半表以和其阳，阳气自盛于上，因转系阳明也，曰“本太阳病初得病时，发其汗，汗先出不彻，因转属阳明也”。阴土之液不和阳气回还于巳，阖午藏酉，阳浮半里上无阴固之，曰“伤寒发热，无汗”。半里下阴土之液不还半表，水气无所区别，逆半里上而呕，曰“呕不能食”。而，如也；反，回还也；濈，疾也；然，烧也。如回还半里下，阴液上半表上为汗，疾如火烧者，此是天之金气右行不及，阳气转系半里上不藏酉也，曰“而反汗出濈濈然者，是转属阳明也”。

伤寒转系阳明者，其人濈濈然微汗出也。

微，无也。阳不藏酉，阴土之液失其生化，阳气往来转于

---

① 濈（jí及）濈：热而汗出连绵不断。

半里，系于半表，其人发热，疾如火烧，无阴液外出和阳气阖午藏酉，曰“伤寒转系阳明者，其人濈濈然微汗出也”。

伤寒三日，阳明脉大。

三日，寅时也；阳明，谓寅时阳开得阴气明也；脉，血理也；大，则为虚。阳不藏酉，阴土之液失其生化，至次日寅时，阳气上达，血理之阴内虚，不能和缓阳气明卯阖午，向幽微处去藏于酉，曰“伤寒三日，阳明脉大”。

伤寒，脉浮而缓，手足自温，是为系在太阴。太阴者，身当发黄。若小便自利者，不能发黄。至七八日，大便硬者，为阳明也。

浮，阳浮也；缓，迟缓也。阳不藏酉，脉道中阳浮迟缓半里下，不藏于内，曰“伤寒，脉浮而缓”。手足，内应脾土；太阴，脾土也。阳气迟缓半里下，不藏于内，手足从之温，此为阳气系在太阴，其液不能屈伸半表，土失水荣，黄色外现，曰“手足自温，是为系在太阴。太阴者，身当发黄”。如半里下阴土之液，从阳气利半表上者，土得水荣，曰“若小便自利者，不能发黄”。七八日，午未时也；大便，半表也；硬，坚也。半表阳气至午未时不能阖午向幽微处入申藏酉，半里下阴土之液失其阳温而坚，为阳气系在阳明也，曰“至七八日，大便硬者，为阳明也”。

阳明中风，口苦咽干，腹满微喘，发热恶寒，脉浮而紧。若下之，则腹满，小便难也。

风，阳气也。咽属胃，阳气得炎半表上，无半里下阴土之液上润胃土之燥，以和其阳，曰“阳明中风，口苦咽干”。阳气得炎半表上不阖于午，半里下阴土之液失其阳运而满，幽微处之阴气不还半表，逆半里上从口出而喘，曰“腹满微喘”。半表上阳无阴固而发热，半里下阴无阳温而恶寒，阳无阴固而气浮半表上，阴无阳温而气紧半里下，曰“发热恶寒，脉浮而紧”。若，如也；下，降也；难，患也。如以苦寒气味药降之，则腹中之阴不能转运半表，在半里为患，曰“若下之，则腹满，小便难也”。

阳明病，若能食，名中风；不能食，名中寒。

食，为阴；风，阳气也。阳气病浮半表上，若能食得阳，土中阴少阳多，能分别水谷，曰“阳明病，若能食，名中风”。寒，阴气也。阳气病浮半表上，不阖午藏酉，半里下阴液阳气渐少，得阳土气寒，不能分别水谷，曰“不能食，名中寒”。

阳明病，若中寒，不能食，小便不利，手足濈然汗出，此欲作固瘕，必大便初硬后溏，所以然者，以胃中冷，水谷不别故也。

阳明阳气病，浮半表上，不阖午藏酉半里下，水气不能蒸运分别半表上，得阳土气寒，曰“阳明病，若中寒，不能食”。小便，半里也；濈，疾也；然，烧也；此，彼之对；欲之，为言续也；作，动也；固，四塞也；瘕，假也。半里阴土之液不得阳气利于半表，从四肢疾如火烧，外出为汗，彼阴土之液动于手足，四维假阴气闭塞，其液不能假阳气转运经道，行于表里，曰“小便不利，手足濈然汗出，此欲作固瘕”。必，表识也；大便，半表也；初，始也；硬，坚也；后，半里也；溏，水气濡滞也。表识阳浮半表上，不阖午藏酉，四维之阴始坚，半里下水气濡滞，曰“必大便初硬后溏”。以，因也。所以然者，因阳气不阖午藏酉，半里下阴土中阳少，得阳土气寒，水谷不别，曰“所以然者，以胃中冷，水谷不别故也”。

阳明病，欲食，小便反不利，大便自调，其人骨节疼，翕翕然如有热状，奄然发狂，濈然汗出而解者，此水不胜谷气，与汗共并，脉紧则愈。

欲，贪爱也。阳明阳气浮半表上，得阳土中阴少阳多，病贪爱饮食，曰“阳明病，欲食”。小便，半里也；反，难也。阳气①浮半表上，不利半里下，阴土之液难于右，不利于左，曰“小便反不利”。大便，半表也；调，和也。阳利半表自和，不阖午藏酉，其人半里下骨节之阴失阳气温通而疼，曰“大便自调，其人骨节疼”。翕翕，动也，炽也；有，得也。阳气浮半表上不阖于午，阳动热起，甚如火炽，如得热病状，曰“翕翕然如有热状”。奄然，忽然也。阳得阴则明，阳浮半表上，半里下阴液不从左上举，君主忽然失明，不能审得失之地，曰“奄然发狂”。濈，疾也；然，烧也；汗，阴土液也；出，进也；而，做能读；解，缓也。其热疾如火烧，阴土之液前进半表上，能缓阳气阖午，曰“濈然汗出而解者”。此，彼之对；胜，举也。阳气浮半表上不阖于午，此水气不从左上举，曰“此水不胜谷气”。生，气也；并，和也；紧，不舒也。半里下生阳，阳气与阴土阴液合而从左上举，半里不温之阴，得阳气左舒半表，不阖之阳，得阴液右缓半里，曰“谷气与汗共并，脉紧则愈”。

阳明病，欲解时，从申至戌上。

阳得阴则明，得阴则固。阳得阴固，其阳阖午，从申下降内藏于酉，至戌上之亥时，蒸阴土之液从子左开，曰“阳明病，欲解时，从申至戌上”。

阳明病，不能食，攻其热必哕，所以然者，胃中虚冷故也，以其人本虚，故攻其热必哕。

---

① 气：原脱，据手抄本补。

攻，坚也；热，阳气也；哕，气逆也；胃中，半表上辰土也。阳明半表上病，不能食，若以寒凉气味坚固半里之阴，半表上阳气必逆而不顺，半里下阴液阳气内少，不能蒸化辰土之阴，胃中气虚而寒，曰“阳明病，不能食，攻其热必哕，所以然者，胃中虚冷故也”。以，因也；本，根核也。因其人半里下根核阳气不足之故，若坚固半里之阴，半表阳气必逆而不顺，曰“以其人本虚，故攻其热必哕”。

阳明病，脉迟，食难用饱，饱则微烦头眩，必小便难，此欲作谷疸。[批] 疸亦作瘅。虽下之，腹满如故，所以然者，脉迟故也。

迟，不足也。阳明半表病，半里脉中生阳不足，曰“阳明病，脉迟”。食入于阴，长气于阳。食入，脾土之阳不能蒸化饮食之阴，曰“食难用饱”。微，衰微也；烦，闷也。衰微之阳不能疏通饮食之阴而生烦闷，曰“饱则微烦”。头，为清阳之所，赖谷之阴精上济为之清，脾土气实不疏，谷之阴精不能转运半表上济其阳，而头为之眩乱，曰“头眩”。必，表识也；小便，半里也；难，患也。表识半里之阴不利半表，患于半里，曰“必小便难”。此，彼之对；作，为也；谷，生气也；疸，阳旦也。彼半里脾土之阴为病，病阳旦之生气不能使阴液外荣半表，土之黄色外现，曰“此欲作谷疸”。下之，指阴土液也；腹，复也；满，闷也。虽阳气来复半里下，不足以疏阴土之阴，而腹满如故，所以然者，生阳之气不足半里，脉中脾土阴气不疏，曰“虽下之，腹满如故，所以然者，脉迟故也”。

阳明病，法多汗，反无汗，其身如虫行皮中状者，此以久虚故也。

法，象也。阴阳气液明半表上，天之金气不左固，阳不右行，病象多汗，曰“阳明病，法多汗”。反，回还也；汗，阴土液也；身，可屈伸也；以，因也；久，常于中也；虚，不足也。阳气回还半表，无阴土液和其阳气屈伸①，皮中如虫蠕动，此因脾土阴液常虚于中，不足半表，曰“反无汗，其身如虫行皮中状者，此以久虚故也”。

阳明病，反无汗，而小便不利，二三日呕而咳，手足厥者，必苦头痛。若不咳，不呕，手足不厥者，头不痛。

反，回还也；汗，阴土液也。阳明半表病，阴土之液不和阳气回还半表，曰“阳明病，反无汗”。而，如也；小，半里也；便，利也；二三日，丑寅时也。如半里阴液利右不利左，至丑寅时，阴液不和阳气交纽丑土，引达于寅，水气无所区别，逆半里上呕而咳，曰“而小便不利，二三日呕而咳”。手足应乎表里，阳往半表无阴助之，则两手不温，阴居半里无阳助之，则两足不温，阳往半表，水逆半里，阴阳气液不交蒸巳午，头部阴滞，曰“手足厥者，必苦头痛。若不咳，不呕，手足不厥，头不痛”。此明阴液阳气和于表里也。

阳明病，但头眩，不恶寒，故能食而咳，其人必咽痛。若不咳者，咽不痛。

头，为清阳之所，赖半里脾土阴精上济为之清，病半里脾土阴精不能转运半表上济于头，而头为之眩乱，曰“阳明病，但头眩”。故，承上起下之辞。阴阳气液承上回还于巳，起下内阖于午，半里下阴得阳温，曰“不恶寒，故能食”。而，如也；必，表识也。咽因地液以温通，如阳不藏酉，阴液亦不藏酉，阻半里气道致咳，阳不藏酉，地之阴液不能蒸运半表上通于咽，

① 伸：手抄本后有“表里”二字。

曰“而咳，其人必咽痛”。若阴阳气液藏于酉，该于亥开于子，地气温通于咽，曰“若不咳者，咽不痛”。

阳明病，无汗，小便不利，心中懊憹者，身必发黄。

阳明半表病，无阴土之液和阳气外明半表，曰“阳明病，无汗”。小便，半里也。半里阴液不利半表，和阳气明于卯，震动于辰，回还于巳，内阖于午，心之阳失其阴固，土之阴失其阳举，阴阳气液不交济子午，内证恨乱难言，阴液不和阳气屈伸半表，土失水荣，外现黄色，曰“小便不利，心中懊憹者，身必发黄”。

阳明病，被火，额上微汗出，小便不利者，必发黄。

被，表也；火，随也；额上，半里上也；微，无也；出，进也。阳明半表病，无脾土阴液随阳气外明半表，进半里上，曰“阳明病，被火额上，微汗出”。脾土阴液不利半表，土失水荣，外现黄色，曰“小便不利者，身必发黄”。

阳明病，脉浮而紧者，必潮热，发作有时；但浮者，必盗汗出。

浮，阳浮也；必，表识也；有，质也。阳明卯时病阳浮半表脉中，阴紧半里脉中，阳浮半表，无阴固之，阳不阖午，浮半表上发热，表识其热发作如江海潮来，质乎是时，不失信也，曰“阳明病，脉浮而紧者，必潮热，发作有时”。盗，私利也。阳气但浮半表脉中，阴液不紧半里脉中，表识阴液不和阳气行于半表经道，私利毛窍为汗出，曰“但浮者，必盗汗出”。

阴液不和阳气利于半表经道，私利毛窍为汗出，明阴液不紧半里下而坚，毋用大承气汤，寒固半表上阳气，温疏半里下土气。

阳明病，口燥，但欲漱水不欲咽者，此必衄。

口，属半里上也。阳明半表病，阴土之液不能转运半表，以润其燥，曰“阳明病，口燥”。半表上土燥，半里下水不左行，但爱水以漱其口，不能咽下，曰“欲漱水不欲咽者”。彼半里下水不左行，此半表上阳不右阖，阳动于上，阳络不固，其血不能右行，必循鼻窍逆出，曰“此必衄”。

得半表上土润，半里下土温，水液从子左行，阳气从午右行，阳络固，鼻自不衄。

阳明病，本自汗出，医更重发汗，病已差，尚微烦不了了者，此大便必硬故也。以亡津液，胃中干燥，故令大便硬。当问其小便日几行，若本小便日三四行，今日再行，故知大①便不久出。今为小便数少，以津液当还入胃中，故知不久必大便也。

本，底下也；自，从也；汗，阴土液也。阳明半表底下，阴液从毛窍外出为汗，不得天之金气左固阖阳右行，阳明阳气病不阖午，曰“阳明病，本自汗出”。医，意也；更，复也；重，尊也；发，扬也。以意会之，复天之金气左固右行，尊阳气阴液发扬半里，曰“医更重发汗”。已，止也；差，不齐也。病阳气止于午，不齐于子，曰“病已②差”。尚，上也；微，无也；不了了者，不明也。阳得阴则固，得阴则明，阳止于午，半表上阳无阴固而烦，阳失阴明，曰“尚微烦，不了了者”。大，半表也；便，顺利也；硬，坚也。彼半表阳气止于午，不顺利半里，半里之阴必坚，曰“此大便必硬故也”。以，因也；亡，同无；胃中，半表上辰土也；令，使也。因半里无津液回

---

① 大：原作“不”，据手抄本改。
② 已：原作“若”，据手抄本改。

还，半表辰土干燥不润，故使半表阳气不利半里，半里阴坚，曰“以亡津液，胃中干燥，故令大便硬”。当，主也；小，半里也；本，始也；今，是时也；再，两也；故使之，知也；久，常于中也；出，进也。主问半里津液顺利于下为尿，日几行，若始半里津液利下为尿，日三四行，是时只两行，使之，知半表阳气得阴利右，常于中而前进半里，曰“若本小便日三四行，今日再行，故知大便不久出”。入，进也。今为半里阴液利下为尿数少，以津液当回还前进半表辰土上使之，知半表阳气得阴利右，常于中而前进半里也，曰“今为小便数少，以津液当还，入胃中，故知不久必大便也”。

伤寒呕多，虽有阳明证，不可攻之。

阳不藏酉，水亦不藏酉，逆半里上从口呕多，曰“伤寒呕多”。证，候也；攻，坚也。水逆半里上，虽有阳明阳气逆酉不藏之候，不可以寒凉气味坚天地金水表阴以藏其阳，何也？寒，阴气也；水，亦阴气也。水逆半里上，得天之金气凝肃，则水不行，留半里上为痰饮，曰“虽有阳明证，不可攻之”。

阳明病，心下硬满者，不可攻之；攻之，利遂不止者死，利止者愈。

心下，脾土也；攻，坚也。阳明半表，阴液不随阳气明半表，结于心下，不可以寒凉气味坚之，坚之阴液下陷不举，半里阴无阳举，半表阳无阴固，致利遂不止，曰“阳明病，心下硬满者，不可攻之；攻之，利遂不止者死”。利止，其阴液可以上固其阳，曰“利止者愈”。

阳明病，面合赤色，不可攻之，攻之必发热色黄，小便不利也。

面，半里上也；合，聚也；赤，阳气也；攻，坚也；必，表识也。阳明半表病，阴气不和阳气明于半表，聚半里上，阳开气明半里上，阴气遏之，面现赤色，不可用寒凉气味坚半里之阴，坚之表识，半表阳无阴和，半里阴无阳运，土失水荣，而黄色外现，如斯半里阴液不利半表，曰“阳明病，面合赤色，不可攻之，攻之必发热色黄，小便不利也”。

阳明病，不吐不下，心烦者，可与调胃承气汤。

吐，舒也；心，阳也；不吐，谓阳明半表，半里下阴液无阳气运之左舒；下，降也；不下，谓半表上阳无阴和之右降而烦，阳土化燥，可与调胃承气汤，咸苦甘气味化在上之燥，固阳气阖午，使阴液阳气和于表里，曰“阳明病，不吐不下，心烦者，可与调胃承气汤”。

圣人取药命名，作方命名，皆有至理存焉？窃思大黄命名之义。大，象天地之大阴；黄，禀地之正色。地之大阴失阳气疏泄，半里阴土之液不能顺承半表，和阳气右降半里，故取大黄气味苦寒，固天之金气阖阳右降，疏泄土气，使阴阳气液顺承半表回还半里，此大黄命名之义也。凡阳气先阴而开，半里阴土之液不左行，阳气居半表上不阖于午，阳不阖午，半里下土气不疏，阴液不生，大地干燥不润。取芒硝咸寒，禀水阴之精气，化大地燥坚。取甘草极甘培大地土味。上三味，以水三升，煮取一升，象阳数得阴阴复于七，阴数得阳变于六。去滓，纳芒硝，更上火微煮，令沸，少少温服之。少少者，不多也。象阳气内半里得阴和之左开，毋多服，令阴液下泄也。

调胃承气汤方

大黄四两去皮，清酒浸　甘草二两，炙　芒硝半斤

上三味，㕮咀，以水三升，煮取一升，去滓，纳芒硝，更上微火煮，令沸，少少温服之。

阳明病，脉迟，虽汗出不恶寒者，其身必重，短气，腹满而喘，有潮热者，此外欲解，可攻里也；手足濈然而汗出者，此大便已硬也，大承气汤主之。若汗多，微发热恶寒者，外未解也，其热不潮，未可与承气汤。若腹大满不通者，可与小承气汤，微和胃气，勿令大泄下。

迟，不足也；出，进也；身，可屈伸也；重，不轻也。阳明半表病，阴阳气液不足脉中，虽阴土之液前进半表，合阳气交蒸于午，不恶寒，其阴阳气液屈伸表里，不足以健运肌体之阴从轻，曰“阳明病，脉迟，虽汗出不恶寒者，其身必重”。脉中阴阳气液转运不足半表上，曰“短气”。脉中阴阳气液转运不足半里下，曰“腹满而喘”。有，质也；热，阳气也；外，表也；欲之，为言续也；解，缓也；攻，治也。质阳气发扬半表上，无阴缓之，其热如江海潮来，不失信者，此半里下阴液不足以继续半表上缓其阳气，可益半表上阴液，治阳气阖午，曰“有潮热者，此外欲解，可攻里也”。手足，内应脾土；濈，疾也；然，烧也；大，半表也；便，利也；已，己土也；硬，坚也。手足发热，疾如火烧而汗出手足，此半表阳气利于半里不足以温疏，己土阴坚，其阴阳气液反逆于手足，主大承气汤，寒少温多气味，寒外固四肢之阳，温内疏己土阴坚，曰“手足濈然而汗出者，此大便已硬也，大承气汤主之”。微，衰也。阳得阴则强，若阴土之液出毛窍多，阳无阴强，衰微之阳浮半表上发热，半里下阴失阳温。恶寒者，此半表上阳气未能舒缓半里也，其液出毛窍多，无半里己土阴坚，衰微之阳浮外，无半里上潮热，不可与承气汤，曰“若汗多，微发热恶寒者，外未解也，其热不潮，未可与承气汤”。腹，复也；令，使也；大，大承气也；下，半里下也。阳气发扬半表上，不来复半里下，腹中阴失阳温，而大满不通者，可与小承气汤，微和胃气，小承气汤寒多温少，与微温气味和胃土之阴，重苦寒气味，外固半表上阳气，阖午向幽微处去藏于酉，阳得阴固，阴得阳温，其满自除，勿使大承气汤，温多寒少气味，疏泄半里下己土阴坚，曰“若腹大满不通者，可与小承气汤，微和胃气，勿令大泄下”。

大承气汤方

大黄四两，酒洗　厚朴半斤，炙香去皮，去皮谓去外之粗皮　枳实五枚，炙　芒硝三合

上四味，以水一斗，先煮二物，取五升，去滓，纳大黄，取二升，内芒硝，更上火微煮一两沸，分温再服，得下，余勿服。

上四味，四字从囗；囗，四方也；囗中八字，象阴土之液不可聚一方，当分别八方也。以水一斗，一①斗，十升也，象天生地成十数具。先煮二物，倍厚朴苦温气味炙香，运土助脾。枳实臭香形圆，香能化土之浊阴，圆能转运土气升降。取五升。五，土中之中数也，象阴阳气液包藏土中，转运不息。去滓，纳大黄，取二升。二，阴数也。大黄味苦气寒，外坚金水表阴以固阳，阳内固，二阴偶之，纳芒硝咸寒气味，化阴土燥坚。[批]“硝”得阳，其气圆转表里；不得阳，其气下趋肠中。更上火。微煮一两沸，分温再服。再，一举而二也，象一阳举二阴偶之。得下，余勿服。得下，“下”字非谓肠中粪下，谓服汤后，得半里下土气温疏，阴阳气液从子左开，所余之汤，即勿服。

---

① 一：原脱，据手抄本补。

人之躯壳，象地；百脉，象地之百川。百脉中阴液升降，应太阳阳气环抱八方，若天之太阳阳开气浮，大地阴液不左行，其阴坚结，地之半里下阳不内固，其阴不温不疏，不生百川之流欲竭。人身象乎天地，太阳阳开气浮，躯壳中阴液不左行，其阴坚结半里下，阳不内固，其阴不温不疏不生，百脉之流亦竭，取大承气汤，寒固浮外之阳，温疏已土阴坚，阳内固，土气疏，阴阳气液自不失表里生生气化之机。

小承气汤方

大黄四两，酒浸　厚朴二两，去外粗皮　枳实三枚，大者炙

上三味，以水四升，煮取一升二合，去滓，分温二服。初服汤，当更衣，不尔者，尽饮之。若更衣者，勿服之。

上三味，以水四升。三，阳数也；四，四方也，象半表阳气来半里环转四方也。煮取一升二合。一，阳数也；二，阴数也，象一阳复二阴偶之。去滓，分温二服。初服汤，当更衣。更，代也，还也；衣，依也。初服汤，其阳当还于右，其阴当依附阳气环转于左，不尔者。尔，谓进之也。阴阳气液不前进于子，环转于左者，尽饮之。若阴液依附阳气环转于左者，勿服之。

大，半表也。大承气汤温多寒少，汤入胃中，其气蒸运，即从胃之津门蒸出，内温疏脾土坚结之阴，温生半里下阴液，和阳气环转半表上不已。小，半里也。小承气汤寒多温少，汤入胃中，其气蒸运，即从胃之津门蒸出，外固半表上胃土之阳，寒固半表上阳气和阴液，环转半里下不已，此大小承气二汤转运左右之理之。

阳明病，潮热，大便微硬者，可与大承气汤；不硬者，不与之。若不大便六七日，恐有燥屎，欲知之法，少与小承气汤。

汤入腹①中，转矢气者，此有燥屎，乃可攻之；若不转矢气者，此但初头硬，后必溏，不可攻之，攻之必胀满不能食也。欲饮水者，与水则哕，其后发热者，必大便复硬而少也，以小承气汤和之。[批]“和”字恐“知”字讹。不转矢气者，慎不可攻也。

阳气发扬半表上无阴缓之，其热如江海潮来，不失信也，曰“阳明病，潮②热”。大，半表也；便，顺利也；微，幽微处也；硬，坚也。阳气发扬半表上，不顺利半里，半里下幽微处己土之阴失阳气温疏坚结者，可与大承气汤，温多寒少气味，寒固半表上阳气阖午，温疏半里下己土阴坚，己土阴不坚结者，不与之，曰“大便微硬者，可与大承气汤，不硬者，不与之”。六七日，巳午时也；恐，惊惶之意；有，得也；欲之，为言续也。知，阴阳相交为“知”。半表阳气旺于巳、阖于午，至其时，若半表阳气不还巳、不阖于午，形志惊惶，得己土阴气燥坚，液不左行，阳不右阖。欲阳气继续右阖半里阴液相交半表之法，少与小承气汤，寒多温少气味，汤入胃中，其气从津门蒸出，寒固半表上阳气，其味下降，从胃之下口趋入肠中，转矢气者，此得阴土燥坚于里，液不左行，乃可用大承气汤外治，阳气内阖于午，内疏己土阴坚，曰“若不大便六七日，恐有燥屎，欲知之法，少与小承气汤，汤入胃中，转矢气者，此有燥屎，乃可攻之”。初，始也；头，阳也；硬，强也；后，半里也；必，定辞也；溏，水气濡滞也。若不转矢气者，彼无半里下己土阴气燥坚，此但始开之阳浮半表下，半表上经道之阴失

① 腹：原作“胃”，据手抄本改。
② 潮：原作“微”，据手抄本改。

阳气温疏而项强。阳浮半表下，半里阴失阳温，定有水气濡滞，不可以苦寒气味降之。如降之，阳气不上升，水气不左行，必胀满不能食，曰“不转矢气者，此但初头硬，后溏，不可攻之，攻之，必胀满，不能食也”。阳气上升液不左行，阳浮半表上，阳土气燥不润，爱饮水。水，阴气也；哕，气逆也，呕也。阳浮半表上，半里阴失阳运，水气濡滞无所区别，上逆于口而呕，曰“欲饮水者，与水则哕”。其，指阳气也；后，半里也。指阳气不还半里浮半表上发热，表识阳气浮半表上发热，不复半里，半里下己土阴坚而阳少，曰“其后发热者，必大便复硬而少也”。以，用也；慎，禁戒也；之，指己土阴也。用小承气汤不转矢气，知己土之阴不燥坚，禁戒不可用大承气汤治之，曰“以小承气汤，知之不转矢气者，慎不可攻也”。

大下后[1]，六七日不大便，烦不解，腹满痛者，此有燥屎也。所以然者，本有宿食故也，宜大承气汤。

大，半表也；下，半里下也；后，半里也；燥屎，阴也；六七日，巳午时也。半表阳开，半里下阴液不和阳气转运半表上，至巳午时，半表之阳不顺利半里，阳失阴和，烦而不解。解，缓也。不有半里下阴液和缓半表上，阳气阖午，腹中阴失阳通满痛者，此得己土阴气燥坚，液不左行，曰“大下后六七日不大便，烦不解，腹满痛者，此有燥屎也”。本，始也；宿，往也；食，伪也。得己土阴气燥坚，之所以然者，始得阳气先阴而开，阴液往半里下，不来复半表上，如人伪言爽约也。宜，适理也，适大承气汤之理，温疏半里下己土阴坚，寒固半表上，阳气阖午。曰“所以然者，本有宿食故也，宜大承气汤”。

① 后：原作“之”，据手抄本改。

夫实则谵语，虚则郑声。郑声，重语也，直视谵语，喘满者死，下利者亦死。

夫阳气实半表上无阴和之，证语言多烦，曰“夫实则谵语”。阴得阳健，则语声轻而不重，阴失阳健，则语声重而不轻，阳气实半表上，半里阴中阳虚，阴失阳健，曰“虚则郑声”。郑声，重语也。阳气实半表上，无阴液上济于脑，目睛系直不能转视而语烦，阳实半表上不还半里，里之浊阴不左行，逆半里上从口出而喘，曰“直视谵语，喘满者死”。阳气实半表上，不还半里下，阴液下利，不还半表上，阴阳气液不相交济，曰“下利者亦死”。

发汗多，若重发汗者，亡其阳，谵语。脉短者死，脉自和者不死。

发，阳也；汗，阴土液也；若，如也；重，复也；亡，通无。阴土之液发扬半表多，如重复发扬多者，无阴缓其阳，则语言多烦，无阴缓其阳，阳气外泄，脉道之阳则短而不长，曰“发汗多，若重发汗者，亡其阳，谵语。脉短者死”。自，从也。脉道之阳，能得阴液从半表和缓半里，曰“脉自和者不死”。

伤寒若吐、若下后不解，不大便五六日，上至①十余日，日晡所发潮热，不恶寒，独语如见鬼状。若剧者发则不识人，循衣摸床，惕而不安，微喘直视，脉弦者生，涩者死。微者，但发热谵语者，大承气汤主之。若一服利，止后服。

若，不定之辞。阳气不藏酉，阴液亦不藏酉。阴液，土之水也，水留连半里上，或从口吐出，水留连半里下，或从谷道旁下出，曰“伤寒若吐、若下后”。半，里也；解，缓也。阳不

① 上至：即甚至。

藏酉，半里下阴液不左行，其阳气不有阴缓而藏，曰“后不解”。五六日，辰巳时也；十余日，戌亥时也。阳不藏酉，不有半表阳气震动于辰，回还于巳，内阖于午，上至戌亥时，从子左开，每于日晡，所其阳浮外发热，如江海潮来，不失信也，曰“不大便五六日，上至十余日，日晡所发潮热”。阳气独盛外，故“不恶寒”。阳气独盛外，阴气独盛内，阴阳气液不和表里，耳如有所闻，目如有所见，故“独语，如见鬼状”。剧，甚也；发，明也。阳得阴则明，如阴甚①于内，不外和其阳，其阳不明，其神则昏，曰“若剧者，发则不识人”。其阳不明，著其衣而循衣，著其床而摸床，故“循衣摸床”。惕，恐惧貌。阴阳气液不交易中土，神志恐惧，故“惕而不安”。微，幽微处也。幽微处阴气不转运半表，逆半里上从口出而喘，无阴液上济于脑，目睛直系不能转视，故“微喘直视”。弦，数也，木之生气也。脉中之阴未见生，阳气绝，曰“脉弦者生”。涩，不滑也。脉中之阴失生阳之气滑利，曰“脉涩者死”。微者，谓无以上之剧证，曰“微者，但见发热谵语，主大承气汤”。温疏半里下脾土之阴，寒固半表上胃土之阳，若一服，阴液顺利半表，阳气顺利半里，发热谵语已，即止后服，曰“但发热谵语者，大承气汤主之，若一服利，止后服”。

阳明病，其人多汗，以津液外出，胃中燥，大便必硬，硬则谵语。小承气汤主之，若一服谵语止，更莫复服。

阳明半表，天之金气不左固右行，病其人阴液随阳气旺于半表多，曰“阳明病，其人多汗”。以，因也；胃中，半表上土也。因阳旺半表，津液外出半表毛窍多，胃土气燥，曰“以津

---

① 甚：手抄本作“盛”。

液外出，胃中燥”。必，表识也；硬，从革，从更；革，改也。表识半表上阳气，得天地金水表阴之气左固右行，可以改更，阴液外出半表毛窍多，天地金水表阴之气，不可以改更，阳不阖午藏酉，则谵语多烦，曰“大便必硬，硬则谵语，主小承气汤”。重苦寒气味，固半表上阳气阖午，取微温气味，疏泄半里土气，外开于子，曰“小承气汤主之”。若一服，阳气固，曰“谵语止，更莫复服”。

阴液出半表毛窍多，无半里下阴土液坚，故不用大承气汤，芒硝软坚，主小承气汤固阳疏土。

阳明病，谵语，发潮热，脉滑而疾者，小承气汤主之。因与承气汤一升，腹中转矢气者，更服一升。若不转矢气，勿更与之。明日不大便，脉反微涩者，里虚也，为难治，不可更与承气汤也。

阳明半表病，天地金水表阴之气，不左固右行阖阳于午，语言多烦，曰“阳明病，谵语”。阳明阳气发扬半表上不阖于午，至其时，发热如江海潮来，不失信也，曰“发潮热”。滑，从水，利也；疾，数也。阳气发扬半表上，脉中阴液随阳气利半表而数者，是阴阳气液利半表脉中，不利半里脉中，主小承气汤，重苦寒气味固阳气阖午，取微温气味，疏泄半里土中之阴，曰“脉滑而疾者，小承气汤主之”。因，从口，从大会意，大阴大阳，气液旺半表脉中，不内阖半里脉中，与小承气汤一升，若腹中转矢气者，再服一升，不转矢气者，是己土之阴燥坚，勿更与之。日，是时也；微，细也；涩，不滑也；里，阴也；难，患也。明是时，不有半表阳气顺半里，脉反细涩不滑，是阴中阳虚也，阴中阳虚为患，其阳不治于子，不可再与承气汤，曰“明日不大便，脉反微涩者，里虚也，为难治，不可更与承气汤也”。

阳明病，谵语有潮热，反不能食者，胃中必有燥屎五六枚也。若能食者，但硬尔，宜大承气汤下之。

阳明半表上无阴和之，则语言多烦，曰“阳明病，谵语”。有，质也。质阳明半表上无阴和之阖午，至其时，发热如江海潮来，不失信也，曰“有潮热”。反，回还也；胃中，指半表上辰土也。阳明半表无阴内固回还半里，半里下阴液阳气渐少，不能蒸运半表上，辰土气寒，曰“反不能食者，胃中”。必，表识也；燥屎，阴也；五，指半里下戊土也；枚，数也；六枚，指亥水阴数。表识阳明半表上，质无阴和阖午，半里下戊土阴燥，亥水阴数无阳变于六，曰“必有燥屎，五六枚也”。硬，坚也；尔，谓进之也；宜，适理也；下之，指半里下阴也。如半表上阴少阳多，能分别水谷，凡半里下阴失阳疏而气坚，阻阳前进于午，适大承气汤温多寒少之理，温疏半里下坚结之阴，寒固半表上阳气阖午，曰“若能食者，但硬尔，宜大承气汤下之”。

阳明病，下血谵语者，此为热入血室。但头汗出者，刺期门，随其实而写之，濈然汗出则愈。

阳明半表阴络中，血不随阳气转运，半表上故“下血”。血，阴也；谵语者，病人寐而自语也。阳得阴则明，阴血不随阳气转运半表上，其阳不明寐而自语。热，阳气也；入，逆也；血室，人之躯壳也。阳逆躯壳半表上，不右阖半里；血逆躯壳半里下，不左运半表，此为热入血室。曰“阳明病，下血谵语者，此为热入血室”。头，阳也；汗，阴土液也；出，见也。阳逆躯壳半表上，阴土之液不流遍周身，但从头上出。刺，讯决也；期，复其时也；门，主开转也；随，从也；写，输也。讯决阳逆躯壳半表上，阳气不能期复其时，开阖之门不利，从其阳实半表上而输转之，使阳阖午，曰“但头汗出者，刺期门，随其实而写之”。濈，疾也；然，烧也。阳内阖阴络中，血得其阳举，阴土之液得其阳运，表里上下阴阳血气相通，其液疾如火烧，流遍周身，曰“濈然汗出则愈”。

辛

伤寒杂病论阳明篇指归卷之二

汗出谵语者，以有燥屎在胃中，此为风也。须下之，过经乃可下之。下之若早，语言必乱，以表虚里实故也。下之则愈，宜大承气汤。

汗，阴土液也；以，因也；有，得也；燥屎，阴也。阴液外出毛窍，语言多烦者，因阳浮半表上，不阖于午，得半里下阴土不温而躁，曰“汗出谵语者，以有燥屎”。在，察也；胃中，半表上辰土也；风，阳气也；下之，指半里下阴气也。察阳浮半表上，不阖于午，须温疏半里下阴气，寒固半表上阳气，曰“在胃中，此为风也，须下之”。过，失也；经，常也；乱，不治也。阳阖失常，乃可温疏半里下阴气，寒固半表上阳气，阳气尚未失常，温疏半里下阴气，寒固半表上阳气若早，表里阴阳升降不治子午，曰“过经乃可下之，下之若早，语言必乱”。以，用也，因也。用温疏半里下阴气，寒因①半表上阳气之法，因半表上阳气不阖于午，半里下阴实不开于子，［批］阳得阴则强而不虚，阴得阳则健而不实。曰“以表虚里实故也”。愈，进也。温疏半里下阴气前进半表，寒固半表上阳气前进半里，适大承气汤之理，曰“下之则愈，宜大承气汤”。

伤寒四五日，脉沉而喘满，沉为在里，而反发其汗，津液越出，大便为难，表虚里实，久则谵语。

四五日，卯辰时也；沉，里也；喘，阴逆半里上也；满，闷也。阳不藏酉，其阳气往来表里皆浮，至次日卯辰时，半里下阴液失阳气温疏，震动半表经道，故脉沉；里阴失阳气温疏，

① 因：手抄本作“固”，义胜。

震动半表经道，其阴逆半里上，故喘而闷，曰“伤寒四五日，脉沉而喘满”。发，越也。沉为在里之阴液失阳气温疏，震动半表经道，而反越阴土之液外出毛窍，半表经道中阳气顺利半里为之难，［批］经道之阳未得阴和，其阴反越出毛窍为汗，经道之阳失阴和之。曰“沉为在里，而反发其汗，津液越出，大便为难”。久，常于中也。半表阳气失其阴助而表虚，半里阴气失其阳疏而里实，表里阴阳升降失常，则语言多烦，曰“表虚里实，久则谵语”。

三阳合病，腹满身重，难以转侧，口不仁而面垢①，谵语遗尿。发汗则谵语。下之则额上生汗，手足逆冷。若自汗出者，白虎汤主之。

合，聚也。三阳阳气聚半表上，不来复半里下，阴土之阴失阳气温疏②，曰“三阳合病，腹满身重，难以转侧”。口与面，属半里上也。阳得阴则明，阴得阳则运，三阳阳气聚半表上，不来复半里下，阴土之阴失阳气转运半表，明半里上，曰“口不仁，而面垢”。三阳阳气聚半表上，不来复半里下，在下之阴不能转运半表上，和阳内阖，曰“谵语，遗尿”。发扬阴土之液外出毛窍为汗，不和经道中阳阖午，则语言多烦，曰“发汗则谵语”。下之，指半里下阴液也；额上，半里上也；生，出也；手足，应乎表里。半里下阴液不转运半表上，和经道中阳气阖午，其液反出半里额上为汗，表阳无阴助之则两手不温，里阴无阳助之则两足不温，曰“下之则额上生汗，手足逆冷”。若，如也；自，从也；出，进也。如阴液从半里下前进半表上，

① 面垢：即面部如蒙尘垢，洗之不去之色。
② 疏：原作“舒”，据手抄本改。

从毛窍外越，不和经道中阳气阖午者，主白虎汤，固金水表阴阖阳于午，曰“若自汗出者，白虎汤主之”。

二阳并病，太阳证罢，但发潮热，手足漐漐汗出，大便难而谵语者，下之则愈，宜大承气汤。

二阳，阳明也；并，屏也；屏，蔽也；罢，已也。阳明阳气屏蔽半表上，不阖于午，病太阳头项强痛，恶寒证已，但阳气发扬半表上，无阴和之阖午，其热至其时，如江海潮来，不失其信，曰“二阳并病，太阳证罢，但发潮热”。漐漐，汗出貌；而，如也。阴液外出手足，不上和阳气阖午，半表阳气顺利半里为之难，如阴液外出手足，不上和阳气阖午，宜温疏半里下阴液外开于子，寒固半表上，阳气内阖于午，曰“大[①]便难而谵语者，下之则愈，宜大承气汤”。

若渴欲饮水，口干舌燥者，白虎加人参汤主之。

若阳气发扬半表上，无半里下阴液上济，阳阖胃土不润，渴欲饮水，口干舌燥者，主白虎汤。左固金水，表阴阖阳右行，加人参甘寒多汁，助中土不足之阴液，以和其阳，曰“若渴欲饮水，口干舌燥者，白虎加人参汤主之”。

若脉浮发热，渴欲饮水，小便不利者，猪苓汤主之。

发，扬也；热，阳气也。阳气发扬半表，无阴和之，故“脉浮发热，渴欲饮水”。小，半里也；便，顺利也。半里阴液不顺利半表以和其阳者，猪苓汤主之。猪苓、茯苓气味甘平，味甘，禀地气，气平，禀天气，象地天气交之义。滑石甘寒体重，能滑利半里下阴土气滞。泽泻甘寒，气轻形圆，一茎直上能启泽中水阴之精气，上滋其阳。人身经脉，象地之百川；人

① 大：此前手抄本有“手足漐漐汗出”六字。

身血液，象地之水。阿胶气味甘平，与血脉相宜，益土之津液固半表阳浮。上五味，五，土数也。以水四升，先煮四味。□，四方也；□中八字，象阴土之液不可聚一方，当分别八方也。取二升，二，阴数也，象一阳举二阴偶之。而气不浮，去滓，纳阿胶，烊消，温服七合，象阳数得阴复于七也。日三服，象三阳阳数来复半里也。

猪苓汤方

猪苓　茯苓　阿胶　滑石　泽泻各一两

上五味，以水四升，先煮四味，取二升，去滓，纳阿胶烊消，温服七合，日三服。

阳明病，汗出多而渴者，不可与猪苓汤，以汗多胃中燥，猪苓汤复利其小便故也。

阳明半表病，阴液外出毛窍多而渴者，不可与猪苓汤。以，因也；复，再也。因半里阴液外出毛窍多，胃土干燥，不可与猪苓汤，再利其半里阴液外出毛窍，故也。

脉浮而迟，表热里寒，下利清谷者，四逆汤主之。

迟，不足也；表，外也；里，内也；下，半里下也；清，寒也；谷，生也。阳气浮外，不足于内，曰“脉浮而迟”。阳气浮外，不足于内，曰“表热里寒”。四，四方也；逆，不顺也。阳气浮，不足于内，半里下阴液下利而寒生，阳气浮外，不足于内，阳不生于子，则四方气逆不顺，主四逆汤，曰“下利清谷者，四逆汤主之”。天地阳气依附子时而生。人身阳气应乎天地亦依附子时而生。汤中附子气味辛温，助子水中元阳。干姜辛温，甘草甘平，温土之阴。土之阴温，阳气来复，附子时而生，则四方气顺而不逆矣。

若胃中虚冷，不能食者，饮水则哕。

胃中，指半表上阳土也。阳土不虚不冷，赖阴土中阴阳气液温之养之，阴土中阴阳气液不能温养阳土，则胃中虚冷，曰“不能食”。水，阴气也；哕，气逆也。饮水入胃，不有阴土中阳气蒸化，两阴相激，故“饮水则哕”。

脉浮发热，口干鼻燥，能食者则衄。

口窍，应地气主温润；鼻窍，应天气主清润。阳气发扬半表上，不有半里阴液固之，故“脉浮发热”。阳气发扬半表上，不有半里下阴液和阳气发扬半表，半里上温润于口，清润于鼻，故“口干鼻燥”。食为阴，阳气发扬半表上，求阴济之，故“能食”。阳气发扬半表上，不右阖于午，阳络不固，其血循鼻窍外出，曰“则衄”。

阳明病，脉浮而紧，咽燥口苦，腹满而喘，发热汗出，不恶寒反恶热，身重。若发汗则躁，心愦愦，反谵语。若加烧针，必怵惕①，烦躁不得眠。若下之，则胃中空虚，客气动膈，心中懊侬，舌上苔者，宜栀子豉汤主之。

阳开于子，明于卯，为之阳明也。阳明卯时病，阳气浮半表上，半里下阴液紧而不舒，曰“阳明病，脉浮而紧”。咽因地气以温润，阳气浮半表上，阴液紧半里下，不能上润至咽，曰“咽燥”。阳气浮半表上无阴济之，火气上炎，曰“口苦”［批］火炎上则口苦。阳气浮半表上，半里下阴土不疏，曰“腹满而喘”。如阴液从阳气交蒸半表上，曰“发热汗出，不恶寒反恶热”。阴阳气液交蒸半表上而气浮，肌体之阴失其阳健，曰“身重”。若阴液从阳气浮半表上为汗，半里下阴土失其阳温则躁，曰“若发汗则躁”。愦愦，乱也。阴阳气液俱浮半表上，不来复

① 怵惕：恐惧。

半里下，而心气不清，为之昏乱多言，曰“心愦愦，反谵语”。加，上也；烧，热也；阳，气也；针，机缄也；怵惕，恐惧貌；眠，目合也。若阳气浮半表上，不还半里下，机缄中阳虚，必证恐惧，曰“若加烧针，必怵惕”。半表上阳失阴固而烦，半里下阴失阳温而躁，曰“烦躁”。半表上阳失阴阖，曰“不得眠”。下之，指半里下阴液也。阳明半表上，若半里下阴液不上交胃土，则胃气不足，曰“若下之，则胃中空虚”。客，寄也；膈，胸膈也；懊侬，心中恨乱难言也；舌，属半里上也。阳气寄半表上，不下降半里，动于胸膈，阴阳气液不治子午，心中恨乱难言，半里上阴失阳化，舌上苔生，曰“客气动膈，心中懊侬，舌上胎者，宜栀子豉汤主之”。宜，适理也；适栀子豉汤之理即主之，栀子黄赤，气味苦寒，固半表上阳气回还半里；豆豉宣发半里下阴液回还半表，令阴阳气液调和表里也。

阳明病，下之，其外有热，手足温，不结胸，心中懊侬，饥不能食，但头汗出者，栀子豉汤主之。

下之，指半里下阴液也；外，表也；有，得也；热，阳气也。阳明于卯病，半里下阴液不①上和其阳，其表得阳不得于阴，曰“阳明病，下之，其外有热”。手足，指脾土也；温，和也。土之阴液不上和其阳②，曰“手足温，不结胸”。心中恨乱难言，是脾土深奥处，阴液不上和阳气外明半表，震动于辰，来复于午，曰“心中懊侬”。谷不熟，曰“饥”。阳气外明于卯，地天之气应之，常交甘雨时行，五谷方熟。是时地之阴液不升，甘雨不行，五谷不熟，曰“饥不能食，但头汗出”。句此

① 不：此后原衍“不”字，据手抄本删。

② 阳：此后手抄本有“其水未结心下”六字。

特明地之阴液不能上和其阳，外明半表内阖半里，流遍周身，曰“但头汗出者，栀子豉汤主之”。栀子苦寒，固半表阳气回还半里，香豉苦温，宣发半里阴液回还半表，表里阴阳气液升降相合则愈。

阳明病，发潮热，大便溏，小便自可，胸胁满不去者，小柴胡汤主之。

大，半表也；溏，水气濡滞也。水气濡滞半里，不和阳气顺利半表，阳明半表时无阴和之，阳气浮外发热，如江海潮来，不失信也，曰“阳明病，发潮热，大便溏”。小，半里也；自，从也；可，肯也；去，行也。阳明半表无阴液从里至表，肯和阳阖，胸胁气滞不行，曰“小便自可，胸胁满不去者，小柴胡汤主之”。主小柴胡汤益半表上阴液和阳内阖，阳气内阖，其热不潮，半表阴得阳运，其水不濡滞，半里胸胁气行，自不作满。

阳明中风，脉弦浮大而短气，腹都满，胁下及心痛，久按之气不通，鼻干不得汗，嗜卧，一身及面目悉黄，小便难，有潮热，时时哕，耳前后肿，刺之少差，外不解，病过十日，脉续浮者，与小柴胡汤。脉俱浮，无余证者，与麻黄汤。若不尿，腹满加哕者，不治。

弦，数也；浮，阳气浮也。阳明阳气得浮半表上，无半里阴液和其阳阖，脉应之数而浮，曰“阳明中风，脉弦浮”。大，半表也；腹，复也；都，土也；满，闷也。阳得阴助，其气不短。[批] 阳得阴助，其气不短；半表阴得阳运，其气不滞半里。阳气得浮半表上无阴助之，则短气，阳气得浮半表上不来复半里下，土中阴土气滞而闷，曰“大而短气，腹都满”。及，连累也。阳气得浮半表上，胁下枢滞连累心气不通而痛，曰“胁下及心痛”。久，常于中也；按，抑也。若中土阴气抑遏不通，升降失常，在内之阴液不能外荣半表上，致鼻窍作干无汗，曰“久按之，气不通，鼻干不得汗”。汗，阴土液也。肌土阴失阳运，土色不荣，曰“嗜卧，一身及面目悉黄”。[批] 里阴重浊不能和阳气上枢，故“嗜卧”。难，患也。半里阴液患不利半表上和阳阖，至其时，发热如潮，曰“小便难，有潮热”。哕，气逆也。阳浮半表，阴滞半里，时时气逆于口，曰“时时哕”。耳前后，属少阳部署，少阳阳气枢阖失时，气液壅滞于上，曰“耳前后肿”。刺，讯决也；之，指表里阴阳也；差，不齐也；外，表也；解，缓也。讯决表里阴阳气液不齐子午，表阳不有阴缓，曰“刺之少差，外不解”。过，失也；十日，酉时也。阴得阳则生，病阳气失阖于午藏于酉，阴液不生，半表阳无阴和，继续而浮者，与小柴胡汤，益半表上阴液，运转枢机阖阳于午藏于酉，曰“病过十日，脉续浮者，与小柴胡汤”。余证，他证也。脉之尺寸俱浮，无他证者，与麻黄汤，起阴土之液外出半表，以和其阳，曰“脉俱浮，无余证者，与麻黄汤”。如阳气不来复，腹里阴土气逆不左运，阳土气逆不右转，阴阳气液不治子午，曰“若不尿，腹满加哕者，不治”。

阳明病，胁下硬满，不大便而呕，舌上白胎者，可与小柴胡汤。上焦得通，津液得下，胃气因和，身濈然而汗出解也。

胁下，属半表半里部署；硬，坚也；满，闷也。阳明阳气浮半表上，半里下阴失阳运，阴液坚结胁下作闷，曰“阳明病，胁下硬满”。大，半表也；便，顺利也。阳明阳气浮半表上，不顺利半里，胃土气逆，曰“不大便而呕”。白，阴气也。阳气不顺利半里，里阴失其阳化，则舌上胎生白色，可与小柴胡汤，益半里上阴液阖阳于午，曰“舌上白胎者，可与小柴胡汤”。[批] 半里阴失阳化则舌上苔生，“苔”同“胎”。通，顺也；

下，半里下也；解，除也。上焦阳气得顺半里，半里阴液得顺半表，阴阳气液和利表里，周身濈然而汗出，阴得阳运，胁下硬满自除，阳得阴缓，胃气自和，曰“上焦得通，津液得下，胃气因和，身濈然而汗出解也”。

阳明病，自汗出，若发汗，小便自利者，此为津液内竭，虽硬不可攻之，当须自欲大便，宜蜜煎导而通之。若土瓜根及与大猪胆汁，皆可为导。

自，从也；汗，阴土液也。阴土之液，从阳气外出半表毛窍，不和经道阳气内入半里，曰“阳明病，自汗出”。小，半里也；便，顺利也。阴土之液得阳运行，始能分别表里，若半里阴液发扬半表，外出毛窍不回还，自利半里者，半里液少，曰“若发汗，小便自利者，此为津液内竭”。硬，坚也。阴液内竭，阴土之气虽坚于里，不可用大承气汤温疏坚结之阴，曰“虽硬不可攻之”。须，取也；自，用也；欲，爱也；导，引也。当取用土性贪爱之味以投之，何也？土性喜柔喜甘，［批］胃土喜柔，脾土喜刚。故以蜜之性柔甘润之味，导引半表阳气阖午，温柔阴土燥坚，曰“当须自欲大便，宜蜜煎导而通之”。瓜，名土瓜根，［批］土瓜根即栝楼根，名天花粉也。禀水土精气交纽其中而结成；瓜之藤蔓，善引于上，象人之筋脉由下引上。取其根，禀土木酸甘气味，引脉中阴液上升，若土之阴液未竭，不能上升和阳阖午，用之导引脉中阴液上济其阳。猪为水畜，体静；胆汁味苦色青，禀五行精水结成，能固水火金木四维之气交固土中。若土之阴液过出半表毛窍，其阳气不能内固，取胆汁导引阳气固于土中，曰“若土瓜根及与大猪胆汁，皆可为导”。如阴土液竭不能固阳，非蜜性甘柔导之不可。

蜜煎导方

蜜七合，一味，内铜器中，微火煮之，稍凝如饴，搅之勿令焦著，欲可丸，并手捻作挺，令头锐，大如指头，长二寸许。当热时急作，冷则硬。以纳谷道中，以手急抱，欲大便时乃去之。

猪胆汁方

大猪胆汁一枚，取泻汁，和醋少许，灌谷道中，如一食顷，当大便出宿食恶物，甚妙。

按蜜煎导、猪胆汁二方，下之治法，非仲景原文，何也？人身津液气血包藏躯壳肌肉中，全赖太阳大气运行内外，始能分别表里。此条论“阳明病，自汗出，至津液内竭”句，谓阴土之液从阳气外出，外表不和阳气内入半里，半里液少，津液内竭，所以曰“虽硬不可攻之”。硬，谓阴土之阴失阳气温疏而硬，阴土之阴尚失阳气温疏，自解其硬，何能反以蜜煎如饴，作挺状，大如指头，长二寸许，纳谷道中。试问以蜜煎如饴作挺，冷则硬，何能以硬治其硬？若疑肠中有燥屎，蜜在谷道口，其坚硬之，蜜何能自至肠子上，能润其硬，屎下出也？窃思误解之原因，论中云：“虽硬不可攻之，当须自欲大便，宜蜜煎导而通之”等句，惜未解，伤寒论中论大便之理，所以错也。取甘平性柔之物煎饮，顺其土性，投其所欲，得蜜之柔，和阳气自不浮外而内阖矣，土瓜猪胆汁方当亦可知也。

阳明病，脉迟，汗出多，微恶寒者，表未解也，可发汗，宜桂枝汤。

脉道中阳得阴助，不迟半表；阴得阳助，不迟半里。阳明半表阴液外出毛窍多，阳失阴助而脉迟滞，曰“阳明病，脉迟汗出多”。微，幽微处也；表，半表也；解，缓也；发，去也。阳明半表幽微处之阴失其阳温而恶寒，阳明半表不有阴缓，向幽微处内入，可去外出之汗，适桂枝汤甘温之理，温半里上之阴，半里上阴温土疏，阳气来复，再啜热稀粥，助脉中阴液和阳气阖午藏酉，曰“微恶寒者，表未解也，可发汗，宜桂枝汤”。

阳明病，脉浮，无汗而喘者，发汗则愈，宜麻黄汤。

脉①明半表脉中，阳无阴固而气浮，曰“阳明病，脉浮”。阳明半表，阴土之液不和阳气转运半表，外达毛窍为汗，肌表阴塞，其气逆半里上从口出，而喘。发，开也。适麻黄汤，苦甘温之理，开阴土之液，外达毛窍则愈，曰“无汗而喘者，发汗则愈，宜麻黄汤”。

阳明病，发热汗出，此为热越，不能发黄也。但头汗出，身无汗，剂颈而还，小便不利，渴引水浆者，此为瘀热在里，身必发黄，茵陈蒿汤主之。

阳明半表无阴和之，阳气浮外发热。越，扬也。阳明半表，阴土之水和阳气外扬为汗，土得水荣，曰“阳明病，发热汗出，此为热越，不能发黄也”。阳明半表，阴土之水不和阳气外扬流遍周身，只从头上出，曰“但头汗出，身无汗，剂颈而还”。小，半里也；渴，水停也；瘀，住也；在，居也。水停半里，不外出为汗，其水如米汁，相将牵引肌中者，此为阳住半表上，阴居半里下，阴失阳固发热，土失水荣发黄，曰“小便不利，渴引水浆者，此为瘀热在里，身必发黄，茵陈蒿汤主之”。《经》云：“春三月，为发陈阳气。”阳气发扬半表上，水气停半里下，不能因陈致新，茵陈味苦微寒，禀冬令寒水之精，具阳春生发之气，能因陈致新；合栀子苦寒，导阳气右降，阳往

① 脉：手抄本作“阳”。

半表上，阴居半里下，土气不疏；以大黄[①]味苦气寒，外坚表阴，内疏土气，阳得阴固，阴得阳疏，则阴阳气液左行右降，曰“茵陈蒿汤主之”。上三味，以水一斗，象十二地支，来复之数；先煮茵陈，减六升，象阴数得阳变于六也；纳二味，象一阳举二阴偶之；煮取三升，去滓，分温三服，象三阳阳数还于右复于左。小，半里也。服汤后，半里之阴当利，半里下所停之水不能外利半表为汗，从尿下出，故如皂荚[②]汁状。赤，阳气也；腹，复也。阳气来复，腹里从子左开，其水当从阳气运行半表，水液流通，而黄去也，曰“色正赤，一宿腹减，黄从小便去也”。

茵陈蒿汤方

茵陈蒿六两　栀子十四枚　大黄二两，去皮

上三味，以水一斗，先煮茵陈减六升，纳二味，煮取三升，去滓，分温三服。小便当利，尿如皂荚汁状，色正赤，一宿腹减，黄从小便去也。

阳明病，其人喜忘者，必有蓄血。所以然者，本有久瘀血，故令喜忘。屎虽硬，大便反易，其色必黑，宜抵挡汤下之。

证，验也；蓄，积也。验其人阳明半表时其神不明，而喜忘者，［批］《庄子·达生篇》云：“气下而不上则使人善忘”。气下而不上谓阴气下而不上也。必有积血，曰“阳明证，其人喜忘者，必有蓄血”。本，始也；有，得也；久，常于中也。阳得阴则明，始得之血积于中，阴液不利半表上，其神不明，令人善忘，曰“所以然者，本有久瘀血，故令喜忘”。屎，阴也；

① 黄：原作“苦”，据手抄本改。
② 荚：原作“角”，据手抄本改。

硬，坚也；大，半表也；便，利也。阴阳不相上下，谓之反；生生不已，谓之易。已土阴坚，虽失半表阳气阖午温疏其阴，未证喜忘，血积于中，阴液不利半表上，生生不已之阴不交易半表，其神不明，曰“屎虽硬，大便反易”。色，指面色也；黑，晦也。血积于中，阴液不利半表上，面色晦而不明，曰“其色必黑，宜抵挡汤下之”。下其积血，使生生不已之阴，交易半表上，其神明，其色荣，自不善忘。

阳明病，下之，心中懊侬而烦，胃中有燥屎者，可攻。腹微满，初头硬，后必溏，不可攻之。若有燥屎者，宜大承气汤。

下之，指半里下阴土也。阳明半表病，半里下阴土之液，不上济其阳，心中恨乱难言，曰“阳明病，下之，心中懊侬”。烦，阳失阴和也；胃中，指半表上辰土也；有，得也；燥屎，阴也。阳明半表辰土中，无阴和之而烦，得半里下已土之阴，无阳温之而坚，曰“而烦，胃中有燥屎者，可攻”。微，无也；初，始也；头，阳也；坚，强也；后，半里也；必，表识也；溏，水气濡滞也；腹无满，指阴土之阴不坚也。惟始开之阳浮半表下，半表上经道之阴失阳气温疏而项强，阳浮半表下，半里上阴失阳温，表识水气濡滞半里，曰“腹微满，初头硬后必溏，不可攻之”。如得半里下已土阴坚者，适大承气汤温多寒少之理，温疏半里下已土阴坚，寒固半表上阳气，曰“若有燥屎者，宜大承气汤”。

病人不大便五六日，绕脐痛，烦躁，发作有时者，此有燥屎，故使不大便也。

大，半表也；便，顺利也；五六日，辰巳时也；脐，属半里下也；痛，不通也；烦，阳失阴和也；躁，阴失阳温也。病人不有半表阳气顺利半里，半里下阴失阳温，不通而痛，至其时，半表上阳失阴和而烦，半里下阴失阳温而躁，绕脐痛，烦躁，发作质是时者，此得半里下己土阴坚，故令半表阳气不顺利半里也，曰“病人不大便五六日，绕脐痛，烦躁，发作有时者，此有燥屎，故使不大便也”。

病人烦热，汗出则解，又如疟状，日晡所发热者，属阳明也。脉实者，宜下之；脉浮虚者，宜发汗。下之与大承气汤，发汗宜桂枝汤。

阳运半表，阴土之液不和阳气转运半表上，阳失阴和则烦热作，阴土之液和阳气转运半表上，阳得阴和，则烦热解，曰“病人烦热，汗出则解”。日晡，未申时也。阴土之液，不转运半表上，和阳气向幽微处去藏于酉，至未申时，阳失阴和，［批］土以虚为补，阴土得阳则虚而不实，阳土得阴则实而不虚。又如疟状发热，曰“又如疟状，日晡所发热者，属阳明也”。下之，指半里下阴也。半表脉中阳气不藏于酉，半里下戊土气实不虚，宜温疏半里下戊土气实，曰“脉实者，宜下之”。发，舒也；汗，阴土液也。

半里①脉中阴阳气液浮半表下，不足半里上，宜温疏半里上未土气虚，曰“脉浮虚者，宜发汗”。温疏半里下土实，与大承气汤，温疏半里上土虚，宜桂枝汤，曰“下之，与大承气汤，发汗，宜桂枝汤”。

病人小便不利，大便乍难乍易，时有微热，喘冒不能卧者，有燥屎也，宜大承气汤。

小，半里也；大，半表也；乍，忽也；微，无也。病人病半里阴液不利半表，半表阳阖，忽难忽易，外证身热，时有时

---

① 里：原脱，据手抄本补。

无，曰“病人小便不利，大便乍难乍易时，时有微热”。喘，疾气也；冒，覆也；卧，寝也。半里阴液不利半表，其阴气上疾于口，半表阳气不利半里，其阳气上覆于首，如有物蔽，不能寝者，质半里下己土阴坚，适大承气汤，温多寒少气味，温疏半里下己土阴坚，寒固半表上阳气阖午，曰“喘冒不能卧者，有燥屎也，宜大承气汤”。

食谷欲呕者，属阳明也，吴茱萸汤主之。得汤反剧者，属上焦也。

食入于阴，长气于阳，阳逆半表上，无阴固之，内阖于午，阴逆半里上，无阳运之，外开于子，食其谷，阴无阳化则欲呕，曰“食谷欲呕者，属阳明也”。浊阴逆半里上，非威烈气味不能冲开。以茱萸大辛大温气味，威烈能冲开半里上浊阴，使之须臾下降；生姜辛温，化气横行，能疏泄土气，温通半里阴液，使之左开；以人参甘寒，大枣味浓汁厚，能固半表上阳气，使之阖午，曰“吴茱萸汤主之”。剧，甚也；上焦，指半表上阳气也。得汤反呕甚，[批] 无半里上阴逆不降，有半表上阳气不阖，此小柴胡汤法也。是无半里上阴逆不降，有半表上阳气不阖，得辛温气味，更逆，曰“得汤反剧者，属上焦也”。上四味，四字从□，从八，象阴阳气液转运八方，不可聚一方也。以水七升，象阳数得阴复于七。煮取二升。二，阴数也，象一阳举二阴偶之。去滓，温服七合，日三服，象阳数得阴复于七，阴数得阳开于一也。

吴茱萸汤方

吴茱萸一升　人参三两　生姜六两，切　大枣十二枚，擘

上四味，以水七升，煮取二升，去滓，温服七合，日三服。

脉阳微而汗出少者，为自和也，汗出多者，为太过。阳脉

实，因发其汗，多者亦为太过。太过，为阳绝于里，亡津液，大便因硬也。

脉，血脉也；阳，半表也；微，衰也；汗，阴土液也；少，不多也。脉中阳气衰半表上，而阴土之液出半表上为汗，不多者，其阴阳气液自能相和表里，曰“脉阳微而汗出少者，为自和也”。阴土之液外出半表上多者，阴阳气液不能自和表里，曰“汗出多者，为太过”。发，扬也。阳气充实半表上，阴土之液随阳气外扬，半表上为汗出多者，阳无阴和，阳气不内阖半里，曰“阳脉实，因发其汗多者，亦为太过”。绝，不续也；亡，贫也。阴土之液外出半表多，其阳气不能接续于里内生其阴，里阴贫乏，半表阳气因之不能顺利半里，半里土之阴失其阳温，因之坚，曰“太过，为阳绝于里，亡津液，大便因硬也”。

脉浮而芤，浮为阳，芤为阴，浮芤相搏，胃气生热，其阳则绝。

芤，空也；浮，为阳浮半表上。芤，为阴空半里下，曰“脉浮而芤”。浮为阳，芤为阴；搏，至也；胃气，指半表上也；热，阳气也；绝，不续也。如阳浮半表上，阴空半里下，阴阳气液不相至，阴不至半表上，阳气不内阖于午，则“生热”。阳不至半里下，阴液不外开于子，其阳不续，［批］阳无阴不续，阴无阳不续。曰“浮芤相搏，胃气生热，其阳则绝”。

趺阳脉浮而涩，浮则胃气强，涩则小便数，浮涩相搏，大便则难，其脾为约，麻仁丸主之。

趺与跗同，附也；足，背也；足背，属半里下脉中阳道也。阳气由半里下附子时而开，阳得阴缓，其气开而不浮，阴得阳运，其气滑而不涩，阴失阳缓，开则气浮，阴失阳运，涩而不滑，曰“趺阳脉浮而涩”。胃气，指半表上也；强，胜也。阳失阴缓其气浮，浮则阳胜半表上，曰“浮则胃气强”。小，半里也；数，疾也。阴失阳运，其气涩，涩则阴疾半里下，曰“涩则小便数”。抟，至也；难，患也。半里下阴液不至半表上，阳气不内阖于午患于半表，半表上阳气不至半里下，阴液不外开于子，疾于半里，阳浮半表上，阴疾半里下，阴阳气液开阖为之爽约，曰“浮涩相抟，大便则难，其脾为约，麻仁丸主之”。阳浮半表上不阖于午，阴涩半里下不开于子，关节中气滞不利。麻子仁甘温性滑，利关节之阴；芍药苦平，枳实臭香形圆，合大黄臭香，疏泄土中气滞；厚朴苦温炙香，助脾气以左升，杏仁苦温柔润，助肺气以右降。上六味，象阴数得阳变于六；以蜜为丸，蜜乃诸花气味酝酿合一，能和诸药养其中气；为丸不为汤者，取丸，圆转也，圆转中气，升降左右阴阳。饮服十丸者，饮，米饮也；十丸者，象天生地成十数也；日三服者，象三阳阳数来复半里也。渐加，以知为度。阴阳相交为知，渐加其丸，使半里下阴液上与阳气相交，固阳内阖半里以为度也。

麻仁丸方

麻子仁二升　芍药半斤　枳实半斤，炙　大黄一斤，去皮　厚朴一尺，炙香，去外粗皮　杏仁一升，去皮尖，炒，别作脂

上六味，为末，炼蜜为丸，桐子大，饮服十丸，日三服，渐加，以知为度①。

太阳病三日，发汗不解，蒸蒸发热者，属胃也，调胃承气汤主之。

三日，寅时也；发，越也；汗，阴土液也；解，缓也；蒸

① 以知为度：服药到病情基本好转即可，不必等痊愈再停药，避免服药过量。

蒸，发热阳气上达也；属，聚也；胃，指半表上也。太阳开病，寅时阳气上达，阴液越出毛窍，其阴不缓其阳，阳气聚半表上。［批］阳气聚半表上，阳土化燥，阳土，胃土也。发热，主调胃承气汤，甘苦咸寒气味，合化阴气，固阳阖午，曰“太阳病三日，发汗不解，蒸蒸发热者，属胃也，调胃承气汤主之”。

太阳病，若吐、若下、若发汗，微烦小便数，大便因硬者，与小承气汤和之愈。

若，不定之辞；吐，呕也；下，半表下也；发，起也；微，无也；烦，从火，从页。太阳阳开气浮，病阴土之液，或逆半里上从口呕吐，或逆半表下从谷道旁泄出，或随阳气起于半表，从毛窍泄出为汗，阳浮半表，其阳无阴固之，而生烦，曰“太阳病，若吐、若下、若发汗”。微，烦；小，半里也；数，烦数也；大，半表也；硬，坚也；之，往也。若阳气浮半表，半里阴液数于半表，外出毛窍，半表之阳因之强，与小承气汤，寒多温少，取微温气味，温疏半里阴气，重苦寒气味，固半表阳强，半里阴温气疏，阳气自和，阴液往半表上阖午藏酉，曰“小便数，大便因硬者，与小承气汤和之愈”。

伤寒吐后，腹胀满者，与调胃承气汤。

吐，出也；后，半里也；腹，复也；胀，从长。阳气吐出半里上，不来复半里下，阴土之阴不左长者，与调胃承气汤，咸甘气味，固半里上阳气藏酉，半里下阴得阳温，其阴左长，其腹不胀满，曰“伤寒吐后，腹胀满者，与调胃承气汤”。

得病二三日，脉弱，无太阳、柴胡证，烦躁，心下硬。至四五日，虽能食，以小承气汤，少少与，微和之，令小安。至六日，与承气汤一升。若不大便六七日，小便少者，虽不能食，但初头硬，后必溏，未定成硬，攻之必溏。须待小便利，屎定成硬，乃可攻之，宜大承气汤。

二三日，丑寅时也；弱，不足也；心下，脾土也。得阳浮半表下，脉中阴液不足以固阳气交纽丑土，引达于寅，上温半表经道之阴，当有太阳病头项强痛而恶寒证，有不能食、胁下满痛、面目及身黄、颈项强、小便难者，柴胡证，不有太阳柴胡证，惟阳浮半表，无阴固之而烦，半里无阳温之而躁，脾土失阳气温疏而坚，曰“得病二三日，脉弱，无太阳柴胡证，烦躁，心下硬”。四五日，卯辰时也；虽，推也；食，阴也；小，半里也。至其时，烦躁、心下硬，推之能食之，原明半表上阳多阴少，［批］阳至卯辰，未至巳午。恐寒之，其阳不能上升右降，阴液下陷不能左行，故以小承气汤，少少与，微和之，令小安。得阳土气热，求阴济之，故能食，以小承气汤，寒多温少气味。寒固半表上阳气，温和半里上阴气，少少与，令阴阳气液相和，交蒸于午，内阖于半里，以安伏藏之性，曰“至四五日，虽能食，以小承气汤，少少与，微和之，令小安”。六日，巳时也。至其时，阳气不还于巳，与小承气汤一升，［批］阳气至巳，不回还阖午，故与小承气汤一升，不曰“少少与”。固阳气还巳阖午，曰“至六日，与承气汤一升”。大便，指半表也；六七日，巳午时也；小便，指半里也；少，不多也。若不有半表阳气还巳阖午，推之不能食之原，明半里下阳少阴多，得阳①土气寒，不能分别水谷，曰“若不大便六七日，小便少者，虽不能食”。初，始也；头，阳也；硬，强也；后，半里也；必，表识也；溏，水气濡滞也；定，凝也；成，就也。凡始开之阳，得浮半表下，半表上经道之阴失阳气温舒，当头项

① 阳：手抄本作“阴”。

强痛，阳浮半表下，半里上阴失阳温，表识水气濡滞半里，半里下水土之气未凝就坚，若以苦寒、咸寒气味攻之，水土之气下泄，曰“但初头硬，后必溏，未定成硬，攻之必溏”。屎，阴也。须待半里之阳气顺利半表上，不阖于午，半里下阴凝就坚，乃可攻之，适大承气汤。温多寒少气味，温疏半里下戊土阴坚，咸寒固半表上阳气阖午。曰“须待小便利，屎定成硬，乃可攻之，宜大承气汤”。

伤寒六七日，目中不了了，睛不和，无表里证，大便难，身微热者，此为实也。急下之，宜大承气汤。

六七日，巳午时也；了了，慧也。阳得阴济则光明于上，而睛和；阳失阴济，则光昏于上，而睛不和。阳不藏酉，阴土之液不生，至巳午时，阳旺半表上，少阴济之，目光失去聪慧，而睛不和，曰“伤寒六七日，目中不了了，睛不和”。无，不有也；便，即也；难，拒也。不有半表阳气还于半里，不有半里阴液还于半表，半表阳气即拒而不阖，曰“无表里证，大便难”。微，无也；热，阳气也；实，脾土阴实也。阳气拒半表上不阖于午，其身当热，身无热者，［批］五六月间，久旱不雨，天气即凉而不热。无半里下阴液交蒸于午，此为脾土气实，曰“身微热者，此为实也”。下，指半里下戊土阴也；之，指半表上阳气也。适大承气汤，重苦温气味，急温疏半里下脾土阴实，使阴左行，取咸寒气味，急固半表上阳气，使阳右阖，曰“急下之，宜大承气汤”。半里下阴土气实，无阴液上济其阳，则阴脱，急宜大承气汤，温疏土气，否则阴脱不治，《经》云：“脱阴者，目盲”。

阳明病，发热汗多者，急下之，宜大承气汤。

发，扬也；热，阳气也；下，指半里下戊土也；之，指半表上阴阳气液也。病阳气发扬半表上，阴土之液随阳气外泄为汗多者，急宜温疏半里下土气，寒固半表上，阴阳气液阖午，勿使太过，半表上迟，则阴液内竭，阳气不能接续半里，而相离矣，曰“阳明病发热，汗多者，急下之，宜大承气汤”。

发汗不解，腹满痛者，急下之，宜大承气汤。

阳气发扬半表上，阴土之液外泄毛窍，其阴不缓阳气阖午，半里下阴失阳疏，而腹满痛者，急宜温疏半里下土气，寒固半表上阳气阖午，阳阖，阴液随之亦阖，曰“发汗不解，腹满痛者，宜大承气汤”。

腹满不减，减不足言，当下之，宜大承气汤。

腹，为阴；满，闷也；当，主也。半表上阳气不阖于午，半里下阳气不足，阴失阳疏而闷，主温疏半里下土气，寒固半表上阳气阖午，曰“腹满不减，减不足言，当下之，宜大承气汤”。

阳明少阳合病，必下利，其脉不负①者，顺也。负者，失也，互相克贼，名为负也。脉滑而数者，有宿食也，当下之，宜大承气汤。

合，同阖。阳明主阖，少阳主枢，少阳经气从阳明阖而不枢，阳气不枢，表识阴土中阴液下利，曰“阳明少阳合病，必下利”。顺，和也。脉中之阳，不失阴和，曰“其脉不负者，顺也”。脉中之阳，失其阴和，曰“负者，失也”。克，胜也；贼，害也。阴阳气液不交互表里脉中而互相胜害，曰“互相克贼，名为负也”。滑，利也；数，急疾也；有，得也；宿，住也；食，伪也；下，指半里下戊土也；之，指半表上阳气也。

① 负：症状与脉象不符。

半表上阳失阴和，半里下阴失阳疏，其阳气往来表里脉中而急疾者，得阴土之液住下，不能交互半表，和阳气于脉中，如人伪言爽约，主温疏半里下戊土之阴寒，固半表上阳气阖午，适大承气汤之理，曰“脉滑而数者，有宿食也，当下之，宜大承气汤”。

病人无表里证，发热七八日，虽脉浮数者，不可下之。假令已下，脉数不解，合热则消谷喜饥。至六七日，不大便者，有瘀血也，宜抵挡汤。若脉数不解，而下不止，必协热而便脓血也。

七八日，午未时也。病人无半表阳气还于半里，则无半阴液还于半表，阳失[①]阴和，证发热，午未时，其阳无阴和，则不能阖午向幽微处去藏于酉，曰“病人无表里证，发热七八日”。虽，推也；数，烦数也，疾也。推之阳气烦数，半表上无阴和缓，阴疾半里下无阳疏通，可用大承气汤下之，曰“虽脉浮数者，不可下之[②]”。合，聚也。假令已用过大承气汤下之，半表脉中阳气数而不有阴缓，聚热半表上不阖不藏，则证消谷喜饥，曰“假令已下，脉数不解，合热则消谷喜饥”。六七日，巳午时也；大，半表也；便，顺利也；有，质也。至巳午时，不有半表阳气顺利半里者，质半里下瘀血阻滞，宜攻腹里经径中至阴处之积瘀，曰“至六七日，不大便者，有瘀血也，宜抵挡汤”。若，如也；下，半里下也；止，足也；协，和也。如半表脉中阳数不有阴缓，而半里下阳气不足，必聚热半表上，不阖不藏，半里下阴液与血失阳气蒸运留滞络中，而利脓血，曰“若脉数不解，而下不止，必协热而便脓血也”。

① 失：原作“和”，据手抄本改。
② 下之：原作“之下”，据手抄本改。

伤寒发汗已，身目为黄。所以然者，以寒湿在里不解故也。以为不可下也，于寒湿中求之。

阳不藏酉，阴土之液亦随阳气发扬半表上止而不藏，阳不藏酉，阴土之液不生，土失水荣，曰“伤寒发汗已，身目为黄”。为，使也；寒，阴气也；湿，水气也；解，开也。使黄，之所以然者，因阳不藏酉，在里之阴失阳气温生，水气不左开，曰“所以然者，以寒湿在里不解，故也”。为，治也。以治法不可用茵陈蒿汤下之，当于寒湿门中，温土藏阳生阴之法治之，曰“以为不可下也，于寒湿中求之”。

伤寒七八日，身黄如橘子色，小便不利，腹微满者，茵陈蒿汤主之。

七八日，午未时也。阳不藏酉，半里下阴土之液，不得阳气转运半表上，正于午荣乎未土，土色外现，致身黄如橘子色，[批]“橘子黄”谓黄而兼绿也。绿为青色，青为木气，木气从阳达外，不从午辰，天之金气内固，还未辰之中土也。曰“伤寒七八日，身黄如橘子色”。微，幽微处也。半里之阴不利半表，腹中幽微处水气不左行而致满，曰“小便不利，腹微满者，主茵陈蒿汤”。疏其土气，发陈水气，利于半表，以固其阳，阳内固，水气运行，其黄自除，曰“茵陈蒿汤主之”。

伤寒身黄发热者，栀子柏皮汤主之。

阳不藏酉，阴土之液不左行，土失水荣而身黄，阳失阴固而发热者，栀子柏皮汤主之。栀子、柏皮气苦味寒，合甘草极甘，苦甘气味，合化阴气，固阳藏酉，阳内固，阴液左行，身黄、发热自解。上三味，象阳数也；以水四升，象阴数得阳分别八方也；煮取一升半，象阳数得阴藏酉开子，来复半表也；分温再服，再，二也，象一阳举二阴偶之，回还半里也。

栀子柏皮汤方

栀子十五个，擘　甘草一两，炙　黄柏二两

上三味，以水四升，煮取一升半，去滓，分温再服。

伤寒瘀热在里，身必发黄，麻黄连轵[①]赤小豆汤主之。

瘀，住也；热，阳气也；在，居也；里，半里也。阳住半里上不藏于酉，阴居半里下不开于子，阳失阴固而热，阴液不能屈伸半表，表识土失水荣而发黄，曰“伤寒瘀热在里，身必发黄，麻黄连轵赤小豆汤主之”。麻黄苦温，开肌土水气；赤小豆甘酸，敛肌土阳气；连轵苦平，翘，举也，举肌土水气以和阳；梓白皮[②]苦寒，梓，从辛，属金，坚肌表金气以固阳；杏仁苦温柔润，滑利肌土中关节气滞；生姜辛温，化气横行，疏泄肌土中水气；阳不藏酉，土味不足于里，以甘草极甘培之；阳不藏酉，阴液不足于里，以大枣汁厚益之。上八味，象阴数得阳正于八。以潦水[③]一升。潦水，大雨也，雨出地气，天之雨从地中次第上升也。一斗，十升也，象天生地成十数，转运四方也。先煮麻黄，再沸，去上沫，纳诸药，煮取三升，象三阳阳数得阴来复半里下也。分温三服，象三阴阴数得阳，来复半表上也。半日服尽，象半里下阴液上举，得阳正于八也。

麻黄连轵赤小豆汤方［批］轵，即翘也。

麻黄二两，去节　赤小豆一升　连翘二两　杏仁四十个，去皮尖生　大枣十二枚，擘　生姜二两　生梓白皮一升　甘草二两，炙

上八味，以潦水一斗，先煮麻黄再沸，去上沫，纳诸药，煮取三升，分温三服，半日服尽。

---

① 连轵：即连翘。

② 梓白皮：即桑白皮。

③ 潦：即涝。雨水过多。

伤寒杂病论少阳篇指归卷之三

少阳之为病，口苦，咽干，目眩也。

少阳由子左枢，阴土之液亦随之左枢，阴液不随阳气左枢，阳失阴和，则曰“火”，火炎上则病“口苦”。咽属半表上，因地气温润，阴土之液不随阳气上枢半表温润于咽，则病“咽干”。阳得阴则静，阳气上开于目，阳失阴清，阳气不静，则病目眩，曰“少阳之为病，口苦，咽干，目眩也”。

少阳中风，两耳无所闻，目赤，胸中满而烦者，不可吐下，吐下则悸而惊。

阳得阴则清，得阴则明，阳气转运半表，明于卯，阳失阴气清明，清窍失清，两耳为之无所闻。赤，火色也。阳气上开于目，失阴气清明，火炎于上，目色为之赤。胸应天气主清降，阳气转运半表上，天气不能清降，胸中气滞为之满而烦。吐，舒也；下，半里下也；悸，动也。火炎于上，不可温舒半里下土气，如温舒半里下土气，则心动而神惊，曰“少阳中风，两耳无所闻，目赤，胸中满而烦者，不可吐下，吐下，则悸而惊”。

伤寒，脉弦细，头痛发热者，属少阳。少阳不可发汗，发汗则谵语，此属胃。胃和则愈，胃不和，则烦而悸。

弦，数也；细，不足也。太阳由子左开，谓之少阳，由午右阖，亦谓之少阳。阳不藏酉，脉道之阳数，半里上其阳不足半表下，则脉弦细；阳不藏酉，阴土之液不生，气液不能由半里下上通半表上，头部之阴失其阳通，则头痛；浮外之阳失其阴固，则发热。属，聚也。阳聚半里上，不去藏于酉，曰“伤寒脉弦细，头痛发热者，属少阳”。发，起也。阳不藏酉，阴阳气液不足半里，若起阴土之液外出半表为汗，阴液更虚半里下，阳气更浮半表上，阳无阴和，则证谵语，曰“少阳不可发汗，发汗则谵语”。此，彼之对也；胃，指半表上阳土也；愈，进也。此阳气聚半里上，彼半表上阳土得阴和之，其阳则前进去藏于酉，曰“此属胃，胃和则愈”。半表上阳土不得阴和，半里下阴土不得阳温，则心烦而悸，曰“胃不和，则烦而悸”。

本太阳病不解，转入少阳者，胁下硬满，干呕不能食，往来寒热，尚未吐下，脉沉紧者，与小柴胡汤。

本，始也；解，缓也；硬，坚也；胁下，少阳部署也。始太阳先阴而开，病阳气浮半表下，不有阴缓，阳得阴则枢利，阳失阴则枢滞，阳气转运少阳经道者，其枢不利，胁下阴坚气闷，曰“本太阳病不解，转入少阳者，胁下硬满”。干，燥也；呕，吐也。阳气转运半表上，阴土之液不从子上吐，阳土干燥，不能化食，曰“干呕不能食”。阳气转运半表上往而不来。半里下阴失阳温而恶寒，半表上阳失阴固而发热，曰“往来寒热”。尚，上也；吐，舒也；下，半里下也；沉，里也；紧，不舒也。阳气转运半表上，阴土之液不从左上吐，半里下阴气紧而不舒，曰“尚未吐下，脉沉紧者”。阴土之液不与半表上和阳阖，以小柴胡汤益半表上阴液，阖阳于午，还于半里，曰“与小柴胡汤”。

若已吐、下、发汗、温针，谵语，柴胡汤证罢，此为坏病，知犯何逆，以法治之。

若，不定之辞；已，止也；吐，呕也；下，半里下也；发，越也；温，暖也；针，机缄也。或阴土之液止于右，逆半里上从口呕吐，半表上阳气无阴和之而谵语，或半里下阴土液少，其阳无阴和之而谵语，或阴土之液从毛窍越出为汗，不和经枢之阳阖午而谵语，或阳浮半里上不藏于酉，机缄不暖①而谵语，主用柴胡汤，益半表上，阴液和利，枢机阖阳于午，藏酉开子，曰“若已吐、下、发汗、温针，谵语，柴胡汤”。证，验也；罢，同疲，极也；坏，毁也；法，象也；知，主也。吐、下、发汗、温针，验精神疲极，此阴阳气液毁伤于里，非枢机不利为病，主识得所犯何逆，以病象用方治之，曰“证罢，此为坏病，知犯何逆，以法治之”。

三阳合病，脉浮大，上关上②，但欲眠睡，目合则汗。

合，聚也；浮，阳浮也；大，半表也；上，半表上也。阴阳气液出入表里以子午为关，三阳阳气聚半表上不阖于午，曰“三阳合病，脉浮大，上关上”。欲，贪爱也。三阳阳气聚半表上，爱其阴阖，曰“但欲眠睡”。阳得阴则阖于午，阳中之阴外出为汗，不能枢阖其阳，曰“目合则汗”。

伤寒六七日，无大热，其人烦躁者，此为阳去入阴故也。

六七日，巳午时也；大，半表也；热，阳气也。阳不藏酉，无半表阳气阖巳还午，曰“伤寒六七日，无大热”。去，藏也；入，内也。其人烦躁者，此阳明气去藏于内，震动其阴，其人外证烦躁，其烦躁当有微汗，外和肌表，曰“其人烦躁者，此为阳去入阴故也”。

伤寒三日，三阳为尽，三阴当受邪，其人反能食而不呕，此为三阴不受邪也。

三日，寅时也；尽，极也；邪，偏也。三阳阳气由子左开极午，由午右阖极子，阳不藏酉，阳气不能引达于寅，三阳阳

① 暖：原作“缓”，据手抄本改。
② 上关上：脉象浮大而长，从关部上至寸口。

气为之不极于子，三阴阴气失其阳温，其阴偏，曰“伤寒三日”。三阳为尽，三阴当受邪，其人反能食而不呕，此为三阴阴气未偏，曰“其人反能食而不呕，此为三阴不受邪也”。

伤寒三日，少阳脉小者，欲已也。

三日，寅时也；小，物之微也；已，止也。阳不藏酉，至寅时，少阳脉道中阳气微，其阳止半里上不极于子，曰“伤寒三日，少阳脉小者，欲已也”。

少阳病欲解时，从寅至辰上。

少阳阳气从寅上达，病欲解时，得半里下阴液和缓阳气，上达至辰上之巳时，回还交姤于午，曰“少阳病欲解时，从寅至辰上。

壬

伤寒杂病论太阴篇指归卷之四

太阴之为病，腹满而吐，食不下，自利益甚，时腹自痛，若下之，必胸下结硬。

太阴象地，属土。阴液包藏土中，应太阳阳气主开，阳气先阴而开，阴土阴液不开，曰“太阴之为病①”。吐，逆也；腹，复也。病阳气先阴而开，阳无阴固，不来复腹中，太阴阴土失其阳疏，腹中气满而逆，食不能下，曰“病腹满而吐，食不下”。甚，剧也。阴土之液不应阳开，其液自半里利半表，下益剧，曰“自利益甚”。时，午时也；痛，不通也。至午时，阳气不来复，腹里阴气不通，曰“时腹自痛”。下之，指半里下阴液也；必，分极也；胸下，脾土也。如半里下阴液不能从阳气极于子，明于卯，交姤于午，脾土阴坚，曰“若下之，必胸下结硬”。

本太阳病，医反下之，因而腹满时痛者，属太阴也，桂枝加芍药汤主之；大实痛者，桂枝加大黄汤主之。

本，始也；医，意也；反，回还也；下，半里下也；之，往也。始太阳开病，阳气浮半表下，以意会之，回还半里下，阴液前往半表，以和其阳，曰“本太阳病，医反下之”。因半里下阴液，不和阳气前往半表，来复半里，太阴土气不疏，主桂枝汤，温半里上之阴，加芍药疏泄土气，半里上阴温土疏，阳气来复，曰“因而腹满时痛者，属太阴也，桂枝加芍药汤主之”。大，半表也；实，不通也。半表下阳气不来复半里上，太阴土气板实不通而痛者，主桂枝汤，温半表上之阴。加大黄疏

---

① 病：原脱，据手抄本补。

泄半里下土实，半里上阴温，半里下土疏不实，阳气来复，曰“大实痛者，桂枝加大黄汤主之”。

桂枝加芍药汤方

桂枝三两 芍药六两 甘草三两 生姜三两 大枣十二枚，擘

上五味，以水七升，煮取三升，去滓，分温三服。

桂枝加大黄汤方

即前方加大黄二两。

太阴为病，脉弱，其人续自便利，设当行大黄芍药者宜减之，[批]“设当行大黄芍药者”指上文桂枝加芍药汤、桂枝加大黄汤。以其人胃气弱，易动故也。

胃为阳土，得阴自强，脾为阴土，得阳自健。弱，不强不健也。太阴脾土全赖太阳大气疏泄，太阴脾土之阴不疏为病，其阴不能得阳气自健半里，转运半表以强其阳，曰“太阴为病，脉弱”。续，继续也；便，顺利也。其阳若能得阴液继续自强半表，顺利半里，自健其阴，曰“其人续自便利”。以，因也；易，交易也；动，摇也。假令当行大黄芍药者，宜减之，减之之原因，其人之阳气不能得阴自强半表，恐苦寒气味伤半里之阴，不能交易半表之阳，反摇动阴土之基，曰“设当行大黄芍药者，宜减之，以其人胃气弱，易动故也”。

伤寒脉浮而缓，手足自温者，系在太阴；太阴当发身黄，若小便自利者，不能发黄，至七八日，虽暴烦下利，日十余行，必自止，以脾家实，腐秽当去故也。

浮，阳浮也；缓，舒缓也。阳气舒缓于表，不藏于里，曰“伤寒脉浮而缓”。手足，应乎表里；系，留滞也。阳气舒缓于表不藏于里，阴液留滞土中，曰“手足自温者，系在太阴”。阴液留滞土中，不能发扬屈伸表里，土失水荣而发黄，曰“太阴

当发身黄”。如里之阴液得阳气转运自利于表者，土得水荣，曰“若小便自利者，不能发黄”。七八日，午未时也；虽，假令也。阳气阖午，向幽微处去藏于酉，假令暴烦下利，日十余行，是太阴土中留滞之水得阳气震动，暴烦下利，曰“至七八日，虽暴烦下利，日十余行”。阳气内藏土中，津液转输，下利自止，曰“必自止”。脾土重浊之阴，得阳气疏泄不实于里，曰“以脾家实，腐秽当去故也”。[批]“腐秽”二字指太阴土中留滞之水。

太阴病，欲解时，从亥至丑上。

太阴象地，属土，津液包藏其中。[批]津液，即水也。应太阳阳气主开，太阳开，太阴不随阳开，则液停土中，阴阳相背表里，则不解，阴极于亥，阳气藏酉，阴液合阳气开子交纽于丑，引达于寅，阴土气疏，阴液不停，曰“太阴病欲解时，从亥至丑上”。

太阴病，脉浮者，可发汗，宜桂枝汤。

浮，阳浮也；发，越也。太阴阴土之液，合脉中阳气开于子，浮半表下者，可起阴土之液回还半表上，适桂枝汤，甘温之理，温半里上之阴，半里上阴温土疏，阴阳气液循半表经道，来复于午，曰“太阳病，脉浮者，可发汗，宜桂枝汤”。

自利不渴，属太阴，以其脏有寒故也，当温之，宜四逆辈。

自，从也。津液包藏太阴土中，得太阳大气蒸运，流转四方，一息不停。若太阳大气不能蒸运土中，阴液流转四方，从半里利半表下，其口当渴。而口不渴者，因太阳大气不足，太阴阴藏也，曰“自利不渴，属太阴，以其脏有寒故也”。当，主也；之，指太阴阴脏也。主温太阴阴脏，适四逆辈，甘温之理，助太阳大气蒸运阴土之液，流转四方，勿使从半里利半表下，曰“当温之，宜四逆辈”。

太阴中风，四肢烦疼，阳微阴涩而长者，为欲愈。

四肢，内应脾土，阳气不藏脾土中，闭塞成冬得浮①，肢末烦疼，曰“太阴中风，四肢烦疼”。微，衰也；涩，不滑也。阳气衰微，半里脾土阴涩不滑，曰“阳微阴涩”。而，如也；长，进也。如阳气藏脾土中，合阴液前进半表者，曰“而长者，为欲愈”。

① 浮：此后手抄本有“于外”二字。

伤寒杂病论少阴篇指归卷之五

少阴之为病，脉微细，但欲寐也。

亥，为老阴。阴合阳气从子枢开，谓之少阴。微，幽微处也；细，不足也；寐之，言迷也，不明之意。少阴之为病，脉道中幽微处阴阳气液从子枢开不足，其神志昏迷不明，曰“少阴之为病，脉微细，但欲寐也”。

少阴病，欲吐不吐，心烦，但欲寐。五六日，自利而渴者，属少阴也，［批］属少阴，“少”字读上声，非老少之少。虚故引水自救。若小便色白者，少阴病形悉具。小便白者，以下焦虚有寒，不能制水，故令色白也。

吐，舒也。欲吐不吐，谓阴中阳气从子欲舒不舒。阴中阳气欲舒不舒，形证心烦，阴中阳气欲舒不舒，神志迷而不明，曰“少阴病，欲吐不吐，心烦，但欲寐”。五六日，辰巳时也。辰巳时，阳气震动半表，少阴阴液不和阳气震动半表上，自利半表下，阳土气燥而渴，曰“五六日，自利而渴者，属少阴也”。救，助也。阳得阴不虚半表，阴得阳不虚半里。阴中阳虚，阴液不能震动半表上；阳中阴虚，阳气不能回还半里下，故引水自助，曰“虚故引水自救”。若，如也；小便，半里也；色，颜气也；悉，详尽也；具，备也。如半里上面颜色白者，［批］色白。白，秋气也。下焦阳虚，阳虚得寒，无春外开，亥水之阴不能得阳正于八，半里上面颜色白也。少阴病阳气不足之形，详明尽备，曰“若小便色白者，少阴病形悉具”。以，因也；制，正也。半里上面颜色白者，因下焦阳虚得寒，无春气外开，亥水之阴不能得阳正于八，半里上面颜色白也，曰“小便白者，以下焦虚有寒，不能制水，故令色白也”。

病人脉阴阳俱紧，反汗出者，亡阳也，此属少阴，法当咽痛而复吐利。

病人病一阳阳气不内藏半里下，脉道阴阳之气俱郁而不舒，曰“病人脉阴阳俱紧”。反，回还也；出，进也；亡，同无。回还阴土之液前进半表上，无一阳阳气内藏半里下，曰“反汗出者，亡阳也”。此，彼之对也；属，连续也；法，象也；当，主也。咽因地气以温通，此无阳气连续少阴阴藏中，彼地气不能温通半表上润于咽，病象主咽痛，曰“此属少阴，法当咽痛”。而，作能读；吐，舒也；能复阳气，半里下阴液自舒半表上，曰“而复吐利”。

少阴病，咳而下利谵语者，被火气劫故也，小便必难，以强责少阴汗也。

咳字象形，亥水欠藏欠生。阳气藏酉，戌土亥水之阴得阳气生化，［批］阴得阳生。水为阴。变于亥开于子，为之少阴病。阳气不藏于酉，其水亦不藏不生，阻碍半里上气道致咳，曰“少阴病咳”。而，如也；下，半表下也；被，表也；阳失阴和，谓之火气；劫，夺也，迫也。如阴液下利半表下谵语者，表明半里阴失阳温，水液夺半表下阳失阴和，火气迫半表上，曰“而下利谵语者，被火气劫故也”。小便，半里也；必，表识也；难，患也；强，健也；责，求也；汗，阴土液也。阴得阳则健，阳气不藏酉，表识半里下阴土之液患少，法以强健其阴，［批］强健其阴，宜四逆辈。求阴阳气液从子枢开，外达半表也，曰“小便必难，以强责少阴汗也”。

少阴病，脉细沉数，病为在里，不可发汗。

细，微也；沉，阴也；数，阳也。少阴病，脉中阴阳气液微细在里不可起，阴土之液外出为汗，再伤里之微阴微阳，曰

"少阴病，脉细沉数，病为在里，不可发汗"。

少阴病，脉微，不可发汗，亡阳故也；阳已虚，尺脉弱涩者，复不可下之。

少阴病，脉中阴阳气液微细在里，不可起阴土之阴外出为汗，［批］阴即液也。不可发汗之原，恐脉中微阴微阳得汗出，而阳随之外出，曰"少阴病，脉微不可发汗，亡阳故也"。尺，主里；弱，不强也；涩，不滑也；复，再也；下，指半里下阴阳也。阳气已虚，脉中里阴涩而不滑，不可再用疏泄半里下之阴之法，［批］疏泄者，承气汤不可。疏泄，不可用承气汤。亡其脉中不强之阴阳，曰"阳已虚，尺脉弱涩者，复不可下之"。

发汗，若下之，病仍不解，烦躁者，茯苓四逆汤主之。

发汗，若下之，承上文脉中微阴微阳得汗出。而阳随之外亡，或疏泄半里下之阴，亡其脉中不强之阴阳，半表上微阳无阴固之而烦，半里下微阴无阳温之而躁，曰"发汗，若下之，病仍不解，烦躁者，茯苓四逆汤主之"。方中重用茯苓，取淡甘气味，先通阴土之阴；干姜辛温，附子辛热，助半里下不足之阳，以温其阴；甘草甘平，人参甘寒，救半表上不足之阴以固其阳；阴阳气液和于中、开于子，四时之气不逆。上五味，以水五升，象天生地成十数；煮取三升，象阳数包藏土中；去滓，温服七合，日三服，象阳数得阴复于七开于子。

茯苓四逆汤方

茯苓六两　人参一两　附子一枚，生用，去皮，破八片　甘草二两　干姜一两五钱

上五味，以水五升，煮取三升，去滓，温服七合，日三服。

少阴病，脉紧，至七八日，自下利，脉暴微，手足反温，脉紧反去者，为欲解也，虽烦下利，必自愈。

紧，不舒也。少阴病，脉中阴液不舒于左，曰“少阴病，脉紧”。至，极也；七八日，午未时也；暴，猝也；微，细也；手足，应乎表里；温，暖也。太阳阳气极于午，向幽微处去藏于酉，脉中未舒之阴得阳气转运，脾家腐秽下行，其秽下行，脉猝细，手足反暖，脉紧反去者，为阳气继续于里，脾土阴得阳舒，曰“至七八日，自下利，脉暴微，手足反温，脉紧反去者，为欲解也”。虽，假令也。假令烦而不利是脾土下之阴得阳震动，表识阴液从阳气前进半表外达毛窍作汗出，曰“虽烦，下利必自愈”。

少阴中风，脉阳微阴浮者，为欲愈。

少阴枢，阴不和之，上枢得阳气外浮，曰“少阴中风”。微，幽微处也；浮，举也。少阴脉中阳气得幽微处阴液继续半表，和阳气上举，曰“脉阳微阴浮者，为欲愈”。

少阴病，欲解时，从子至寅上。

亥，为老阴。阴得阳化变于亥从子枢开，阴液不合阳气从子枢开，阴阳相背，则不解。阴液合阳气从子枢开，交纽于丑，引达于寅，明于卯，曰“少阴病，欲解时，从子至寅上”。

少阴病，吐利，手足不逆冷，反发热者，不死。脉不止者，灸少阴七壮。

吐，舒也；利，下利也。少阴病，阴液从子左舒，而利半表下，下利，曰“少阴病，吐利”。阴液从子左舒，半表阳得阴和，半里阴得阳温，外应手足不冷，回还阳气至里者，不死，曰“手足不逆冷，反发热者，不死”。至，极也；灸，灼也；七，少阳来复之数也；壮，强也。脉中阴阳气液不极于子，从左上舒者，当用大温大热之法，灼阴土之阴，使阳气来复脉中，合阴液复于七，强于里也，曰“脉不止者，灸少阴七壮”。

少阴病，八九日，一身手足尽热者，以热在膀胱，必便血也。

八九日，未申时也；一，一阳也；身，可屈伸也；尽，极也。阴液不和阳气开于子，至未申时，一阳阳气屈伸半里上，不内脾土极于子，浮外发热，曰“少阴病，八九日，一身手足尽热者”。以，因也；热，阳气也；膀，四旁也；胱，光明也；便，顺利也。因阳无阴和，浮在四旁作热，阴土络中之血，失阳气温运，其血必顺利于下而出，曰“以热在膀胱，必便血也”。

少阴病，但厥无汗，而强发之，必动其血，未知从何道出，或从口鼻，或从目出，是名下厥上竭，为难治。

厥，短也；无，通作勿，禁止辞也；汗，阴土液也；而，如也；导，引也。少阴病，阳开气浮，凡阴土之液短少，禁止发汗，如强发阴土之液外出为汗，必动络中之血，未知从何窍引出，曰“少阴病，但厥无汗，而强发之，必动其血，未知从何道出”。名，明也；竭，犹负戴也。阴土之液及络中之血合阳气转运，更相为始，是明在下；阴土之阴短少，不合阳气转运，更相为始，其阳负戴于上，其血随阳引出，曰“或从口鼻，或从目出，是名下厥上竭”。难，患也。阳患半表上，阴患半里下，阴阳气液不治子午，曰“为难治”。

少阴病，下利，若利自止，恶寒而踡卧，手足温者，可治。

自，从也；踡，局不伸也。少阴枢病，一阳阳开气浮，阴无阳举，其阴下利半表下，曰“少阴病，下利”。阳得阴助，表里温而不寒。若阳利半表，其阴从下止而不上表，里之阴不温，外证恶寒身局，曰“若利自止，恶寒而踡卧”。表阳得阴助，里阴得阳温，阴阳气液可治子午，外证手足不寒，曰“手足温者，可治”。

少阴病，恶寒而踡，时自烦，欲去衣被者，可治。

少阴病，阳气浮半表下，未能左枢半里上，半里上阴失阳温，外证恶寒身踡，曰“少阴病，恶寒而踡”。外证时，自烦欲去衣被者，是阳气震动其阴从之左枢，阴液可治子午，曰“时自烦，欲去衣被者，可治”。

少阴病，恶寒身踡而利，手足逆者，不治。

少阴病，一阳阳气从子枢开浮半表下，半里上阴失阳温，外证恶寒身局，曰“少阴病，恶寒而踡”。如阴液下利半表下，表阳失阴助，里阴失阳温，外证手足冷，阴阳气液不治子午，曰“而利，手足逆者，不治”。

少阴病，四逆恶寒而身踡，脉不止，不烦而躁者，死。

阳气从子枢开，逆而不顺，则四方之气不温，外证恶寒身局，曰“少阴病，四逆恶寒而身踡”。阳气从子枢开，逆而不顺，脉道不通，曰“脉不止”。不见半表阳气无阴和之而烦，但见半里阴气无阳温之而躁，曰“不烦而躁者，死”。

少阴病，吐利手足厥冷，烦躁欲死者，吴茱萸汤主之。

吐，呕①也；利，下利也；厥，短也。少阴枢病，一阳阳开气浮，脾土阴液上逆半里上而呕，下陷半表下而利，曰“少阴病，吐利”。上呕下利，阳无阴助，阳短半表而手冷；阴无阳助，阳短半里而足冷。半表阳无阴和而烦，半里阴无阳温而躁。阴阳气液不交互中土，曰“手足厥冷，烦躁欲死者，吴茱萸汤主之”。脾土浊阴上逆半里上，非威烈之气不能冲开，以吴茱萸大辛大温，气味威烈冲开逆上浊阴，使之须臾下降；生姜辛温，

① 呕：原作“枢”，据手抄本改。

化气横行，疏泄半里土气，使阴液从子左开；人参、大枣味厚汁浓，固半表阳气从午右阖，阴阳气液交互中土，则不死。

少阴病，吐利躁烦，四逆者死。

少阴枢病，一阳阳开气浮，脾土浊阴上逆半里上而呕；下陷半表下而利，阴无阳温而躁；阳无阴和而烦；阳逆于子，则四方气逆不顺，寒而不温，曰“少阴病，吐利躁烦，四逆者死”。

阳气先阴开于子，无阴和之而气浮，其阳不明于卯，不阖于午，不藏于酉，四方气逆不顺，阴阳气液不交互中土者死。

少阴病，下利止而头眩，时时自冒者死。

少阴枢病，一阳阳开气浮，其阴下利，止而不上，曰“少阴病，下利止”。阳得阴则静而不乱，阳失阴静则头为之眩乱。阴得阳则轻而不重，阳开气浮，巅顶之阴，失其阳举，重而不轻，时时自觉物覆于首，如是在下之阴无阳上举，在上之阳无阴内固，阴阳气液不治子午，曰“而头眩，时时自冒者死”。

少阴病，六七日，息高者死。

六七日，巳午时也。气从心达，曰“息高”。者，卑之对。少阴枢病，一阳阳开，气浮至半表上，无阴固阳阖午，其阳高而不卑，卑处之阴无阳温之，曰“少阴病，六七日，息高者死”。

少阴病，脉微细沉，但欲卧，汗出不烦，自欲吐，至五六日自利，复烦躁不得卧寐者死。

微细，衰也；沉，里也；浊，黓也。少阴病，脉中阳气衰微，里阴重浊不能和阳气上枢，曰“少阴病，脉微细沉，但欲卧”。出，进也；自，从也；欲之，为言续也；吐，舒也。阴土之液前进半表，阳气从下接续上舒，曰“汗出不烦，自欲吐”。

五六日，辰巳时也；卧，寝也；寐，息也。阳气震动于辰，回还于巳，阴液从下利，不复上利，阳无阴和而烦，阴无阳温而躁，其人不得寝息，曰“至五六日自利，复烦躁不得卧寐者死”。

少阴病，始得之，反发热，脉沉者，麻黄附子细辛汤主之。

始，初也；之，指阴土液也；发，扬也；热，阳气也。少阴枢病，始开之阳得无阴土之液相和，阳气反扬半表发热，脉中重浊之阴不能循枢濡润至表以和其阳，曰“少阴病，始得之，反发热，脉沉者”。人身阴阳，象天地阴阳依附子时而开，与天地阴阳之气相连。阳开阴不开，阳无阴和，反扬半表发热，脉中重浊之阴不有阳举，主附子大辛大温，举在下重浊之阴，循经道来复半表。麻，属气虚；黄，属土色。阳气外扬半表，肌土腠理系络中之阴气塞，[批] 系络，即肌肉中行气液之小管。以麻黄中空，苦温气味，开肌土腠理系络之阴。细，微也。以细辛之辛，无微不入，入幽微处起水土阴精濡润肌表。曰“麻黄附子细辛汤主之”。上三味，以水一斗，合地天生成十数。先煮麻黄，减二升，去上沫。减，轻也；二，阴数也，象阳举而阴从轻也。纳诸药，煮取三升，去滓，象阴阳气液纳于中土。温服一升，象阳数得阴开子。日三服，象阳数得阴阖午。

麻黄附子细辛汤方

麻黄二两，去节　细辛二两　附子一枚，炮，去皮，破八片

上三味，以水一斗，先煮麻黄，减二升，去上沫，纳诸药，煮取三升，去滓，温服一升，日三服。

少阴病，得之二三日，麻黄附子甘草汤微发汗。以二三日无里证，故微发汗也。

之，指半里阴土液也；二三日，丑寅时也；微，无也；发，

舒也。少阴枢病，得一阳阳气先阴而开，无半里阴土之液和阳气交纽丑土，引达于寅，用麻黄附子甘草汤，温舒半里阴液，外达半表以和阳，曰“少阴病，得之二三日，麻黄附子甘草汤微发汗”。以，因也；证，明也。因丑寅时，无半里阴液明于半表，曰“以二三日无里证，故微发汗也”。

麻黄附子甘草汤方

麻黄二两，去节　甘草二两，炙　附子一枚，炮，去皮，破八片

上三味，以水七升，先煮麻黄一二沸，去上沫，纳诸药，煮取三升，去滓，温服一升，日三服。

少阴病，得之二三日以上，心中烦，不得卧，黄连阿胶汤主之。

之，指半里阴土液也；二三日以上，谓丑寅以上之卯时也；心，阳也；烦，从火。少阴病，一阳阳开气浮，阴土之液不和阳气交纽丑土，引达于寅，明于卯，阳无阴和，从火而烦不得寝，曰“少阴病，得之二三日以上①，心中烦不得卧，黄连阿胶汤主之”。主黄连、黄芩②味苦气寒，固半表阳气。芍药苦平，疏泄半里土气。鸡，知时畜也。肌土血液，不足以和阳气交纽丑土，取鸡子黄、阿胶甘平气味，助肌中血液固阳气交纽丑土，引达于寅。鸡子用二枚者，二，阴数也，象一阳举二阴偶之。上五味，以水五升，象地天生成十数。先煮三物，取二升。三，阳数也；二，阴数也。象阳举而阴偶之。纳胶烊尽，小冷，纳鸡子黄搅，令相得，温服七合，日三服，象阳数得阴复于七、开于子。

---

① 上：原作“下”，据手抄本改。

② 芩：原作“苓”，据手抄本改。

黄连阿胶汤方

黄连四两　黄芩一两　芍药二两　鸡子黄二枚　阿胶三两

上五味，以水五升，先煮三物，取二升，去滓，纳胶烊尽，小冷，纳鸡子黄，搅令相得。温服七合，日三服。

少阴病，得之一二日，口中和，其背恶寒者，当灸之，附子汤主之。

一二日，子丑时也；口，作苦读；中，中土也；背，半表脉道也；灸，灼也；之，指脾土也。少阴枢病，得之一阳开气浮半表下，苦中土液少，不和阳气交纽丑土，半表阳道失温而背恶寒，当用灼法，助脾土中阴液和阳气从子枢开，曰"少阴病，得之一二日，口中和，其背恶寒者，当灸之，附子汤主之"。附子大辛大温，助子水中元阳；茯苓淡甘，通阴土之阴；芍药苦平，疏泄半里土气；人参、白术多汁，和阳气交纽丑土。上五味，象土之中数也；以水八升，象中土阴液得阳正于八也；煮取三升，象阴阳气液包藏土中也；去滓，温服一升，日三服，象阳数得阴开子阖午也。

附子汤方

附子二枚，炮，破八片，去皮　茯苓二两　人参二两　白术四两　芍药三两

上五味，以水八升，煮取三升，去滓。温服一升，日三服。

少阴病，身体痛，手足寒，骨节痛，脉沉者，附子汤主之。

身，伸也，舒也；体，第也；痛，不通也。少阴病，阴阳气液不足于中，难以伸舒次第半表上，身体之阴失阳气温通而痛，手足不温而寒，骨节之阴失阳气温通滑利于里，曰"少阴病，身体痛，手足寒，骨节痛，脉沉者，附子汤主之"。助脾土中阴阳气液内荣半里，外荣半表，曰"附子汤主之"。

少阴病，下利便脓血者，桃花汤主之。

少阴病，一阳阳开气浮，阴土络中血液不能舒布半表，液滞下为脓，血滞下为瘀，便利脓血，曰“少阴病，下利便脓血者，桃花汤主之”。汤名桃花，象桃花得三阳春气而开；取赤石脂色之赤，石之重，脂之润，合干姜辛温，粳米中和，入阴土络中，舒布三阳春气，温运血液，勿使滞下为脓瘀。上三味，以水七升，象三阳开于一，一变而为七；煮米令熟，去滓，纳赤石脂末方寸匕。温服七合，日三服，象阳数得阴复于七、开于子。若一服愈，脓血已，余勿服。

桃花汤方

赤石脂一斤，一半全用，一半筛用　干姜一两　粳米一升

上三味，以水七升，煮米令熟，去滓，纳石脂末方寸匕。温服七合，日三服。若一服愈，余勿服。

少阴病，二三日至四五日，腹痛，小便不利，下利不止，便脓血者，桃花汤主之。

二三日，丑寅时也；四五日，卯辰时也。少阴枢病，一阳阳开气浮，阴土血液不和阳气交纽丑土，引达于寅，明于卯，震动于辰，腹中阴失阳运，不通而痛，曰“少阴病，二三日至四五日，腹痛”。小便，半里也。半里阴液及血不顺利半表上，下利不已，曰“小便不利，下利不已，便脓血者，桃花汤主之”。主桃花汤，舒布三阳春气，使血液得温，合阳气转运半表，回还半里也。

少阴病，下利便脓血者，可刺。

刺，讯决也。少阴病，一阳阳开气浮，阴土络中血液失阳气温运，便利脓血者，当讯决少阴便脓血之理，方可治诸脓血之证，曰“少阴病，下利便脓血者，可刺”。

少阴病，下利咽痛，胸满心烦者，猪肤汤主之。

咽，属半表上，因地气以温润；痛，不通也。少阴病，一阳阳开气浮，阴土之液下利半表下，不上利半表上，咽脉失其①不通而痛。胸，属半里上，应天气主清降；心，阳也。脾土阴液不温升，半表上阳气不清降，半里上胸中气滞而满，阳无阴和，从火而烦，曰“少阴病，下利咽痛，胸满心烦者，猪肤汤主之”。猪，为水畜；肤，皮也，布也。以猪肤煮汁，去滓，加白蜜、白粉甘平气味，熬香，服之，入中土敷布气液，流通脉道，和阳气下降。上一味，象天一生水；以水一斗，象地天生成十数；煮取五升，五，土之中数也，象阴阳气液敷布土中；去滓，加白蜜一升，白粉五合，[批] 白粉，即粳米也。熬香，和令相得。温分六服，象阴数得阳变于六也。

猪肤汤方

猪肤一斤

上一味，以水一斗，煮取五升，去滓，加白蜜一升，白粉五合，熬香，和令相得②，温分六服。

少阴病，二三日，咽痛者，可与甘草汤，不差者，与桔梗汤。

二三日，丑寅时也。五行五味包藏土中，合一阳阳气转运表里，少阴枢阳气开，土味未能和阳气交纽丑土，引达于寅，上通咽脉。土味不足半表上而咽痛，可与甘草汤极甘培之，曰“少阴病，二三日，咽痛者，可与甘草汤”。上一味，象阳数得阴开子；以水三升，象阳数得阴阖午；煮取一升半，象地天生

① 其：此后手抄本有“温润”二字。
② 和令相得：调和均匀。

成五行五味之十数，从中土分运半表半里复合为一。温服七合，日三服，象阳数得阴复于七开于子。其痛不愈者，与桔梗微辛微温，合甘草极甘气味，开通地脉助土味上至于咽，曰“不差者，与桔梗汤”。上二味，二，阴数也。以水三升，三，阳数也，象一阳举二阴偶之。煮取一升，去滓，分温再服。再，二也，复也，象二阴一阳来复半里下开子也。

甘草汤方

甘草二两

上一味，以水三升，煮取一升半，去滓。温服七合，日三服。

桔梗汤方

桔梗二两　甘草二两

上二味，以水三升，煮取一升，去滓，分温再服。

少阴病，咽中生疮，不能语言，声不出者，苦酒汤主之。

中，中土也；伤，痛也；疮，戕也。少阴枢一阳开病，中土阴液不合，阳气上通于咽，咽脉气滞不通而痛，其肌受其戕贼，其气不能宣发于口，致语言声音不出，曰“少阴病，咽中伤生疮，不能语言，声不出者，苦酒汤主之”。苦酒，即米酢①也；[批]“酢”正，“醋”俗。苦，为火味；火性炎上，曲之能化。酸性能宣发中土脉中阴液，上通于咽；半夏辛平，辛能散结，平能降逆，散咽脉中液结气滞；鸡子去黄留白，清润咽脉之肌。置刀环中，环，还也。安火上，令三沸，象阴阳气液还转脉道上下不休，咽得地气温通即不痛，阴液上润即不戕贼其肌，脉道中阴阳气液宣发表里，即能发音声而语言。

---

① 酢（cù 醋）：即醋。

苦酒汤方

半夏洗，十四枚　鸡子一枚，去黄，纳上苦酒，著鸡壳中

上二味，纳半夏，著苦酒中，以鸡子壳置刀环①中，安火上，令三沸，去滓。少少含咽之，不差，更作三剂。

少阴病，咽中痛，半夏散及汤主之。

咽，因地气以温通；中，中土也；痛，不通也。少阴枢病，一阳阳气不合土味，从半表下上通咽脉而痛。以半夏辛平气味散，中土脉道阴结；以桂枝辛温，温表里络道之阴；土味不合一阳阳气从下至上，以甘草极甘培之。三味各别捣筛已，合治之，白饮和服方寸匕，日三服散。中土脉道阴结，使五行五味合一阳阳气上通半表，回还半里。若不能散服者，以水一升，煎七沸，象阳数得阴开子复于七；纳散两方寸匕，更煎三沸，下火，令小冷，少少咽之，象阳数得阴来复半里，缓缓下降，使五行五味合一阳阳气从子左开。

半夏散及汤方

半夏洗　桂枝　甘草炙　以上各等分

已上三味，各别捣筛已，合治之，白饮②和服方寸匕，日三服。若不能散服者，以水一升，煎七沸，纳散两方寸匕，更煎三沸，下火令小冷，少少咽下。

少阴病，下利，白通汤主之。

白，启也；葱，通也。少阴枢病，脉中阴液下利不能上启，以葱白辛平，气味空通，通脉中之阳；以生附子一枚，破八片，合干姜大辛大温气味，启半里下脉中阴液，和阳气上利半表，

---

① 刀环：即古剑柄端的环，能放鸡卵。刀即古钱。

② 白饮：即米汤，一说白开水。

通八方之阴以合一，曰“少阴病，下利，白通汤主之”。上三味，以水三升，象三阴三阳；煮取一升，象一阳开子；去滓，分温再服，再，二也，象一阳举二阴偶之。

白通汤方

葱白四茎　干姜二两　附子一枚，生用，去皮，破八片

上三味，以水三升，煮取一升，去滓，分温再服。

少阴病，下利脉微者，与白通汤。利不止，厥逆无脉，干呕烦者，白通加猪胆汁汤主之。服汤脉暴出者死，微续者生。

微，无也。少阴枢病，阴液下利，脉无者，与白通汤启脉中阳气，阴液上利半表，以通八方之阴，曰“少阴病，下利脉微者，与白通汤”。厥，其也；逆，不顺也；干，燥也。与白通汤，阴液下利不止，其阴阳气液不顺半表而无脉，胃土燥呕而烦，曰“利不止，厥逆无脉，干呕烦者，白通加猪胆汁汤主之”。猪为水畜，主静；胆汁色黄味苦，禀五行精气结成；人尿，谓之还元水，味咸气寒。与白通汤，启下利之阴，加猪胆汁、人尿固阳气，回还表里脉中。暴，猝也。服此汤，其阳未得阴液和缓外出，反猝然出于脉者，阳无阴固，曰“脉暴出者死”。阳气得幽微处阴液和缓，继续出于脉者，阳得阴固，曰“微续者生”。已上三味，以水三升，象三阴三阳；煮取一升，象一阳开子；去滓，纳胆汁、人尿，和令相得；分温再服，象一阳举二阴偶之。

白通加猪胆汁汤方

葱白四茎　干姜一两　附子一枚，生用，去皮，破八片　人尿五合　猪胆汁一合

已上三味，以水三升，煮取一升，去滓，纳胆汁、人尿，和令相得，分温再服。

"若无胆汁，亦可服"七字恐非原文，识者一见即明。

少阴病，二三日不已，至四五日，腹痛，小便不利，四肢沉重疼痛，自下利者，此为有水气。其人或咳，或小便利，或下利，或呕者，真武汤主之。

二三日，丑寅时也；已，起也；四五日，卯辰时也。少阴病，一阳阳开气浮，阴液不随阳气交纽丑土，引达于寅而上起。至卯辰时，阳气转运半表上，阴土水滞半里下，不通而腹痛，曰"少阴病，二三日不已，至四五日腹痛"。小便，半里也；四肢，手足也；手足，应乎表里；重，不轻也。半里下水气不有阳气顺利半表上，手足之阴重浊不轻而疼痛，曰"小便不利，四肢沉重疼痛"。自，从也。水气从半里下利，不从半表上利，曰"自下利者，此为有水气"。其水气留于气道，阻碍呼吸，或咳，曰"其人或咳"。其水气或利半表下为尿多，曰"或小便利"。其水气或下利半表下，曰"或下利"。呕，吐也。其水或逆半表上从口吐出者，曰"或呕者，真武汤主之"。上五味，五，土之中数也；以水八升，象土之阴液得阳气正于八也；煮取三升，象三阳也；去滓，温服七合，象阳数得阴复于七也；日三服，象三阳阳数来复半里也。

若咳者，加五味子半升，细辛、干姜各一两。

咳，字象形，乃亥水中阳气，欠藏欠生。半里气道中水气阻碍呼吸不利而咳，主真武汤，复天一始生之真元。汤中加五味子、细辛、干姜，想五行之味皆根子水中之真元而化生。阳藏不足，五味不全，以五味子酸温敛阳气归于子中；以细辛辛温，通幽微处水气；以干姜辛温，温亥水之阴；阳气从子水中上起，气道中阴液流通，其咳无不愈也。

若小便利者，去茯苓。

若半里阴液顺利于下为尿多者，无用茯苓再通半里水气，下利为尿，故去之。

若下利者，去芍药，加干姜二两。

若水气下利半表下者，去芍药苦泄通下，加干姜辛温，入半里下温通水土之阴，使水气上通半表上。

若呕者，去附子，加生姜，足前成半斤。

若水逆半里上从口吐者，去附子辛热以温下，加生姜辛温气味，化气横行，疏泄半里土气，散逆上之水，其呕自止。

真武汤方

茯苓三两　芍药三两，切　白术二两　生姜三两，切　附子一枚，炮

上五味，以水八升，煮取三升，去滓，温服七合，日三服。

少阴病，下利清谷，里寒外热，手足厥逆，脉微欲绝，身反不恶寒，其人面赤色，或腹痛，或干呕，或咽痛，或利止脉不出者，通脉四逆汤主之。

清，寒也；谷，生也。少阴病，一阳阳开气浮，脾土气寒，阴液不能温生半表上而利半表下，曰“少阴病，下利清谷”。里，半里也；外，半表也；热，阳气也。脾土气寒，阴液不能温生半表，半表阳失阴固而发热，曰“里寒外热”。厥，短也；逆，不顺也。脾土气寒，阳短半里下不顺利半表上，手足不温，曰“手足厥逆”。脾土气寒，阴液利半表下，阳气不来复半里下，半里下脉中幽微处生阳之气欲绝不续，曰“脉微欲绝”。反，回还也；面，属半里上也。阳气回还半表无阴固之，气浮而发热，半里上阴气遏之，其人面颜映之赤色，曰“身反不恶寒，其人面赤色”。腹，复也。阳气回还半表不来复半里，阴土不温不疏，曰“或腹痛”。阳气回还半表不来复半里，半表上土

燥气逆而欲呕，曰“或干呕”。咽属半表上，因地气以温通，地气不上通半表上，温润于咽，“或咽痛”。出，生也。如阴液下利止，浮半表脉中阳气无阴内固，不生于子，以甘草一两、干姜三两，取气胜于味，温半里下脾土之阴；以生附子大辛大热，助子水中元阳。上三味，象三阳也；以水三升，象三阴也；煮取一升二合，象表里地支十二数也；去滓，分温再服，再，二也，象一阳生于子，二阴偶之而不浮，其脉即生。曰“或利止脉不出者，通脉四逆汤主之”。

通脉四逆汤方

甘草一两，炙　附子一枚，生用，大者，去皮，破八片　干姜三两

上三味，以水三升，煮取一升二合，去滓，分温再服，其脉即出者愈。

面赤色，加葱九茎。

阳开半表，气浮半里上阴气遏之，其人面颜映之色赤。加葱九茎。九，阳数也；葱，通也。加葱通半里脉中阴气，使阴液和阴气明于午也。

腹中痛者，去葱，加芍药二两。

阳气不来复腹中，半里下土气不疏，而腹中痛，去葱，加芍药苦平气味，疏泄土气，使阳气来复腹中。

呕者，加生姜二两。

半里下阴失阳温，水气无所区别，逆半里上从口呕者，加生姜辛温，化气横行，疏泄土气，散逆上之水。

咽痛者，去芍药，加桔梗一两。

咽，地气以温通。去芍药苦泄通下，加桔梗微辛微温气味，开通地脉，上润于咽。

利止脉不出者，去桔梗，加人参二两。

阴液下利止，脉中阳气无阴内固不生于子，去桔梗开通地脉，加人参二两，甘寒多汁，固阳气于脉中生于子。

少阴病，四逆，其人或咳，或悸，或小便不利，或腹痛，或泄利下重者，四逆散主之。

少阴病，一阳阳开气浮，四方气逆不顺，曰“少阴病，四逆”。四逆，非谓四肢逆冷也。一阳阳开气浮，水气或留滞气道，阻碍呼吸而咳，曰“其人或咳”。阳得阴则明，一阳阳开气浮，阴不和之，心之阳虚而悸，曰“或悸”。小便，半里也。一阳阳开气浮，半里阴液不交蒸于午，曰“或小便不利”。一阳阳开气浮，半表阳气不来复半里藏酉，腹中阴土气滞不通而痛，曰“或腹中痛”。一阳阳开气浮，阴液下利半表下，其阴失阳气上举，重而不轻，曰“或泄利下重者，四逆散主之”。散，布也。阳浮半表下，半里土气不疏，以芍药苦平，疏泄半里土气；枳实臭香形圆，香能化土之浊阴，圆能转运土气升降；一阳阳开气浮，土味不足半表，以甘草甘平，柴胡苦平，合化阴气，固阳气枢布半表上回还半里。下四味，各十分，象阴阳气液分别四方，不可聚一方也；捣筛，白饮和服方寸匕，日三服，象三阳来复半表，回还半里也。

四逆散方

甘草炙　枳实　柴胡　芍药

上四味，各十分，捣筛，白饮和服方寸匕，日三服。

加减法，咳者加五味子、干姜各五分，并主下利。

水气阻碍气道，呼吸不利而咳者，加五味子酸温，干姜辛温，敛阳气藏于土中复于子，运水气行于表里。水不阻碍气道，呼吸自如，其咳自愈，并主下利，亦然也。

悸者，加桂枝五分。

五，土之中数也。阳气得土之阴液则明于卯，一阳阳开气浮，阴不和之，心之阳虚而悸，加桂枝辛温，温表里经道之阴，还阳气于中土，以生其阴。

小便不利，加茯苓二分。

小便，半里也；二，阴数也。半里阴土水气不利半表，交蒸于午，加茯苓甘淡气味，通半里阴土之阴，外达半表。

腹痛者，加附子一枚、炮，令坼①。

一，阳数也。阴土之液不有一阳阳气来复腹中，藏于酉从子左开，而腹中痛者，加附子一枚，大辛大温，通阴土之液，复阳气于子。

泄利下重者，先以水五升，煮薤白三升，去滓，以散三方寸匕，纳汤中，煮取一升半，分温再服。

阴液失阳气上举，而泄利下重，以薤白辛温，滑利气机。先以水五升，五，土之中数也；煮薤白三升，三，阳数也，象阴阳气液从中土转运开子；以散三方寸匕，纳汤中，煮取一升半；分温再服，象一阳开子二阴偶之，转运半表回还半里也。

少阴病，下利六七日，咳而呕渴，心烦不得眠者，猪苓汤主之。

六七日，巳午时也。少阴病，一阳阳开气浮，阴液下利至巳午时，阳极半表上，阳失阴和，气道燥而不润，咳而呕渴；阳失阴和，而心烦；阳失阴固，而不得眠，曰“少阴病，下利六七日，咳而呕渴，心烦不得眠者，猪苓汤主之”。猪苓、茯苓淡甘气味，通阴土之阴；泽泻甘寒气轻，一茎直上，启泽中水阴之精，上滋半表气道；滑石甘寒体重，能滑利土中水阴之气，

① 坼（chè 车）：裂开。

开其壅塞；阴液下利不上利，土中精汁不充，以阿胶甘平性黏，助土中不足之精汁，上固其阳，阳得阴和，阳阖半里以生阴。

少阴病得之，二三日口干咽燥者，急下之，宜大承气汤。

之，指阴土液也；二三日，丑寅时也；口咽，因阴土之液随阳气上升而润。少阴病，一阳阳开气浮，阴土阴液未和阳气交纽丑土，引达于寅，阴土阴液不随阳气上润口咽，急下之，宜大承气汤。温多寒少气味，疏泄半里下阴土之阴，使阴液顺承半表，济其阳阖。曰“少阴病得之，二三日口干咽燥者，急下之，宜大承气汤”。

人身肌肉象地属土，百脉中阴液象地之百川，阴液包藏土中，全赖太阳大气运行上下四旁，周流不息。若一阳阳开，土中阴液不随阳开，太阴阴土燥坚，百脉之流欲竭，阴阳气液不和表里欲相离矣，急宜大承气汤。温多寒少气味，疏泄太阴阴土燥坚，阳得阴和，阴得阳疏，阴液顺承半表，上济阳阖也。

少阴病，自利清水，色纯青，心下必痛，口干咽燥者，急下之，宜大承气汤。

自利清水，土不疏也；色纯青，东方木色也；心下，脾土也；痛，不通也。少阴病，一阳阳开气浮，脾土气实不疏，木气不达，所利之水色纯青。脾土不疏，木气不达，腹必痛，脾土阴液不上承半表，其口干燥者，急下之，急宜大承气汤。温多寒少气味，温疏脾土气实，寒固半表阳浮，曰“少阴病，自利清水，色纯青，心下必痛，口干咽燥者，急下之，宜大承气汤”。

少阴病，六七日，腹胀不大便者，急下之，宜大承气汤。

六七日，巳午时也；大便，半表也。少阴病，一阳阳开气浮，至巳午时，阴土之阴失阳气温疏而腹胀，浮半表阳气不有半里阴液和阳气回还于巳，内阖于午，急宜大承气汤。温疏半里下阴土之阴，寒固半表上阳浮，曰“少阴病，六七日，腹胀，不大便者，急下之，宜大承气汤”。

少阴病，脉沉者，急温之，宜四逆汤。

沉，浊黚也。少阴病，一阳阳开气浮，脉中之阴重浊不起，急温之，宜四逆汤，甘温气味，温脉中之阴，阴得阳举，气液流通，自不重浊，曰“少阴病，脉沉者，急温之，宜四逆汤”。

少阴病，饮食入口，则吐，心中温温①欲吐，复不能吐。始得之，手足寒，脉弦迟者，此胸中实，不可下也，当吐之。若膈上有寒饮，干呕者，不可吐也，急温之，宜四逆汤。

食入于阴，长气于阳。吐，呕也。少阴病，一阳阳开气浮，半表上之阴失阳气蒸化，［批］半表胃土之阴得半里下脾土之阳，胃土中水谷之阴方得腐化。曰“少阴病，饮食入口，则吐”。心，阳也；中，中土也；温，温阳气也；欲之，为言续也；吐，舒也；复，反也；始，初也；之，指脾土阴中阳也。阳气从中土至子时，继续上舒，得脾土中阳气不足，外应手足不温，曰“心中温温欲吐，复不能吐，始得之，手足寒”。弦，木气也；迟，不足也；胸中，半里上也；下，降也；吐，舒也。中土木气不利半表脉中，［批］木气，春气、阳气也。半里上阴失阳化，实而不虚，不可用苦寒气味降之，当温中土，阳气从子时上舒，半里上阴得阳化，虚而不实，曰“脉弦迟者，此胸中实，不可下也，当吐之”。膈上，气管也；干，燥也；可，肯也。如气管有寒饮窒塞化燥而呕者，是子时中阳气不肯上舒，急温之，宜四逆汤，甘热气味，助子水中阳气上舒，曰“若膈

---

① 温（yùn 运）温：心中郁闷不舒。温，同“愠”。

上有寒饮，干呕者，不可吐也，急温之，宜四逆汤”。

少阴病，下利，脉微涩，呕而汗出，必数更衣，反少者，当温其上，灸之。

微，幽微处也；涩，不滑也；汗，阴土液也；数，责也；更，代也；衣，依也；反，覆也；少，短也；上，恐“土”字伪；灸，灼也；之，指半里下也。人身阴液，包藏土中，全依附太阳大气运行表里，更相替代，充塞内外。少阴病，一阳阳开气浮，阴液下利，脉中幽微处阴阳气液艰涩不滑，阴液下利上呕而汗出，必当责乎中土，阴阳气液更相替代，反覆短于表里，不能充塞内外，当用大辛大热法暖半里下土气，令阳能生阴，阴能固阳，使阴阳气液运行表里，不失生生气化之机也。

癸

伤寒杂病论厥阴篇指归卷之六

厥阴之为病，消渴，气上撞心，心中疼热，饥而不欲食，食则吐蛔，下之利不止。

厥阴主阖，厥，其也；阖，合也。其阴之所为合，阳气开子，交纽丑土，其阴不合阳气交纽丑土，半表上土燥不润，而病消渴，曰“厥阴之为病，消渴”。心中，半表半里之中也。其阴液不合阳气交纽丑土，其阳气不循半表经道转运上升，逆半表半里中，里之阴失阳气温通而疼，表之阳失阴液固之而热，曰“气上撞心，心中疼热”。谷不熟，曰“饥”。阴阳气液转运不和半表半里，其谷不能蒸熟，曰“饥而不欲食”。蛔，阴类，喜阳气以温养；食入于阴，长气于阳。食入失阳气蒸化，蛔不得其温养，就暖而上逆，曰“食则吐蛔”。下，半表下也；之，指半里下阴液也；止，已也。半里下阴液不合阳气交纽半表下丑土，则阴液下利不已，曰“下之利不止”。

厥阴中风，脉微浮为欲愈，不浮为未愈。

微，幽微处也；浮，举也；欲之，为言续也；愈，进也。其阴得阳气交纽丑土，从脉道中幽微处继续上举，前进半表，曰“厥阴中风，脉微浮为欲愈”。脉道中幽微处之阴，不得阳气交纽丑土继续上举，前进半表，曰“不浮为未愈”。

厥阴病欲解时，从丑至卯上。

其阴合阳气开于子，交纽丑土，达于寅，明于卯，震于辰，阳气继续前进半表上，得阴缓之则解，阳无阴缓则不解，曰“厥阴病欲解时，从丑至卯上”。

厥阴病，渴欲饮水者，少少与之愈。

其阴不和阳气交纽丑土，病其阳气则前进半表上，半表上土燥不润，渴爱饮水者，少少与之，阳得阴和，其阳气则前进半表上，回还半里，曰“厥阴病，渴欲饮水者，少少与之愈”。

诸四逆者，不可下之，虚家亦然。

诸，于也；下，降也。于阳开子逆者，则四方之气皆逆，不可用苦寒气味降阳，曰“诸四逆者，不可下”。虚，阴中阳虚也。阴中阳虚家，亦不可用苦寒气味降之，曰“虚家亦然”。

伤寒先厥，后发热而利者，必自止，见厥复利。

厥，短也。阳不藏酉，阳气先短半里，不能顺接四肢，四肢厥冷，曰“伤寒先厥”。后，半里也；发，扬也；热，阳气也；而，作能读；利，顺利也；自，从也；止，足也。阳藏半里，阳气发扬，能顺利半表者，必从足暖，曰“后发热而利者，必自止”。见，视也。视肢厥证，阳气复于子，顺利半表，必先从足暖为主，曰“见厥复利”。

伤寒始发热六日，厥反九日而利，凡厥利者，当不能食，今反能食者，恐为除中。食以索饼①，不发热者，知胃气尚在，必愈，恐暴热来出而复去也。后三日脉之，其热续在者，期之旦日夜半愈。所以然者，本发热六日，厥反九日，复发热三日，并前六日亦为九日，与厥相应，故期之旦日夜半愈。后三日脉之，而脉数，其热不罢者，此为热气有余，必发痈脓也。

发，起也；热，阳气也；六日，午时至亥六个时辰也；厥，短也；反，回还也。伤寒始起午时，阳阖不藏于酉，该于亥，短半里下，不顺接半表上，回还于巳，而四肢厥冷，曰“伤寒始发热六日，厥反”。九，老阳也。［批］午为老阳。阳极于午，午时至寅九个时辰也，阳阖于午，藏于酉，复于子，达于寅，

① 索饼：即面条。

其阳能利半表下，阳得阴枢转，［批］少阳主枢。期之与少阳病欲解时，从寅至辰上相应，曰“九日而利”。令，是时也；除，去也。凡阳气短半里下，利半表上者，阴土中阳少，不能蒸化水谷，当不能食，食为阴，是时凡能食者，恐为食之阴胜，除去中土之阳，曰“凡厥利者，当不能食，今反能食者，恐为除中”。索，求也。食以求饼，食后不有阳气浮外发热，知阳气内固半里下，阴得阳开，［批］太阴主开。期之与太阴病欲解时，从亥至丑上相应，曰“食以索饼，不发热者，知胃气尚在，必愈”。暴，猝也；热，阳气也。恐猝然阳气来出于子，而不能来复于午，去藏于酉，曰“恐暴热来而复去也”。后，半里也；三日，谓半里上午未申三时也；之，往也；续，继续也；在，居也；旦日，谓一阳开子也。脉中阳气前往继续藏居土中，至戌至亥，养万物根核，阴得阳枢转，［批］少阴主枢。期之与少阴病欲解时，从子至寅上相应，曰“后三日脉之，其热续在者，期之旦日夜半愈”。本，始也。始起午时阳阖不藏于酉，该阖于亥，短半里下，不顺接半表上，回还巳午，而四肢厥冷，阳气回还巳午，阳得阴开，［批］太阳主开。来复半里，期之与太阳病欲解时，从巳至未上相应，曰“所以然者，本发热六日，厥反九日”。复，并合也；三日，谓阳气发扬午未申上。其阳得阴阖，［批］阳明主阖。期之与阳明病欲解时，从申至戌上相应，计阳气发扬午未申三时，由酉合半表之子时至巳时六个时辰，亦为九数，其阴得阳阖，［批］厥阴主阖。期之与厥阴病欲解时，从丑至卯上相应，曰“发热三日，并前六日亦为九日，与厥相应，故期之，旦日夜半愈”。［批］阳得阴合，其阳流通表里；阳失阴合，其阳羁滞半里上，不从子左枢。后，半里也；三日，午未申三时也；数，烦数也；热，阳气也；罢，已也。

脉中阳气前往，无阴阖之，烦数半里上，其阳气不已于午未申三时者，此为阳气有余半里上，表识半表下肌中阴液失其阳运，壅滞成脓，曰“后三日脉之，而脉数，其热不罢者，此为热气有余，必发痈脓也”。

伤寒脉迟六七日，而反与黄芩汤彻其热。脉迟为寒，今与黄芩汤复除其热，腹中应冷，当不能食，今反能食，此名除中，必死。

迟，为寒。寒，阴气也；六七日，巳午时也；彻，去也；热，阳气也。阳不藏酉，中土阳少，脉中营运气寒，至次日巳午时阳衰半表，不能自巳回还阖午，能反与黄芩汤，苦寒气味，助中土之阴，去中土之阳，曰“伤寒脉迟六七日，而反与黄芩汤彻其热”。复，反也；今，是时也。阳不藏酉，脉中营运气寒，是时与黄芩汤，苦寒气味，反助其阴去其阳，阳不来复腹中，食无化，曰“脉迟为寒，今反与黄芩汤复除其热，腹中应冷，当不能食”。名，明也。阳不藏酉，中土气液皆虚，虚则求食，食为阴，阴胜于阳，逼阳外亡，此名食之阴胜，助中土之阴，去中土之阳，［批］中土生阳未损，得食则阳复；中土生阳损，得食则阳亡。曰“今反能食，此名除中，必死”。

伤寒先厥后发热，下利必自止，而反汗出，咽中痛者，其喉为痹。发热无汗，而利必自止。若不止，必便脓血，便脓血者，其喉不痹。

厥，短也。阳浮半里上不藏于酉，其阳气先短半里下，曰“伤寒先厥”。后，半里也；发，扬也；热，阳气也；下，半表下也；利，顺利也；自，从也；止，足也。半里上阳气发扬藏酉，阴液阳气下利半表，必从足暖，曰“后发热，下利必自止”。汗，阴土液也。咽因地气温通，喉候天气清降。痹，塞也。阳气发扬不藏于酉，而阴土之液反出半里上毛窍为汗，地之阴不能左旋上通于咽，则咽中痛，天之阳不能右降，其喉为之塞，曰“而反汗出，咽中痛者，其喉为痹”。阳气发扬藏酉，无阴土之液出半里上毛窍为汗，阴阳气液能利半表下，必从足暖，曰“发热无汗而利必自止”。如阳气发扬半里上，不足半里下，阴土中液与血失阳气温运，液滞为脓，血滞为瘀，曰“若不止，必便脓血”。脓血顺利从谷道下出，地之阴得阳内藏，其阴左旋，上通于咽，天之阳得阴外固，其阳右降，喉不为之痹，曰“便脓血者，其喉不痹”。

伤寒一二日至四五日，而厥者必发热，前热者后必厥，厥深者热亦深，厥微者热亦微。厥应下之，而反发汗者，必口伤烂赤。

一二日，子丑时也；四五日，卯辰时也。阴阳气液开于子交纽丑土。阳不藏酉，阴阳气液不开于子交纽丑土，阳短半里下。至卯辰时，其阳气不顺接半表上，而四肢逆冷，曰“伤寒一二日至四五日而厥者”。前，先也；后，半里下也。表识阳气发扬半里上，不藏于酉，先浮半里上发热，后短半里下足冷，其阳气不顺接半表上，必四肢逆冷，［批］阳浮半里上，其阳短半里下，只两足冷；如阳气不顺接半表上，必四肢逆冷。曰“必发热，前热者后必厥”。深者，浅之对度。阴深半里下，其阳气不顺接半表上，四肢逆冷亦深，外应之发热亦深；四肢逆冷微，外应之发热亦微。厥之浅深，应半里下阳气藏之浅深也。曰“厥深者，热亦深，厥微者，热亦微，厥应下之”。如阴土之液，合阳气浮半里上，不藏于酉，表识阴阳气液不还半表上济于口，口中肌肉损烂色赤，曰“而反发汗者，必口伤烂赤”。［批］阴液不上济于口，肉为之赤烂；阳气不上通于口，肉为之黑烂。阴液不上济于口，为阳气不藏酉；阳气不上通于口，为阳气损于下也。

伤寒病，厥五日，热亦五日，设六日当复厥，不厥者自愈。厥终不过五日，以热五日，故知自愈。

五日，戌时也，辰时也。伤寒病，阳气始午不藏于酉，短半里下戌土，曰“伤寒病，厥五日”。热，阳气也。阳气短半里下戌土，不能由子顺接半表上辰土，曰“热五六日”。设，假令也；六日，亥时也，巳时也；复，还也。假令阳气阖午藏酉，该阖于亥，当还其短，曰“设六日，当复厥”。愈，进也。阳气不短半里下者，自进半表上回还于巳，曰“不厥者自愈”。阳气短半里下，终不过戌土；以阳气短半里下，不能由子顺接半表上，亦不过辰土，曰“厥终不过五日，以热五日”，故使之也。使之知阳气不短半里下，自进半表上，曰“故知自愈”。

凡厥者，阴阳气不相顺接，便为厥。厥者，手足逆冷是也。

凡阳气阖午不藏酉，短半里下者，其表里阴阳气液即不相顺接，便为短。短者，外应手足逆冷是也。

伤寒脉微而厥，至七八日肤冷，其人躁无暂安时者，此为脏厥①，非为蛔厥也。蛔厥者，其人当吐蛔，今病者静，而复时烦，此为脏寒②，蛔上入膈，故烦，须臾复止，得食而呕，又烦者，蛔闻食臭出，其人当自吐蛔。蛔厥者，乌梅圆③主之。又主久利方。

阳不藏酉，脉中幽微处阳气短半里下，不顺接半表上，而手足厥冷，曰“伤寒脉微而厥”。七八日，午未时也；躁，阴失

---

① 脏厥：肾阳衰微而致四肢厥冷。

② 脏寒：脾虚肠寒。

③ 圆：即“丸”，避宋钦宗赵桓讳改。

阳温也；脏，藏也。阳极于午，向幽微处内阖阴阳气液交蒸半里表上，不当肤冷。至其时，浮外之阳无阴液交蒸半里，表上则肤冷。里阴无阳气蒸运半表下则躁无暂安时，此为阳气不藏于酉，阴阳气液短于表里，曰“至七八日，肤冷，其人躁无暂安时，此为脏厥，非为蛔厥也”。蛔，阴类也，喜温恶冷；吐，呕也。阳气短半里下，蛔失温养，就暖上逆而呕蛔，曰“蛔厥者，其人当吐蛔”。脏，里也；寒，阴气也。里阴气温，蛔得温养则静，蛔失温养则烦，曰“今病者，静而复时烦，此为脏寒”。入，逆也。蛔失温养，上就暖而逆膈，故烦，曰“蛔上入膈，故烦”。须臾阳复，蛔得温养而内藏，则烦止，曰“须臾复止”。食入于阴，长气于阳。食入失阳气蒸化，无所区别，从口呕出，蛔失温养，复上就暖而逆膈，曰“得食而呕，又烦者，蛔”。闻，知也；臭，气也；出，生也。知食入，无阳气生化，里阴不温，蛔失温养，曰“闻食臭出，其人当自吐蛔”。阳气短半里下，蛔失温养，就暖而上逆，曰“蛔厥者，乌梅圆主之”。乌梅酸温，酸敛木气以归根，温达木气以荣上。细，微也。以细辛辛温，通络道幽微处水气。以干姜辛温，得丙火纯阳之气，温阴土纯阴。阳生于子，阳气不能依附子时而生，以附子大辛大温，温生水土中元阳。以桂枝辛温，温通表里经道之阴。当，主也；归，藏也。以当归苦温，藏浮外之阳，内归于里。人参甘寒多汁，助阴土之液，和内藏之阳。黄连、黄柏苦寒，外坚金水，表阴固阳于土。蜀椒辛温，炒香达木气以疏土。上十味，为圆，象地天生成十数，圆转表里阴阳，交和中土。久，常于中也，中土升降，久失其常，阴阳不能和利于中，故久利，曰“又主久利方”。

乌梅圆方

乌梅三百个　细辛六两　干姜十两　黄连一斤　当归四两　附

子六枚，炮，去皮，破八片　蜀椒四两，炒香，令出汗　桂枝六两　人参六两　黄柏六两

上十味，异①捣筛，合治之，以苦酒渍乌梅一宿，去核，蒸之五升米下，饭熟捣成泥，和药令相得，纳臼中，与蜜杵二千下，圆如梧桐子大。先食饮服十圆，日三服，稍加至二十圆。禁生冷、滑食、臭食等。

伤寒热少厥微，指头寒，默默不欲食，烦躁，数日小便利，色白者，此热除也，欲得食，其病为愈。若厥而呕，胸胁烦满者，其后必便血。

热，阳气也；少，不多也；厥，短也；微，幽微处也。阳不藏酉，里之阳少，阳短幽微处，不顺接肢末而指头寒，曰“伤寒热少厥微，指头寒”。默默，静而不语也；不欲食，是里之阳少也；烦，是浮外之阳失阴内固也；躁，是里之阴失阳外开也。曰“默默不欲食，烦躁”。数，计也；小便，半里也；除，去也。计时之阳气内藏于酉，阴土之液流通水液，尿出而色白者，[批] 阴土之水得阳气流通，尿出色青而白；失阳气流通，尿出色浑而黄赤，浑黄色赤，勿疑有火，是火少也。此阳气去藏酉也，曰“数日小便利，色白者，此热除也”。食入与阴，长气于阳，阴得阳长，曰“欲得食，其病为愈”。呕，作枢读；呕，怒声；胸，半里上也；胁，少阳经道也；烦，满闷也。若气短于里，怒声形外，是少阳经道中开合之枢气逆，胸胁烦满，是半里上阳气应降不降，阳不藏酉，半里下阴络中血失其阳运而血利后阴，曰“若厥而呕，胸胁烦满者，其后必便血”。

病者手足厥冷，言我不结胸，小腹满，按之痛者，此冷结

---

① 异：即分别。

在膀胱关元也。

阳伸则喜，[批]“屈伸”之“伸”，非“升降”之“升”。阳郁则怒。“言我不结胸”五字，闻其声，壮而不喜，观其形，郁而不伸。小腹，至阴处也；按，止也；之，往也；冷，寒气也；膀，四旁也；胱，光明也。阴阳出入以关为界，[批]子午为界。界，关也。至阴处阴满，止而不往。不通而痛者，此非阳不藏酉短半里下，是寒气结居四旁，元阳不伸也，外应手足逆冷，情志郁而不伸。曰“病者，手足厥冷，言我不结胸，小腹满，按之痛者，此冷结在膀胱关元也”。

伤寒发热四日，厥反三日，复热四日，厥少热多，其病当愈。四日至七日，热不除者，其后必便血。

发，扬也；热，阳气也；四日，酉时也。阳气发扬午辰，不藏酉辰，则短于酉，曰“伤寒发热四日厥”。反，回还也；三日，午、未、申三时也；复，往来也。阳气回还午、未、申三时，往于酉，短半里下，少来半表上多，曰“反三日，复热四日，厥少热多，其病当愈”。四日，酉辰也；七日，卯辰也；除，去也；后，嗣续也。其阳气不去，藏酉辰，嗣续半表下，明于卯，半里下液滞血瘀，必利脓血，曰“四日至七日，热不除者，其后必便血”。

伤寒厥四日，热反三日，复厥五日，其病为进。寒多热少，阳气退，故为进也。

四日，寅辰也。阳不藏酉，则短于酉，曰“伤寒厥四日”。三日，午、未、申三时也；五日，戌、辰也；进，升也。阳气回还午、未、申三时，不藏于酉则短于戌，其阳气为升，半里上寒于半里下多，热于半表下少，曰“热反三日，复厥五日，其病为进，寒多热少，为治也”。阳气退半里上，不来半里下治之，使阳气藏酉来戌，曰“阳气退，故为进也”。

伤寒六七日，脉微，手足厥冷，烦躁，灸厥阴，厥不还者，死。

六七日，巳午时也。阳阖于午不藏于酉，脉中幽微处阴气不顺接半表上回还巳午，半里上阳失阴和而烦，半表下阴失阳温而躁，曰“伤寒六七日，脉微，手足厥冷，烦躁”。灸，灼也。其阴不温，当用温热法，灼阴土之液，其阳不还于土者死，曰“灸厥阴，厥不还者死”。

伤寒发热，下利厥逆，躁不得卧者，死。

阳阖于午不藏于酉，浮半里上发热，曰“伤寒发热”。阳不藏酉，半表下阴失阳举，不能上利而下利，曰“下利”。阳不藏酉短半里下，不顺接半表上，四肢逆冷，曰“厥逆”。阳不藏酉，半表下阴不得阳温而躁，半里上阳不得阴固而卧，曰“躁不得卧者死”。

伤寒发热，下利至甚，厥不止者，死。

止，基也。阳不藏酉，浮半表上发热，半表下阴失阳举，不能上利而下利，下利至甚，其阳不基于土，阴土失温，曰“伤寒发热，下利至甚，厥不止者，死”。

伤寒六七日不利，便发热而利，其人汗出不止者，死。有阴无阳故也。

止，基也。阳不藏酉，浮半里上发热，半表下阴失回还巳午，［批］其阴指戌亥之阴也，其阳便浮半表上发热，曰“伤寒六七日不利，便发热”。如阴液利半里上，外出毛窍为汗，不和阳气基，半里下者，半里下有阴无阳，曰“而利，其人汗出不止者，死。有阴无阳故也”。

伤寒五六日，不结胸，腹濡，脉虚复厥者，不可下，此为亡血，下之死。

五六日，辰巳时也。阳不藏酉，无半里下阴土之液震动半表上辰土，回还于巳，曰“伤寒五六日，不结胸”。濡，软也。阳不藏酉，半里下戊土阴失阳运，［批］阴土之液得阳则生。阳不藏酉，阴土之液不生。液，水气也。无水结于胸，曰“不结胸”。阴液当滞腹里，硬而不软。如腹里软而不硬，是半里下脉道中血液空虚，曰“腹濡，脉虚”。复，往也；下，降也；亡，同无。阳气来而不往短半里下者，不可用苦寒气味降之，此为半里下阴土中血液，无阳气温生，如以苦寒气味降之，里之阴胜，阳气散而不聚则死，曰“复厥者，不可下，此为亡血，下之死”。

发热而厥，七日下利者，为难治。

七日，午时也；下，半表下也。阳气浮外发热，如短半里下不顺接半表上，四肢逆冷，至日之午时，半里下阴液从半表下下利不上利者，为阴阳气液难治子午，曰“发热而厥，七日下利者，为难治”。

伤寒脉促，手足厥冷者，可灸之。

促，迫也；灸，灼也。阳不藏酉，迫半里上脉中短半里下，不顺接半表上，四肢逆冷，可用热法，灼阴土之阴。阴温，阳气自藏于酉。曰“伤寒脉促，手足厥冷者，可灸之”。

伤寒脉滑而厥者，里有热也，白虎汤主之。

里，半里上也；热，阳气也。阳不藏酉，脉滑于表而短于里者，得半里上阳气有余也，主白虎汤，肃降天气，藏阳于酉，曰“伤寒脉滑而厥者，里有余也，白虎汤主之”。

手足厥寒，脉细欲绝者，当归四逆汤主之。若其人内有久寒者，宜当归四逆加吴茱萸生姜汤主之。

寒，冷也；细，微也。阳气短半里下，不顺接半表上，表里脉道阳微，四肢不温，曰“手足厥寒，脉细”。绝，续也；当，主也；归，藏也。欲续其阳者，主藏阳气于酉，毋使四时气逆，曰“欲绝者，当归四逆汤主之”。当归气味苦温汁浓，苦能降阳气至半里下，温能升阴液至半表上；桂枝辛温，温表里经道之阴；芍药苦平，疏泄表里土气；细辛辛温，温通表里脉络中幽微处水气；通草辛平，藤蔓空通，能通关节中气滞；阳能生阴，阳不藏酉，半里下阴土液少，以大枣、甘草味厚气浓，培在下不足之阴，和内藏之阳。上七味，象阳数得阴复于七；以水八升，象阴数得阳正于八；煮取三升，象三阳阳数包藏土中；去滓，温服一升，象一阳开子；日三服，象三阳阖午。久，常于中也。如其人中土之气常寒者，土气阴浊加吴茱萸威烈之气味，开阴土浊阴；生姜辛温，化气横行，疏泄表里土气。曰“若其人内有久寒者，宜当归四逆加吴茱萸生姜汤主之”。以水六升，清酒六升，象阴数得阳变于亥，阳数得阴还于巳。和煮取五升，去滓，分温五服，象阴阳气液从中土开子，上出辰土阖午，下入戌土。

当归四逆汤方

当归三两　桂枝三两　芍药三两　细辛三两　甘草二两，炙　通草二两　大枣三十五个

上七味，以水八升，煮取三升，去滓，温服一升，日三服。

当归四逆加吴茱萸生姜汤方

即前方加吴茱萸半升、生姜三两，以水六升、清酒六升和，煮取五升，分温五服。

大汗出，热不去，内拘急，四肢疼，又下利厥逆而恶寒者，四逆汤主之。

大，猛也；汗，阴土液也；热，阳气也。阴土之液猛出毛窍，不和阳气去藏于酉，曰“大汗出，热不去”。内，里也；拘急，不舒也。阴液外泄毛窍，不和阳气去藏于酉，里阴不舒，四肢之阴失阳气温通而疼，曰“内拘急，四肢疼”。阳气不去藏于酉，脾土阴液失阳气左旋上举而下利，曰“又下利”。阳气不去藏于酉，短半里下不顺接半表上，半表阴失阳温而恶寒，曰“厥逆而恶寒者，四逆汤主之”。主甘草、干姜甘温气味，温土藏阳；阳短半里下，取附子大辛大温，助阳气附子时而生，四时阴阳转运，则顺而不逆矣。

大汗，若大下利，而厥冷者，四逆汤主之。

阳得阴助则温，阴得阳助则温。阴土之液猛出毛窍，阳失阴助，阳短肢末而四肢厥冷者，或阴土之液猛从半表下谷道旁下利。阳失阴助，阳短肢末而四肢厥冷者，四逆汤主之，主四逆汤温土藏阳，阴土气暖，阴得阳生，其液亦不外泄，否则阴土阳脱。

病人手足厥冷，脉乍紧者，邪结在胸中，心下满而烦，饥不能食者，病在胸中，当须吐之，宜瓜蒂散。[批] 蔕同义。

乍，忽也；紧，不舒也；邪，偏也；结，水气结也；胸中，半里上也；心下，脾土①也。病人病阳气浮半表上，短半里下，阴阳不相顺接，外应手足厥冷，脉道中阴气忽然紧而不舒者。者，个也。者，个。水气里结在半里上，其阳不能正午藏酉，脾土之阴失阳气温疏，闷而烦，曰“病人手足厥冷，脉乍紧者，邪结在胸中，心下满而烦”。水气里结在半里上，天之阳气不得阴液清降，半里地之阴液不得阳气温运半表，其谷不能蒸熟，

① 土：原作“部”，据手抄本改。

曰“饥不能食者，病在胸中”。当，主也；须，发也；吐，呕也；之，指半里上壅塞之水也。适瓜蒂散，主宣发胸中壅塞之水，从口吐出，其阳正午藏酉，阴阳气液自然顺接表里，曰“当须吐之，宜瓜蒂散”。

伤寒六七日，大下后，寸脉沉而迟，手足厥逆，下部脉不至，咽喉不利，唾脓血，泄利不止者，为难治，麻黄升麻汤主之。

六七日，巳午时也；大，猛也；后，半里也；寸，主半表上；沉，主半里下；迟，缓也。阳不藏酉，短半里下，阴土之液失阳气蒸运，还巳复午，其液猛从半表下下利，半里半表脉中阳失阴助，迟而缓，曰“伤寒六七日，大下后，寸脉沉而迟”。阳短半里下戌土，不顺接半表上辰土，外应手足不温，曰“手足厥逆”。下部，半里下也。咽因地气以通，喉候天气以清利。阳不藏酉，半里下脉中阴液失阳气蒸运至咽，咽喉为之不利，曰“下部脉不至，咽喉不利”。唾，口液也。阳不藏酉，半表上阴液失阳气蒸运，滞而为脓；阳不藏酉，阳络松而不固，曰“唾脓血”。难，患也。半里下阴液失阳气蒸运，从半表下谷道旁泄利不止者，为阳气患半里上无阴固之而内藏，阴液利半表下，无阳温之而上举，阴阳气液不治子午，曰“泄利不止者，为难治，麻黄升麻汤主之”。麻黄苦温，升麻甘平，举陷下阴液，荣半表上；甘草、干姜气味甘温，温戌土之阴，内藏其阳；石膏、知母、黄芩气味苦寒，坚半里上之阴，内固其阳；桂枝辛温，温通表里经道之阴；芍药苦平，疏泄表里土气；阳不藏酉，土中阴液不足，以天门冬苦平，当归苦温，白术甘温，葳蕤甘平，四味体多津液，助土中不足之阴，以和来复之阳；茯苓，本松木之精华，藉土中阴阳气液转运结成，气味甘平色白，能入阴土，转运阴阳气液，环抱周身，和利上下表里。上十四味，象天地生成十数，转运四方；以水一斗，先煮麻黄一两沸，去上沫，象生成之数，包藏土中，一阳举二阴偶之；纳诸药，煮取三升，象三阳阳数得阴阖午藏酉；去滓，分温三服，象三阴阴数得阳开子明卯。相去如炊三斗米顷，令尽汗出愈。汗，阴土液也。象阳数缓缓藏于土中，蒸阴液环转表里，毋相急也。

麻黄升麻汤方

麻黄二两半，去节　升麻一两一分　当归一两一分　黄芩　葳蕤　知母各十八铢　石膏碎，锦裹　白术　干姜　芍药　天门冬　桂枝　茯苓　甘草各六铢，炙

上十四味，以水一斗，先煮麻黄一两沸，去上沫，纳诸药，煮取三升，去滓，分温三服。相去如炊三斗米顷，令尽汗出愈。

伤寒本自寒下，医复吐之，寒格更逆吐下。若食入口即吐，干姜黄连黄芩人参汤主之。

本，始也；下，半里下也；医，意也；复，返也；吐，舒也；之，往也。阳气始午内阖不藏酉，自寒半里下，以意会之，返阳气藏酉，从子左舒，前往半表，曰“伤寒本自寒下，医复吐之”。寒，阴气也；格，捍格也；逆，不顺也；下，半表下也。阳不藏酉，半里下阴气捍格，阳气更不顺时内藏，左舒半表下，曰“寒格，更逆吐下”。口，属半里上也；吐，呕也。如阳气始午内阖而逆半里上，其气不降，得食则呕，曰“若食入口即吐，干姜黄连黄芩人参汤主之”。阳不藏酉，阴土不温，阴液不生，主干姜辛温，温阴土之液；黄连、黄芩苦寒，坚半里上表阴，降逆上之阳；人参甘寒多汁，助阴土之液，和内藏之阳。上四味，象阴阳气液转运四方；以水六升，象阴数得阳变于六；煮取二升，去滓，分温再服，象阳数举二阴偶之。

干姜黄连黄芩人参汤方

干姜　黄连　黄芩　人参各三两

上四味，以水六升，煮取二升，去滓，分温再服。

下利，有微热而渴，脉弱者，今自愈。

下，半里下也；有，得也；微，幽微处也；热，阳气也；渴，欲饮也。阴液利半表下，不利半表上，得幽微处阳气来复半表，阳失阴和而欲饮，曰“下利，有微热而渴”。今，是时也；愈，进也。脉弱者，明其阴液利半表下，幽微处阳气来复半表，阳失阴和，阳气当数半表脉中，是时不数而弱者，阴液自和阳气前进，曰“脉弱者，今自愈”。

下利，脉数，有微热汗出，今自愈，设脉紧为未解。

下，半表下也；数，烦也；微，幽微处也；热，阳气也；今，是时也；愈，进也；紧，不舒也；解，缓也。阴液利半表下，不利半表上，脉中阳失阴和而烦，曰“下利，脉数”。得幽微处阳气和阴土之液外出，是时阴阳气液自进半表上，回还半里，曰“有微热汗出，今自愈”。设，假令也。假令阴土之液不和阳气外舒半表，为阳气未得阴缓，曰“设脉紧为未解”。

伤寒四五日，腹中痛，若转气下趋少腹者，此欲自利也。

四五日，卯辰时也。阳不藏酉，半里下水气不明于卯，震动于辰，腹中气滞不通而痛，曰“伤寒四五日，腹中痛”。半里下水气失阳气转运半表上，下趋少腹，欲从半表下下利，曰“若转气，下趋少腹者，此欲自利也”。

下利，手足厥冷，无脉者，灸之不温，若脉不还，反微喘者，死。少阴负趺阳者，为顺也。

阴液利半表下，手足厥冷，是半里脉中无阳气和阴液转运半表上，曰“下利，手足厥冷，无脉者”。灸，灼也；之，指半里下阴也。半里下脉中若无阳气还于里，当用热药温里，灼之不温，阳气不还，幽微处阴气反逆半里上，专从口出而喘，曰“灸之不温，若脉不还，反微喘者，死”。负，依也；趺，附也。少阴阴气依附子时阳气转运半表为顺，曰“少阴负趺阳者，为顺也”。

下利，寸脉反浮数，尺中自涩者，必清脓血。

寸脉，主半表上也；数，烦也。阴液利半表下，不和阳气回还半表上，半表上阳无阴和，气浮而烦，曰“下利，寸脉反浮数”。尺中，主半里下也；自，从也；涩，不滑也；清，寒也。阳气浮半表上，半里下阴失阳温，其阴从涩不从滑，脉络中血液气寒，曰“尺中自涩者，必清脓血”。

下利清谷，不可攻表，汗出必胀满。

清，寒也；谷，生也。阴液利半表下，半里下气寒生阳不足，当温其里使半里下阳复阴生，曰“下利清谷”。表，扬也。半里下阳少，不可攻伐里之阴液外达半表，如攻之里之阴液，更虚。阳不内藏，阴失阳运，必增胀满，曰“不可攻表，汗出必胀满”。

下利，脉沉弦者，下重也；脉大者，为未止；脉微弱数者，为欲自止，虽发热不死。

沉，里也；弦，则为寒；重，不轻也。阴液利半表下，不得半里脉中阳气轻举上利而下重也，曰“下利，脉沉弦者”。下，重也；大则为虚，阳气浮外虚内，不能轻举阴液上利，曰“脉大者，为未止”。微，细也；若，未壮也；数，阳也。脉不见大而见细弱，是浮外之阳气内藏，未壮之阴得阳气转运其阴，可轻举上利不下利，曰“脉微弱数者，为欲自止”。阴得阳运，阳得阴和，曰“虽发热不死”。

下利，脉数而渴者，今自愈。设不差，必清脓血，以有热故也。

数，阳气也；渴，欲饮也；今，是时也；愈，进也。阴液利半表下，不和阳气利半表上，阳失阴和而口渴欲饮，是时阳得阴和，从半表上前进半里，曰“下利，脉数而渴者，今自愈”。差，不齐也；必，表识也；脓血，乃液与血所化以为也；有，质也；热，阳气也。设阴阳气液不齐于午，表识半里下气寒，阴液及血失阳气温运，内滞脉络而为脓血，曰“必清脓血”。必清脓血，之所以然者，为质阳气浮半表上，半里下气寒之故，曰“以有热故也”。

下利，脉沉而迟，其人面少赤，身有微热，下利清谷者，必郁冒汗出而解，病人必微厥。所以然者，其面戴阳，下虚故也。

下，半表下也；沉，浊默也；迟，滞也；面，半里上也，颜也。阴液利半表下，脉中阴气重浊不起，阳气转运迟滞得浮半里上，面颜少而赤，曰“下利，脉沉而迟，其人面少赤”。身，可屈伸也；有，质也；微，无也；热，阳气也。阴液利半表下，阳气屈伸半里上，质无阴液缓阳气藏酉，曰“身有微热”。清，寒也；谷，生也；冒，覆也。阴液利半表下，半里下土寒无阳气温生，表识阳无阴缓，郁覆半里上，不藏于酉，曰“下利清谷者，必郁冒”。汗，阴土液也；出，进也；解，缓也；微，无也。阴土气液前进半表，半里上能缓阳气藏酉，必无阳短半里下，曰“汗出而解，病人必微厥”。所以然者，其阳覆半里上，阳虚半里下，曰“所以然者，其面戴阳，下虚故也”。

下利后脉绝，手足厥冷，晬时脉还，手足温者生，不还者死。

下，半表下也；后，半里也；绝，不续也。阴液利半表下，脉中阳气不续半表上，回还半里下，四肢不温，曰“下利后脉绝，手足厥冷”。猝时，周十二时也。子时脉中阳气还，手足温者生，子时脉中阳气不还，手足冷者死，曰“猝时，脉还手足温者生，不还者死”。

伤寒下利，日十余行，脉反实者死。

阳不藏酉，阴土之液失其阳运而利半表下，曰“伤寒下利”。十余行，谓日之十二时辰五行行其中也；实，充实也。五行转运表里间未尝停息，脉中阳气反充实半里上，不能藏酉，转运阴土之阴液上利半表，回还半里，五行停息，曰“日十余行，脉反实者死”。

下利清谷，里寒外热，汗出而厥者，通脉四逆汤主之。

脾土气寒，阴液不能得阳气温生半表上，而利半表下，曰“下利清谷”。里，半里也；外，半表也；热，阳气也。脾土气寒，半里阴液不能得阳气温生半表，半表阳失阴固而发热，曰“里寒外热”。阴土之液外出毛窍为汗，半表阳无阴助，半里阴无阳温，阴阳气液短于表里，手足逆冷，曰“汗出而厥者，通脉四逆汤主之”。以生附子大辛大温，助子水中元阳；甘草、干姜气味甘温，用干姜三两之多，取气胜于味，温半里下之阴，使阴阳气液来复于土，毋使下利外泄。

热利下重者，白头翁汤主之。

下，半表下也；重，不轻也。阳气利半里上不利半表下，半表下之阴重而不轻，曰“热利下重者，白头翁汤主之”。白头翁气味苦温，其质无风反摇，有风反静，取之能静在上阳气；黄连、黄柏、秦皮皆苦寒之品，苦为火味，寒为水气，苦寒能固阳气内藏于土，阳气内藏，半表下之阴得阳气上举，自不下重。上四味，象阴阳气液转运四方。以水七升，象阳数得阴变于七。煮取二升。二，阴数也。去滓，温服一升，象二阴偶一阳回还半里下。愈，进也。阳气不前进半里下，更服一升，使阳气前进来复于子。

白头翁汤方

白头翁二两　黄连　黄柏　秦皮各三两

上四味，以水七升，煮取二升，去滓，温服一升。不愈，更服一升。

下利腹胀满，身体疼痛者，先温其里，乃攻其表，温里宜四逆汤，攻表宜桂枝汤。

下，半表下也；腹，复也；身，伸也，舒也；体，第也；里，半里也，乃，继也；攻，治也；表，半表也。阳气不来复腹中，脾土气寒，半里下阴液不能蒸运半表上而利半表下，阳气不来复腹中，脾土阴滞而满，阴液阳气不能伸舒次第表里，表里之阴不通而痛，曰“下利腹胀满，身体疼痛者”。先用辛甘热法，温半里下之阴，半里下阴温土疏，阴阳气液循半里经道来复于子，继用辛甘温法，治半里上之阴，半里上阴温土疏，阴阳气液循半里经道来复于午，曰“先温其里，乃攻其表，温里宜四逆汤，攻表宜桂枝汤”。

问曰：病有急当救里、救表者，何谓也？师曰：病医下之，续得下利清谷不止，身体疼痛者，急当救里；后身疼痛，清便自调者，急当救表也。

病，病一阳阳气浮外也；医，意也；下之，指半里下阴也；继，继续也；得，相得也；清，寒也；谷，生也；止，足也；身，伸也，舒也；体，第也。病一阳阳气浮外，以意会之，半里下不温，当继续阳气下利相得于里，阳气不下利，半里下气寒，生阳不足以伸舒半表，半表经络之阴次第不通疼痛者，急主救半里下之阴，回阳气来复半表经络也。问曰：病医下之，续得下利，清谷不止，身体疼痛者，急当救里。后，指半里上也；便，顺利也；调，和也。阳气不足以伸舒半里上，半里经络之阴不通疼痛，使阳气顺利自和者，急主救半里上之阴，回阳气来复半里经络也，曰“后身疼痛，清便自调者，急当救表也”。

下利欲饮水者，以有热故也，白头翁汤主之。

下，半表下也；以，因也；有，得也；热，阳气也。阴液利半表下，欲饮水者，因得阳气浮半里上，不内藏半里下蒸化阴土之阴，回还半表上，以润其燥，曰“下利欲饮水者，以有热故也，白头翁汤主之”。主苦寒气味，固阳气内藏，阴土之阴得阳气蒸运半表上，自不利半表下，欲饮水也。

下利谵语者，有燥屎也，宜小承气汤。

有，质也；燥屎，阴也。阴液利半表下，半表上阳失阴和；谵语者，质半里下阴土气燥，阴阳不和利表里，适小承气汤，寒多温少气味，寒固半表上阳气，温疏半里下土气，曰“下利谵语者，有燥屎也，宜小承气汤”。[批] 下利谵语，手足冷，此阴无阳温。阴液从下脱，阳无阴固，阳气从上脱，不可用小承气汤。

下利后更烦，按之心下濡者，为虚烦也，宜栀子豉汤。

下，半表下也；后，半里也；更，复也；按，止也；之，往也；心下，脾土也；濡，软也；虚，阴中阳虚也；烦，阳中阴虚也。阴液利半表下，不来复半表上，阳失阴和而烦；阳浮半表上，阴液利半表下，阴阳气液止而不往，脾土之阴失其阳温，当硬而不软，如软而不硬者，此无阴液坚结于里，为阴土中阳虚，阳土中阴虚也。[批] 如阴液坚结于里，不可用栀子豉汤。如大便为溏，不可用栀子豉汤。适栀子豉汤，交济水火，水火济则利止烦除，曰“下利后，更烦，按之心下濡者，为虚烦也，宜栀子豉汤”。

呕家有痈脓者，不可治呕，脓尽自愈。

有，得也；痈，壅也。津液壅滞，失其阳运，化为脓也，如呕家有脓者，不可治呕，脓尽阳气得运自愈，曰“呕家有疮脓者，不可治呕，脓尽自愈”。

呕而脉弱，小便复利，身有微热，见厥者难治，四逆汤主之。

脉，指半表之脉也；弱，不强也。阳得阴则强，呕脓时而半表上脉中阴气不足、阳气不强，曰“呕而脉弱”。小便，半里也。脓尽，半里之阳复利半表，其阳未得阴固而身有微热，[批] 阴非阳不生，阳非阴不生。曰“小便复利，身有微热”。如见阴气短半表上者，是患阳气不足半里下也，曰“见厥者难治，四逆汤主之”。主附子大辛大温，温生在里之阴，助阳气附子时左开，毋使四方阴阳气液逆于表里也。

干呕吐涎沫，头痛者，吴茱萸汤主之。

干，燥也。半里下阴液不能区别半表上，半表上气燥而不润则干呕，半里上阴液逆而不降，化为涎沫，则从口吐；半里上阴逆不降，头部之阴亦逆不降，则头痛，曰“干呕，吐涎沫头痛者，吴茱萸汤主之”。浊阴逆半里上，非威烈气味不能冲开，以吴茱萸大辛大温气味，威烈冲半里上浊阴，使之须臾下降；生姜辛温，化气横行，疏泄土气，温通半里阴液，使之左开；以人参甘寒，大枣味浓汁厚，和半表阳气，使之右阖。

呕而发热者，小柴胡汤主之。

半里下阴液不能区别半表，逆半里上则呕，半表上阳气无阴和之右阖则热，主小柴胡汤，益半表上阴液和阳气阖午藏酉，曰“呕而发热者，小柴胡汤主之”。

伤寒大吐大下之，极虚，复极汗出者，以其人外气怫郁，复与之水，以发其汗，因得哕，所以然者，胃中寒冷故也。

大，猛也；吐，呕也；下，半表下也；之，指中土阴阳气液也。阳不藏酉，随阳转运半里上之阴液无所区别，从口猛吐，半里下阴土之阴失其阳举，从半表下谷道旁猛泻，中土阴阳气液极虚，曰“伤寒大吐大下之，极虚”。复，反也；极，至也；外，表也。阳不藏酉，阴土之液亦不藏酉，反至半里上汗出者，因其人半表上阳气怫郁，不藏于酉，曰“复极汗出者，以其人外气怫郁”。与，以也；水，土之液也；哕，[批]“哕”指上文怫郁。气逆也；胃中，指半表上辰土中也。阳不藏酉，以土之液亦不藏酉，扬半里上为汗，因得气逆。之所以然者，阳不藏酉，戌土气寒，辰土气冷，故也，曰“复与之水，以发其汗，因得哕，所以然者，胃中寒冷故也”。

伤寒哕而腹满，视其前后，知何部不利，利之则愈。

哕，气逆也。阳不藏酉，则气逆半里上，气逆半里上不来复半里下，阴土之阴失其阳运而满，曰“伤寒哕而腹满”。前，半表也；后，半里也。阳不藏酉，视其半表半里之阴何部不利，阴得阳利则愈，曰“视其前后，知何部不利，利之则愈”。

校注后记

《伤寒指归》系清代医家戈颂平所著，是一部理论与作者个人心得相结合的医学著作。

全书共计甲、乙、丙、丁、戊、己、庚、辛、壬、癸 10 册。甲册内容有闵序、自识、表里阴阳经图说、针灸刺说、今之分两升尺与汉异同考、读法十五则、原序、阴阳大论；乙册、丙册、丁册、戊册、己册内容为伤寒杂病论太阳篇指归卷之一；庚册内容为伤寒杂病论阳明篇指归卷之二；辛册内容为伤寒杂病论阳明篇指归卷之二、伤寒杂病论少阳篇指归卷之三；壬册内容为伤寒杂病论太阴篇指归卷之四、伤寒杂病论少阴篇指归卷之五；癸册内容有伤寒杂病论厥阴篇指归卷之六。

本书经 20 余年，易 13 稿，于清光绪十一年乃纂成。

一、作者

戈颂平，字直哉，江苏泰州人，清末医家。戈氏在其《黄帝内经素问指归》中有作者自序，时间为光绪三十三年岁次丁末仲春（1907）。戈颂平之子戈仁寿在《伤寒指归》中所序时间为宣统元年（1909）清和月上浣，序中有语称戈颂平为“先人”，说明此时戈颂平已故。由此可推测作者卒于 1907 年至 1908 年初。在《本草指归》中，戈颂平称自己为古稀老人，大致可推测此时已 70 岁以上。该书成书于宣统元年，故由此推断戈颂平生于 1838 年左右。但详细生卒年月应在大量文献资料支持下确定。

戈氏治学严谨，研读四书五经，致力于探求格致之理。后其子女患痉病、痘病不治先后故去，其兄、母亦患病不治而终。于是发奋研究医学，遍览历代医籍，尤对仲景伤寒之学有深入研究。

书中自序云：原名下增“指归”二字，俟门下士有所指归焉。意思是使学者能由此而求之，已误者知改，如倦游之归家，如改邪之归正；未学者知慕，如行人之归市，百川之归海，使天下殊途而同归气（闵序）。此语虽有赞誉之意，但是书内容确有参考价值。

戈氏治学，崇尚《内经》、仲景，对《伤寒论》中寒、热之辨独有心得。在《伤寒指归》卷首，绘有表里阴阳六经图，后附图说，较为详细地阐述了阴阳六经气化规律，可供研究参考。

二、版本

经考察，《伤寒指归》的版本流传较少。据《中国中医古籍总目》著录，现存共有3个版本，有稿本、手抄本，旧钞本。稿本字迹清晰，字体工整，全书内容结构相对完整，各卷均无修改涂抹之处。从手抄本文中《戈仁寿序》可知，戈氏之子在其父原作基础上作出修改，但文中部分条文释义与稿本相悖，有些条文释义全部被改动，文中内容有涂抹修改痕迹，语言较为冗长，部分文意较难理解。旧钞本从字体辨别应为两人抄写，内容完整；经全文比对后，其内容与稿本相同地方较多，少部分内容略有删减。

手抄本序文比其他两本多。稿本中序文所录较少的原因，可能是抄录者图省事所致。手抄本序文的年代都晚于稿本序的年代。作者自识的日期为光绪十一年岁次乙酉；手抄本多出序的日期分别为光绪十三年冬十二月丁亥、光绪十四年戊子夏六月下浣、光绪丙戌相月上浣，戈仁寿所序时间为宣统元年清和月上浣。以上日期均晚于作者自序时间。另外，手抄本每卷都有“竹笙”“戈氏秉钧”“卢陵生春草堂珍藏”3枚藏书章；且戈氏所著《金匮指归》中有戈颂平之子戈仁寿记录的抄书经过，内容较为系统全面。

通过比较3个版本，认为稿本较早，如甲册中“问曰病人有气色见于面部……色黄者便难，色鲜明者有留饮”，此条经文释义中稿本有“问曰病人有气色见于面部，愿闻其说，师”一句，手抄本则无，类似地方有10处之多。手抄本内容则均能体现在稿本内。由此认为，稿本应早于手抄本。另外，手抄本多出的内容多为内容上的重复解释，语言略显庞杂，文中修改痕迹较多，从字迹上看非同属一人，且有些为学术见解不同。但两个版本是否同出一源，尚待考证。

列举小柴胡汤证一条：

伤寒五六日中风，往来寒热，胸胁苦满，默默不欲饮食。心烦喜呕，或胸中烦而不呕或渴，或腹中痛，或胁下痞鞕，或心下悸、小便不利，或不渴、身有微热，或欬者，与小柴胡汤主之。

五六日，辰巳时也。中，读作得。风，阳气也。阳不内藏于卯，阳气往来皆浮半表半里之上下，至次日辰巳时，得阳气浮半表上，至其时阳气当从午内阖。阳气来[1]于午不往[2]于子，半表上阳[3]失阴固[4]而发热[5]；阳气往[6]于午不来[7]于子，半里下阴[8]失阳温[9]而恶寒[10]，曰“伤寒五六日中风，往来寒热”。表里阴阳不应枢机开阖，胸胁为之苦满，曰“胸胁苦满”。默默，静也，不语也。

序号＼版本	稿本	手抄本	旧钞本
①	来	往	往
②	往	来	来
③	表上阳	里下阴	里下阴
④	阴固	阳温	阳温
⑤	发热	恶寒	恶寒
⑥	往	来	来
⑦	来	往	往
⑧	里下阴	表上阳	表上阳
⑨	阳温	阴固	阴固
⑩	恶寒	发热	发热

手抄本也像是稿本，是誊清后加以修改的稿本。正文多有增添修改之文字，余二本皆不见，如文稿中原“人与天地草木气候相应”一句，删除了“天地”，并将“草木”二字圈掉，改为“草木四时”，此句最终为“人与草木四时气候相应”。所见文稿中还有多处进行了修改，这些都符合稿本的特点。

如何界定各版本中出现的类似问题，值得推敲。

三、内容及影响

在《表里六经图说》中绘制“表里阴阳六经图”，较为详细地阐述了阴阳六经气化规律，以阐明六经之实质，使观者一目了然。描述阴阳气液开阖之状，首创“半表下”“半表上”“半里上”“半里下”等概念，以明部位。如此则能以简驭繁，一以贯之。

《今之分两升与汉异同考》认为：“以黑穗实白黍，横排十黍，得今之裁尺九分，合今之木尺一寸；竖置十行见方，得一百黍为一寸，一千黍为十寸，合汉之一尺也。

以黑穗实白黍千二百，今库平称之，计重六钱四分；两千四百黍计，重一两二钱八分，以汉之一两，较今之库平重二钱八分；以汉之一尺较今之裁尺短一寸；以汉之一升，较今时泰州之漕升少五合，与今之五升斗相符，是否有当，仍俟教于博雅者。”

在《针灸刺说》中认为：“人身太阳大气，缄于气腑中以生阴，阴阳运转，表里环抱，周身不息，气液流通，关节自然膏润，四肢自不重滞，九窍自不闭塞，缄中大气不温，其机不灵，关节即不润，四肢即重滞，九窍即闭塞。如此，即以甘温药，灼缄中之大气以治之”。考证大椎应为大推，书中戊册眉批语认为：“前人云大椎一穴在项骨第一椎上陷中，遍考‘椎’字无骨节之称，想‘椎’字是‘推’字讹，今以‘椎’易‘推’，是否明眼政之。”

戈氏学术上主张“阳为万世之根基”，尤为注重阳气的作用，反对乱用阴寒之药。治学必先明其理而后致用。研究方法上主张以阴阳、表里、升降、开阖以释论。戈氏论曰：“阳为万世根基，天地为万世炉冶，炉中无火则寒，五谷能熟否？灶中无火则寒，饭能熟否？火宜藏，不宜见。藏则阴土液生，见则阴土液竭。天地阳气不藏，则五谷病；人身阳气不藏，则五脏病。”“阳气不藏”者，或则太过，或则不及，于病理之描述可谓言简意赅。又曰：“人为万物之灵，秉五行之气，无不依附天之一阳大气以生。”戈氏此语一针见血，客观指明了人身五行与天之一阳孰为先后，其天人一体思想亦是其治学临证的根基。

书中采用逐句加注阐释的方法，对经典中语句结合自己心得并旁征博引加以论述，所论颇多独到见解发挥，自成一家之言，《表里六经图说》是本书的精髓所在。民国二十年(1931)，《泰县志》曾载：“自戈氏书出，本邑医学浸有复古之意气。”足见其影响。戈氏治学，崇尚《内经》、仲景，对《伤寒论》中寒热之辨独有心得。

四、对原作的看法

本书的精华在于以“六经”为提纲，以《表里六经图说》为核心，取类比象地阐述《伤寒论》，但有关《表里六经图说》的解释没有更深层次的病位、症状、病性的解释。《今之分两升尺与汉异同考》中，对汉代的计量单位与今之计量单位的考量有些牵强。本书行文流畅，但对《伤寒论》条文的释义模式固定单一、不够详尽、语言重复。虽有详有略，但有些条文释义不够恰当。然戈氏勇于表达个人对《伤寒论》的理解。

例：《伤寒杂病论少阳篇指归卷之三》中“少阳之为病，口苦，咽干，目眩也”一条，释义仅寥寥数语，没有反映出少阳枢机的特点。原文如下。

少阳之为病，口苦，咽干，目眩也。

少阳由子左枢，阴土之液亦随之左枢，阴液不随阳气左枢，阳失阴和，则曰“火”，火炎上则病“口苦”。咽属半表上，因地气温润，阴土之液不随阳气上枢半表温润于咽，则病“咽干”。阳得阴则静，阳气上开于目，阳失阴清，阳气不静，则病目眩，曰“少阳之为病，口苦、咽干、目眩也”。

而另外一些条文内容则叙述繁琐冗长。例如《伤寒杂病论太阳篇指归卷之一》中，“太阳之为病，脉浮，头项强痛，而恶寒”一条。

戈氏是书由于校注、研究者较少，在伤寒类书籍中的影响不够广泛，但就学术价值而言，可反映当时不同医家对《伤寒论》的理解。因此，此次整理对于传播学术有重要意义。

总 书 目

医　经

内经博议

内经精要

医经津渡

灵枢提要

素问提要

素灵微蕴

难经直解

内经评文灵枢

内经评文素问

内经素问校证

灵素节要浅注

素问灵枢类纂约注

清儒《内经》校记五种

勿听子俗解八十一难经

黄帝内经素问详注直讲全集

基础理论

运气商

运气易览

医学寻源

医学阶梯

病机纂要

脏腑性鉴

校注病机赋

松菊堂医学溯源

脏腑证治图说人镜经

内经运气病释医学辨正

藏腑图书症治要言合璧

淑景堂改订注释寒热温平药性赋

伤寒金匮

伤寒考

伤寒大白

伤寒分经

伤寒正宗

伤寒寻源

伤寒折衷

伤寒经注

伤寒指归

伤寒指掌

伤寒点精

伤寒选录

伤寒绪论

伤寒源流

伤寒撮要

伤寒缵论

医宗承启

伤寒正医录

伤寒全生集

伤寒论证辨

伤寒论纲目

伤寒论直解

伤寒论类方

伤寒论特解

伤寒论集注（徐赤）

伤寒论集注（熊寿诚）

伤寒微旨论

伤寒溯源集

伤寒启蒙集稿

伤寒尚论辨似

伤寒兼证析义

张卿子伤寒论

金匮要略正义

金匮要略直解

高注金匮要略

伤寒论大方图解

伤寒论辨证广注

伤寒活人指掌图

张仲景金匮要略

伤寒六书纂要辨疑

伤寒六经辨证治法

伤寒类书活人总括

订正仲景伤寒论释义

伤寒活人指掌补注辨疑

诊　　法

脉微

玉函经

外诊法

舌鉴辨正

医学辑要

脉义简摩

脉诀汇辨

脉学辑要

脉经直指

脉理正义

脉理存真

脉理宗经

脉镜须知

察病指南

四诊脉鉴大全

删注脉诀规正

图注脉诀辨真

脉诀刊误集解

重订诊家直诀

人元脉影归指图说

脉诀指掌病式图说

脉学注释汇参证治

紫虚崔真人脉诀秘旨

针灸推拿

针灸全生

针灸逢源

备急灸法

神灸经纶

推拿广意

传悟灵济录

小儿推拿秘诀

太乙神针心法

针灸素难要旨

杨敬斋针灸全书

本　　草

药征
药鉴
药镜
本草汇
本草便
法古录
食品集
上医本草
山居本草
长沙药解
本经经释
本经疏证
本草分经
本草正义
本草汇笺
本草汇纂
本草发明
本草发挥
本草约言
本草求原
本草明览
本草详节
本草洞诠
本草真诠
本草通玄
本草集要
本草辑要
本草纂要
识病捷法
药征续编
药性提要
药性纂要
药品化义
药理近考
炮炙全书
食物本草
见心斋药录
分类草药性
本经序疏要
本经续疏证
本草经解要
分部本草妙用
本草二十四品
本草经疏辑要
本草乘雅半偈
生草药性备要
芷园臆草题药
明刻食鉴本草
类经证治本草
神农本草经赞
艺林汇考饮食篇
本草纲目易知录
汤液本草经雅正
神农本草经会通
神农本草经校注
分类主治药性主治
新刊药性要略大全

鼎刻京板太医院校正分类青囊药性赋

方　书

医便

卫生编

袖珍方

内外验方

仁术便览

古方汇精

圣济总录

众妙仙方

李氏医鉴

医方丛话

医方约说

医方便览

乾坤生意

悬袖便方

救急易方

程氏释方

集古良方

摄生总论

辨症良方

卫生家宝方

寿世简便集

医方大成论

医方考绳愆

鸡峰普济方

饲鹤亭集方

临证经验方

思济堂方书

济世碎金方

揣摩有得集

亟斋急应奇方

乾坤生意秘韫

简易普济良方

名方类证医书大全

南北经验医方大成

新刊京本活人心法

临证综合

医级

医悟

丹台玉案

玉机辨症

古今医诗

本草权度

弄丸心法

医林绳墨

医学碎金

医学粹精

医宗备要

医宗宝镜

医宗撮精

医经小学

医垒元戎

医家四要

证治要义

松厓医径

济众新编

扁鹊心书

素仙简要

慎斋遗书

丹溪心法附余

方氏脉症正宗

世医通变要法

医林绳墨大全

医林纂要探源

普济内外全书

医方一盘珠全集

医林口谱六法秘书

温　　病

伤暑论

温证指归

瘟疫发源

医寄伏阴论

温热论笺正

温热病指南集

瘟疫条辨摘要

内　　科

医镜

内科摘录

证因通考

解围元薮

燥气总论

医法征验录

医略十三篇

琅嬛青囊要

医林类证集要

林氏活人录汇编

罗太无口授三法

芷园素社痎疟论疏

女　　科

广生编

仁寿镜

树蕙编

女科指掌

女科撮要

广嗣全诀

广嗣要语

广嗣须知

宁坤秘籍

孕育玄机

妇科玉尺

妇科百辨

妇科良方

妇科备考

妇科宝案

妇科指归

求嗣指源

茅氏女科

坤元是保

坤中之要

祈嗣真诠

种子心法

济阴近编

济阴宝筏

秘传女科

秘珍济阴
女科万金方
彤园妇人科
女科百效全书
叶氏女科证治
妇科秘兰全书
宋氏女科撮要
节斋公胎产医案
秘传内府经验女科

儿　　科

婴儿论
幼科折衷
幼科指归
全幼心鉴
保婴全方
保婴撮要
活幼口议
活幼心书
小儿病源方论
幻科百效全书
幼科医学指南
活幼心法大全
补要袖珍小儿方论

外　　科

大河外科
外科真诠
枕藏外科
外科明隐集
外科集验方
外证医案汇编
外科百效全书
外科活人定本
外科秘授著要
疮疡经验全书
外科心法真验指掌
片石居疡科治法辑要

伤　　科

正骨范
伤科方书
接骨全书
跌打大全
全身骨图考正

眼　　科

目经大成
目科捷径
眼科启明
眼科要旨
眼科阐微
眼科集成
眼科纂要
银海指南
明目神验方
银海精微补
医理折衷目科
证治准绳眼科
鸿飞集论眼科

眼科开光易简秘本

眼科正宗原机启微

咽喉口齿

咽喉论

咽喉秘集

喉科心法

喉科杓指

喉科枕秘

喉科秘钥

咽喉经验秘传

养　　生

易筋经

山居四要

寿世新编

厚生训纂

修龄要指

香奁润色

养生四要

养生类纂

神仙服饵

尊生要旨

黄庭内景五脏六腑补泻图

医案医话医论

纪恩录

胃气论

北行日记

李翁医记

两都医案

医案梦记

医源经旨

沈氏医案

易氏医按

高氏医案

温氏医案

鲁峰医案

赖氏脉案

瞻山医案

旧德堂医案

医论三十篇

医学穷源集

吴门治验录

沈芊绿医案

诊余举隅录

得心集医案

程原仲医案

心太平轩医案

东皋草堂医案

冰壑老人医案

芷园臆草存案

陆氏三世医验

罗谦甫治验案

周慎斋医案稿

临证医案笔记

丁授堂先生医案

张梦庐先生医案

养性轩临证医案

养新堂医论读本

祝茹穹先生医印
谦益斋外科医案
太医局诸科程文格
古今医家经论汇编
莲斋医意立斋案疏

医　史

医学读书志
医学读书附志

综　合

元汇医镜
平法寓言
寿芝医略
寿身小补
杏苑生春
医林正印
医法青篇
医学五则
医学汇函
医学集成
医学辩害
医经允中
医钞类编
证治合参
宝命真诠
活人心法
家藏蒙筌
心印绀珠经
雪潭居医约
嵩厓尊生书
医书汇参辑成
罗氏会约医镜
罗浩医书二种
景岳全书发挥
新刊医学集成
胡文焕医书三种
铁如意轩医书四种
脉药联珠药性食物考
汉阳叶舟丛刻医集二种

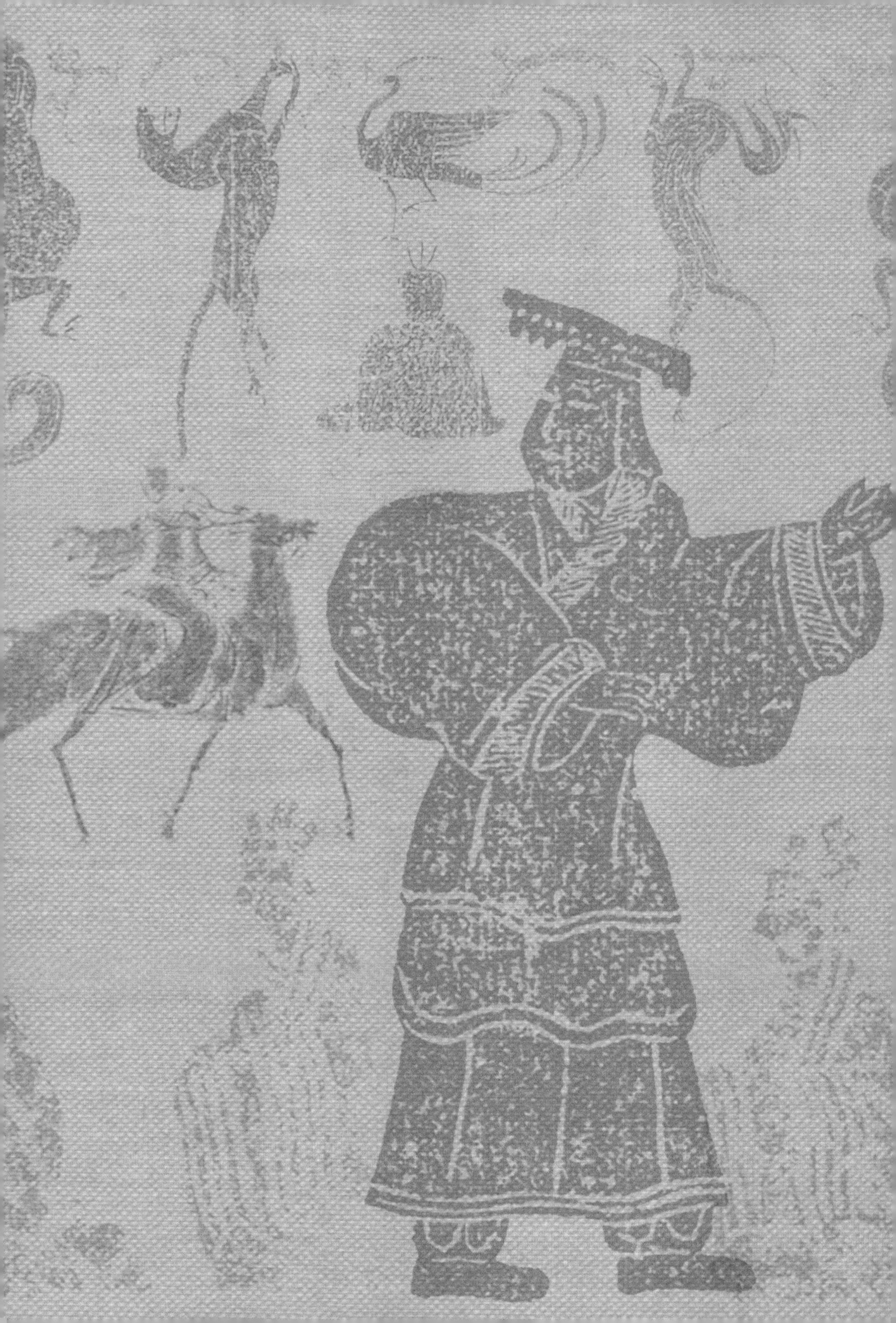

中国古医籍整理丛书

养生四要

明·万全 著

范崇峰 校注

中国中医药出版社

·北 京·

图书在版编目（CIP）数据

养生四要/（明）万全著；范崇峰校注. —北京：中国中医药出版社，2016.1（2024.7重印）
（中国古医籍整理丛书）
ISBN 978-7-5132-3079-7

Ⅰ.①养… Ⅱ.①万… ②范… Ⅲ.①养生（中医）-中国-明代 Ⅳ.①R212

中国版本图书馆CIP数据核字（2016）第006413号

中国中医药出版社出版
北京经济技术开发区科创十三街31号院二区8号楼
邮政编码 100176
传真 010 64405721
北京盛通印刷股份有限公司印刷
各地新华书店经销
*
开本 710×1000 1/16 印张 8.5 字数 50 千字
2016年1月第1版 2024年7月第3次印刷
书 号 ISBN 978-7-5132-3079-7
*
定价 25.00 元
网址 www.cptcm.com

如有印装质量问题请与本社出版部调换（010-64405510）

服务热线 010 64405510
购书热线 010 64065415 010 64065413
微信服务号 zgzyycbs
书店网址 csln.net/qksd/
官方微博 http://e.weibo.com/cptcm
淘宝天猫网址 http://zgzyycbs.tmall.com

国家中医药管理局
中医药古籍保护与利用能力建设项目
组织工作委员会

主　任　委　员　王国强

副 主 任 委 员　王志勇　李大宁

执行主任委员　曹洪欣　苏钢强　王国辰　欧阳兵

执行副主任委员　李　昱　武　东　李秀明　张成博

委　　　　　员

各省市项目组分管领导和主要专家

（山东省）武继彪　欧阳兵　张成博　贾青顺

（江苏省）吴勉华　周仲瑛　段金廒　胡　烈

（上海市）张怀琼　季　光　严世芸　段逸山

（福建省）阮诗玮　陈立典　李灿东　纪立金

（浙江省）徐伟伟　范永升　柴可群　盛增秀

（陕西省）黄立勋　呼　燕　魏少阳　苏荣彪

（河南省）夏祖昌　刘文第　韩新峰　许敬生

（辽宁省）杨关林　康廷国　石　岩　李德新

（四川省）杨殿兴　梁繁荣　余曙光　张　毅

各项目组负责人

王振国（山东省）　王旭东（江苏省）　张如青（上海市）

李灿东（福建省）　陈勇毅（浙江省）　焦振廉（陕西省）

蔡永敏（河南省）　鞠宝兆（辽宁省）　和中浚（四川省）

项目专家组

顾　问　马继兴　张灿玾　李经纬

组　长　余瀛鳌

成　员　李致忠　钱超尘　段逸山　严世芸　鲁兆麟
郑金生　林端宜　欧阳兵　高文柱　柳长华
王振国　王旭东　崔　蒙　严季澜　黄龙祥
陈勇毅　张志清

项目办公室（组织工作委员会办公室）

主　任　王振国　王思成

副主任　王振宇　刘群峰　陈榕虎　杨振宁　朱毓梅
刘更生　华中健

成　员　陈丽娜　邱　岳　王　庆　王　鹏　王春燕
郭瑞华　宋咏梅　周　扬　范　磊　张永泰
罗海鹰　王　爽　王　捷　贺晓路　熊智波

秘　书　张丰聪

前言

中医药古籍是传承中华优秀文化的重要载体，也是中医学传承数千年的知识宝库，凝聚着中华民族特有的精神价值、思维方法、生命理论和医疗经验，不仅对于传承中医学术具有重要的历史价值，更是现代中医药科技创新和学术进步的源头和根基。保护和利用好中医药古籍，是弘扬中国优秀传统文化、传承中医学术的必由之路，事关中医药事业发展全局。

1949 年以来，在政府的大力支持和推动下，开展了系统的中医药古籍整理研究。1958 年，国务院科学规划委员会古籍整理出版规划小组在北京成立，负责指导全国的古籍整理出版工作。1982 年，国务院古籍整理出版规划小组召开全国古籍整理出版规划会议，制定了《古籍整理出版规划（1982—1990）》，卫生部先后下达了两批 200 余种中医古籍整理任务，掀起了中医古籍整理研究的新高潮，对中医文化与学术的弘扬、传承和发展，发挥了极其重要的作用，产生了不可估量的深远影响。

2007 年《国务院办公厅关于进一步加强古籍保护工作的意见》明确提出进一步加强古籍整理、出版和研究利用，以及

“保护为主、抢救第一、合理利用、加强管理”的方针。2009年《国务院关于扶持和促进中医药事业发展的若干意见》指出，要“开展中医药古籍普查登记，建立综合信息数据库和珍贵古籍名录，加强整理、出版、研究和利用”。《中医药创新发展规划纲要（2006—2020）》强调继承与创新并重，推动中医药传承与创新发展。

2003～2010年，国家财政多次立项支持中国中医科学院开展针对性中医药古籍抢救保护工作，在中国中医科学院图书馆设立全国唯一的行业古籍保护中心，影印抢救濒危珍本、孤本中医古籍1640余种；整理发布《中国中医古籍总目》；遴选351种孤本收入《中医古籍孤本大全》影印出版；开展了海外中医古籍目录调研和孤本回归工作，收集了11个国家和2个地区137个图书馆的240余种书目，基本摸清流失海外的中医古籍现状，确定国内失传的中医药古籍共有220种，复制出版海外所藏中医药古籍133种。2010年，国家财政部、国家中医药管理局设立“中医药古籍保护与利用能力建设项目”，资助整理400余种中医药古籍，并着眼于加强中医药古籍保护和研究机构建设，培养中医古籍整理研究的后备人才，全面提高中医药古籍保护与利用能力。

在此，国家中医药管理局成立了中医药古籍保护和利用专家组和项目办公室，专家组负责项目指导、咨询、质量把关，项目办公室负责实施过程的统筹协调。专家组成员对古籍整理研究具有丰富的经验，有的专家从事古籍整理研究长达70余年，深知中医药古籍整理研究的重要性、艰巨性与复杂性，履行职责认真务实。专家组从书目确定、版本选择、点校、注释等各方面，为项目实施提供了强有力的专业指导。老一辈专家的学术水平和智慧，是项目成功的重要保证。项目承担单位山东中医药大学、南京中医药大学、上海中医药大学、福建中医药大学、浙江省中医药研究院、陕西省中医药研究院、河南省中医药研究院、辽宁中医药大学、成都中医药大学及所在省市中医药管理部门精心组织，充分发挥区域间互补协作的优势，并得到承担项目出版工作的中国中医药出版社大力配合，全面推进中医药古籍保护与利用网络体系的构建和人才队伍建设，使一批有志于中医学术传承与古籍整理工作的人才凝聚在一起，研究队伍日益壮大，研究水平不断提高。

本着“抢救、保护、发掘、利用”的理念，该项目重点选择近60年未曾出版的重要古医籍，综合考虑所选古籍的保护价值、学术价值和实用价值。400余种中医药古籍涵盖了医经、基础理论、诊法、伤寒金匮、温病、本草、方书、内科、外科、女科、儿科、伤科、眼科、咽喉口齿、针灸推拿、养生、医案医话医论、医史、临证综合等门类，跨越唐、宋、金元、明以迄清末。全部古籍均按照项目办公室组织完成的行业标准《中医古籍整理规范》及《中医药古籍整理细则》进行整理校注，绝大多数中医药古籍是第一次校注出版，一批孤本、稿本、抄本更是首次整理面世。对一些重要学术问题的研究成果，则集中收录于各书的“校注说明”或“校注后记”中。

“既出书又出人”是本项目追求的目标。近年来，中医药古籍整理工作形势严峻，老一辈逐渐退出，新一代普遍存在整理研究古籍的经验不足、专业思想不坚定等问题，使中医古籍整理面临人才流失严重、青黄不接的局面。通过本项目实施，搭建平台，完善机制，培养队伍，提升能力，经过近5年的建设，锻炼了一批优秀人才，老中青三代齐聚一堂，有效地稳定了研究队伍，为中医药古籍整理工作的开展和中医文化与学术的传承提供必备的知识和人才储备。

本项目的实施与《中国古医籍整理丛书》的出版，对于加强中医药古籍文献研究队伍建设、建立古籍研究平台，提高古籍整理水平均具有积极的推动作用，对弘扬我国优秀传统文化，推进中医药继承创新，进一步发挥中医药服务民众的养生保健与防病治病作用将产生深远影响。

第九届、第十届全国人大常委会副委员长许嘉璐先生，国家卫生计生委副主任、国家中医药管理局局长、中华中医药学会会长王国强先生，我国著名医史文献专家、中国中医科学院马继兴先生在百忙之中为丛书作序，我们深表敬意和感谢。

由于参与校注整理工作的人员较多，水平不一，诸多方面尚未臻完善，希望专家、读者不吝赐教。

国家中医药管理局中医药古籍保护与利用能力建设项目办公室

二〇一四年十二月

许序

“中医”之名立，迄今不逾百年，所以冠以“中”字者，以别于“洋”与“西”也。慎思之，明辨之，斯名之出，无奈耳，或亦时人不甘泯没而特标其犹在之举也。

前此，祖传医术（今世方称为“学”）绵延数千载，救民无数；华夏屡遭时疫，皆仰之以度困厄。中华民族之未如印第安遭染殖民者所携疾病而族灭者，中医之功也。

医兴则国兴，国强则医强。百年运衰，岂但国土肢解，五千年文明亦不得全，非遭泯灭，即蒙冤扭曲。西方医学以其捷便速效，始则为传教之利器，继则以“科学”之冕畅行于中华。中医虽为内外所夹击，斥之为蒙昧，为伪医，然四亿同胞衣食不保，得获西医之益者甚寡，中医犹为人民之所赖。虽然，中国医学日益陵替，乃不可免，势使之然也。呜呼！覆巢之下安有完卵？

嗣后，国家新生，中医旋即得以重振，与西医并举，探寻结合之路。今也，中华诸多文化，自民俗、礼仪、工艺、戏曲、历史、文学，以至伦理、信仰，皆渐复起，中国医学之兴乃属必然。

迄今中医犹为国家医疗系统之辅，城市尤甚。何哉？盖一则西医赖声、光、电技术而于20世纪发展极速，中医则难见其进。二则国人惊羡西医之“立竿见影”，遂以为其事事胜于中医。然西医已自觉将入绝境：其若干医法正负效应相若，甚或负远逾于正；研究医理者，渐知人乃一整体，心、身非如中世纪所认定为二对立物，且人体亦非宇宙之中心，仅为其一小单位，与宇宙万象万物息息相关。认识至此，其已向中国医学之理念“靠拢”矣，虽彼未必知中国医学何如也。唯其不知中国医理何如，纯由其实践而有所悟，益以证中国之认识人体不为伪，亦不为玄虚。然国人知此趋向者，几人？

国医欲再现宋明清高峰，成国中主流医学，则一须继承，一须创新。继承则必深研原典，激清汰浊，复吸纳西医及我藏、蒙、维、回、苗、彝诸民族医术之精华；创新之道，在于今之科技，既用其器，亦参照其道，反思己之医理，审问之，笃行之，深化之，普及之，于普及中认知人体及环境古今之异，以建成当代国医理论。欲达于斯境，或需百年欤？予恐西医既已醒悟，若加力吸收中医精粹，促中医西医深度结合，形成21世纪之新医学，届时“制高点”将在何方？国人于此转折之机，能不忧虑而奋力乎？

予所谓深研之原典，非指一二习见之书、千古权威之作；就医界整体言之，所传所承自应为医籍之全部。盖后世名医所著，乃其秉诸前人所述，总结终生行医用药经验所得，自当已成今世、后世之要籍。

盛世修典，信然。盖典籍得修，方可言传言承。虽前此50余载已启医籍整理、出版之役，惜旋即中辍。阅20载再兴整理、出版之潮，世所罕见之要籍千余部陆续问世，洋洋大观。

今复有“中医药古籍保护与利用能力建设”之工程，集九省市专家，历经五载，董理出版自唐迄清医籍，都400余种，凡中医之基础医理、伤寒、温病及各科诊治、医案医话、推拿本草，俱涵盖之。

嘻！璐既知此，能不胜其悦乎？汇集刻印医籍，自古有之，然孰与今世之盛且精也！自今而后，中国医家及患者，得览斯典，当于前人益敬而畏之矣。中华民族之屡经灾难而益蕃，乃至未来之永续，端赖之也，自今以往岂可不后出转精乎？典籍既蜂出矣，余则有望于来者。

谨序。

第九届、十届全国人大常委会副委员长

許嘉璐

二〇一四年冬

王序

中医学是中华民族在长期生产生活实践中，在与疾病作斗争中逐步形成并不断丰富发展的医学科学，是中国古代科学的瑰宝，为中华民族的繁衍昌盛作出了巨大贡献，对世界文明进步产生了积极影响。时至今日，中医学作为我国医学的特色和重要医药卫生资源，与西医学相互补充、相互促进、协调发展，共同担负着维护和促进人民健康的任务，已成为我国医药卫生事业的重要特征和显著优势。

中医药古籍在存世的中华古籍中占有相当重要的比重，不仅是中医学术传承数千年最为重要的知识载体，也是中医为中华民族繁衍昌盛发挥重要作用的历史见证。中医药典籍不仅承载着中医的学术经验，而且蕴含着中华民族优秀的思想文化，凝聚着中华民族的聪明智慧，是祖先留给我们的宝贵物质财富和精神财富。加强对中医药古籍的保护与利用，既是中医学发展的需要，也是传承中华文化的迫切要求，更是历史赋予我们的责任。

2010 年，国家中医药管理局启动了中医药古籍保护与利用能力建设项目。这既是传承中医药的重要工程，也是弘扬优秀民族文化的重要举措，不仅能够全面推进中医药的有效继承和创新发展，为维护人民健康作出贡献，也能够彰显中华民族的璀璨文化，为实现中华民族伟大复兴的中国梦作出贡献。

相信这项工作一定能造福当今，嘉惠后世，福泽绵长。

国家卫生和计划生育委员会副主任

国家中医药管理局局长

中华中医药学会会长

王国强

二〇一四年十二月

马 序

新中国成立以来，党和国家高度重视中医药事业发展，重视古籍的保护、整理和研究工作。自1958年始，国务院先后成立了三届古籍整理出版规划小组，分别由齐燕铭、李一氓、匡亚明担任组长，主持制定了《整理和出版古籍十年规划（1962—1972）》《古籍整理出版规划（1982—1990）》《中国古籍整理出版十年规划和“八五”计划（1991—2000）》等，而第三次规划中医药古籍整理即纳入其中。1982年9月，卫生部下发《1982—1990年中医古籍整理出版规划》，1983年1月，中医古籍整理出版办公室正式成立，保证了中医古籍整理出版规划的实施。2002年2月，《国家古籍整理出版“十五”（2001—2005）重点规划》经新闻出版署和全国古籍整理出版规划领导小组批准，颁布实施。其后，又陆续制定了国家古籍整理出版“十一五”和“十二五”重点规划。国家财政多次立项支持中国中医科学院开展针对性中医药古籍抢救保护工作，文化部在中国中医科学院图书馆专门设立全国唯一的行业古籍保护中心，国家先后投入中医药古籍保护专项经费超过3000万元，影印抢救濒危珍、善、孤本中医古籍1640余种，开展了海外中医古籍目录调研和孤本回归工作。2010年，国家财政部、国家中医药管理局安排国家公共卫生专项资金，设立了“中医药古籍保护与利用能力建设项目”，这是继1982～1986年第一批、第二批重要中医药古籍整理之后的又一次大规模古籍整理工程，重点整理新中国成立后未曾出版的重要古籍，目标是形成并普及规范的通行本、传世本。

为保证项目的顺利实施，项目组特别成立了专家组，承担咨询和技术指导，以及古籍出版之前的审定工作。专家组中的许多成员虽逾古稀之年，但老骥伏枥，孜孜不倦，不仅对项目进行宏观指导和质量把关，更重要的是通过古籍整理，以老带新，言传身教，培养一批中医药古籍整理研究的后备人才，促进了中医药古籍保护和研究机构建设，全面提升了我国中医药古籍保护与利用能力。

作为项目组顾问之一，我深感中医药古籍保护、抢救与整理工作的重要性和紧迫性，也深知传承中医药古籍整理经验任重而道远。令人欣慰的是，在项目实施过程中，我看到了老中青三代的紧密衔接，看到了大家的坚持和努力，看到了年轻一代的成长。相信中医药古籍整理工作的将来会越来越好，中医药学的发展会越来越好。

欣喜之余，以是为序。

中国中医科学院研究员

马继兴

二〇一四年十二月

校注说明

《养生四要》五卷，明代养生学著作。作者万全（1499—1582），号密斋，祖籍江西豫章。因其父菊轩翁行医客居湖北罗田而生长于此地。万全自幼习儒，并承家学，父卒而继家业。行医之余，整理修订家传医书，并将自己的医学思想及行医经验编写成书，相继编写了《万氏女科》《广嗣纪要》《养生四要》等著作十余种。其中《养生四要》成书于万历三四年（1575～1576）间。

万全行医经验丰富，阅书亦广。《养生四要》一书，颇显万全“儒医”风格。全书广引儒、释、道、易、医等各家经典，论述寡欲、慎动、法时、却疾的重要性，并明述诸症之因及对治方法，间有病案，收方百余首，是一本实用性很强的养生保健专著，流传颇广。

据《中国中医古籍总目》记载，《养生四要》目前存世的主要有四个版本。即：①万达刻本；②视履堂刻本；③清畏堂刻本及敷文堂、同人堂挖改本；④忠信堂刻本。其中视履堂刻本和清畏堂刻本及敷文堂、同人堂挖改本是依据万达刻本重刊的，而忠信堂刻本则是在这两种刻本的基础上翻刻的。后三种版本皆属万达刻本体系。此次校注，当首选万达刻本，然该本未查到。鉴于此，选择视履堂刻本为底本，敷文堂挖改本及清畏堂本为主校本，忠信堂本为参校本。

《养生四要》从上个世纪 80 年代就不断有人整理。罗田县万密斋医院曾于1984年整理出版过《养生四要》的单行本，此本的底本、校本有互混现象。该院1999年又重新整理出版万密斋著作，补正了前本的一些疏漏。2011出版的国华校注的《养生四要》，对前面两个本子又略做了补充。

校注体例：

1. 采用现代标点法，对原书重新标点。

2. 原书繁体竖排，今改为简体横排，原书表上文的“右”统一改作“上”。

3. 校、注以脚注形式附于页脚，统一编号。

4. 原书中的异体字、古字、俗写字，统一以规范字律齐，不出校，通假字出校说明。

5. 原书药名与今通行之名不同者，一律改用通行之名。如“黄蘗”改为“黄柏”，“川山甲”改为“穿山甲”等。

6. 原书中古奥难懂的词语出注。注音采用汉语拼音注音加直音的方法。

7. 原书卷名作：“万氏家传养生四要卷之某”，今简称“卷某”；原书每卷前有“罗田密斋万全编著汉阳鹤湄张伯琮校订，男恪斋张坦议正讹刻”字样，今一并删去。

8. 辑取底本以外诸版本所刊序言，作为附录供参。

叙[1]

余莅罗[2]三年，未尝得一日读书，自觉面目语言为古人憎。间有一二同业者持帖括进，非不欣然接之，牒诉[3]倥偬[4]，去复不能志也，况复有余力及医药诸书哉？丙申秋，谒访[5]宪[6]于蕲阳，中州赵公曰："知子邑有密斋乎？人云古矣，厥书可购也。"余愧无以应。归而询诸邑绅先生，啧啧称："密斋万生，岐黄名手，噪闻于隆万间，今其书恐弗全也。"余乃益愧。夫古人宰一邑，一邑之名山大川，奇人杰士，无不夙具胸中，收诸药笼。今瑰琦如许，曾不晓其姓字，宁不愧得人之义，又何以为地方解此嘲哉？乃取其书，进其孙达而询之，始知万生名全，别字密斋，邑廪庠，以不得志于八股，弃而就青囊[7]之业。业辄精，试辄效。以其效者志诸编文，成数十卷。先为樵川太守李公[8]付梓，一时纸贵三湘。因兵燹[9]后，板毁无存，其孙达仅藏一帙，置墙壁中，赖以免。凡宦兹土者，无不知此书，无不购此

---

① 叙：此叙原在"序"之后，据体例移于此处。

② 罗：即湖北罗田，今湖北省罗田县。

③ 牒诉：讼词，讼状。

④ 倥偬（kǒng zǒng 孔总）：事务繁忙紧迫。

⑤ 谒访：拜访。

⑥ 宪：旧指朝廷委驻各行省的高级官吏。

⑦ 青囊：本指古代医家存放医书的布袋。唐代刘禹锡《闲坐忆乐天以诗问酒熟未》："案头开缥帙，肘后检青囊。唯有达生理，应无治老方。"借指医术、医生。

⑧ 李公：即撰写"万氏养生四要序"的李之用。

⑨ 兵燹（xiǎn 显）：因战乱而造成的焚烧破坏等灾害。

书。然缮写告艰，又进其孙达而谋之。搜括锱铢，益以清俸，募梓人，凡八阅月[①]卒工，得卷一十有八。书成，展而思之，夫医者，意也，意之所至，医者不自知其为工，而方已传于后。然则世之所为医书，皆方之积也。今之为医者，皆欲有医之名，欲有医之名而不得不求乎书者，其势也。然欲有医之名而不善读医之书，无益于医而究咎于书，是书之灵不能益于医，而医之名乃能变化其书也。医而名矣，何难于著书。然世所号一代名手类，就习之所近，业之所传，顿欲竦[②]一世之人而以名予之。今读其书何如哉？万生之为医，似其为学，非唯不使人知，而若不敢以名医自处者，此其所以能为医也，此其所以能为书而可传也。余读而服之。详[③]其著书之意，宁使医至而名不我追，毋使名至而医追者也。吾辈治一邑，不能有济于世则已；幸而有济于世，念今之世，犹有君子其人广传其书者乎，以快吾心，而矢[④]吾力，翻而刻之可也。

顺治己亥初夏之闰三月都门吕鸣和识

---

① 八阅月：历经八个月。
② 竦：震动。
③ 详：审度，推测。
④ 矢：施。

序[①]

书之义，屏嗜好，适寒暄，顺翕张，调滋渗[②]。少长贤愚，得要者昌，反之舛也。予以为少年丈夫子，宜置一通[③]座隅[④]。夫识者情之导，盛者欲之潢[⑤]。识不确则逸伺，盛不辑则殒随。却顾者却步，考祥者考终。卮漏而补，鲜不决矣。始予总角[⑥]，修博士[⑦]业，曾见曾大父母、大父[⑧]，几杖弗戒，星星充庐[⑨]。迨孝廉时，王父[⑩]鹤发，先大人承莱彩[⑪]，化日[⑫]融融，春风涣涣，何其恬耶！则岂非葆真孕素[⑬]，不凿不摇[⑭]之所召乎？居有

① 序：此序推介《养生四要》，记述刻书缘起。所述家世与万全迥别，非万全本人所作。据毛德华考证，此序当为李之用刻书时作。

② 渗：水枯竭。

③ 通：量词，用于文章、信件等。

④ 隅：边侧。

⑤ 潢：大水涌至貌。

⑥ 总角：古时儿童束发为两结，向上分开，形状如角，故称总角。借指童年。

⑦ 博士：古代学官名。六国时有博士，秦因之，诸子、诗赋、术数、方伎皆立博士。

⑧ 大父：祖父。

⑨ 星星充庐：指家中老人多健在。星星，头发花白貌。

⑩ 王父：祖父。

⑪ 莱彩：即莱衣。相传春秋楚老莱子侍奉双亲至孝，行年七十，犹着五彩衣，为婴儿戏。因以“莱衣”指小儿穿的五彩衣或小儿的衣服。着莱衣表示对双亲的孝养。

⑫ 化日：太阳光。

⑬ 葆真孕素：保持纯真本性。葆，通“保”。《墨子·非攻中》：“大败齐人，而葆之大山。”

⑭ 不凿不摇：喻人之淳朴。不凿，谷未精舂。不摇，同“不凿”之意。

间，再从[①]阿宜[②]称为元朗者一大儿，穿贯经坟，初试即弛誉国中，再试食会馔[③]，三试战棘围[④]，拟高等，暂辍；次[⑤]亦不失计然[⑥]才。然皆弱冠[⑦]，骈骈[⑧]以衷[⑨]损逝。青阳[⑩]不遐，兰芽[⑪]早折。悲夫！维其时，使早通降性之诀，复有长虑，引而掖[⑫]之，以不凿不摇，第[⑬]无论青紫[⑭]，无论什一[⑮]，声音笑貌至今存可也。予为此惧，行梓是书，遗之家塾。盖书云“要”，要养也，要少也。始之愉愉[⑯]，其终也戚。识其戚而豫焉，虽不老聃氏之如，尚可篯铿[⑰]氏如也。老聃天定，篯铿人定。

① 再从：同曾祖的亲属关系。

② 阿宜：唐朝杜牧侄子的小名，后以此为侄的代称。

③ 会馔：学校的餐厅。

④ 棘围：科举考场。

⑤ 次：即次儿，二子。

⑥ 计然：春秋时著名的战略家、思想家、经济学家。

⑦ 弱冠：古时以男子二十岁为成人，初加冠，因体犹未壮，故称弱冠。

⑧ 骈骈：指兄弟二人并行。

⑨ 衷：中断。

⑩ 青阳：青春年少的面容。

⑪ 兰芽：兰的嫩芽。喻子弟挺秀。

⑫ 掖：扶持。

⑬ 第：姑且。

⑭ 青紫：本为古时公卿绶带之色，借指高官显爵。

⑮ 什一：泛指经商。

⑯ 愉愉：心情舒畅貌。

⑰ 篯（jiān 兼）铿：即彭祖。姓篯名铿。

目 录

卷　一

全按：养生之法有四，曰寡欲，曰慎动，曰法时，曰却疾。夫寡欲者，谓坚忍其性也；慎动者，谓保定其气也；法时者，谓和于阴阳也；却疾者，谓慎于医药也。坚忍其性则不坏其根矣；保定其气则不疲其枝矣；和于阴阳则不犯其邪矣；慎于医药则不遇其毒矣。养生之要，何以加于此哉。

寡欲第一[①]

夫食、色，性也。故饮食、男女，人之大欲存焉。口腹之养，躯命所关，不孝有三，无后为大，此屋庐子之无解于任人之难也[②]。设如方士之说，必绝谷，必休妻，而后可以长生，则枵腹[③]之瘠[④]，救死不赡[⑤]，使天下之人坠厥宗者，非不近人情者之惑欤？

孔子曰：少之时，血气未定，戒之在色。盖男子八岁，肾气实，发长齿更，二八肾气盛，精气溢焉。精者，

① 寡欲第一：原脱，据全书体例补。

② 屋庐子之……之难也：屋庐子不能回答任人的问难。典出《孟子·告子上》："任人有问屋庐子曰：'礼与食孰重？'曰：'礼重。''色与礼孰重？'曰：'礼重。'曰：'以礼食则饥而死，不以礼食则得食，必以礼乎？亲迎则不得妻，不亲迎则得妻，必亲迎乎？'屋庐子不能对。"

③ 枵（xiāo 消）腹：空腹，饥饿。

④ 瘠：瘦弱的人。

⑤ 赡：周济。

血之液；气者，精之导也。少之时，气方盛而易溢。当此血气盛，加以少艾[1]之慕，欲动情胜，交接无度，譬如园中之花，早发必先痿也，况禀受怯弱者乎？古人三十而娶，其虑深矣。

古男子三十而娶，女子二十而嫁。大衍之数五十，天地之中数也，阳数二十五，阴数二十五。男子三十而娶，因其阳常不足，故益之以五；女子二十而嫁，因其阴常有余，故损之以五也。是故长男[2]在上，少女在下，则震兑交而为归妹[3]也。少男在上，长女在下，则艮巽交而为蛊[4]也。归妹之吉，帝乙以之[5]。蛊之凶，晋侯之疾，不可为也[6]。

人能知七损八益，则形与神俱，而尽终其天年；不知此者，早衰之道也。何谓七损八益？盖七者，女子之数也，其血宜泻而不宜满。八者，男子之数也，其精宜满而不宜泻。故治女子者，当耗其气以调其血，不损之则经闭而成病矣。男子者，当补其气以固其精，不益之则精涸而

---

① 少艾：年轻美丽的女子。

② 长男：长子，排行最大的儿子。《易·说卦》："震，一索而得男故谓之长男……兑，三索而得女故谓之少女。"

③ 归妹：《易》卦名。六十四卦之一。

④ 蛊：《易》卦名。六十四卦之一。

⑤ 归妹之吉……以之：《易·归妹》："六五。帝乙归妹，其君之袂。不如其娣之袂良。月几望。吉。"

⑥ 蛊之凶……不可为也：语出《左传·昭公元年》："晋侯求医于秦，秦伯使医和视之。曰：'疾不可为也，是谓近女室，疾如蛊……'"

成病矣。古人立法，一损之，一益之，制之于中，使气血和平也。

八益丸　男子常服，补气固精。

熟地黄酒拌，九蒸九晒，焙干，八两，忌铁器　黄柏去皮，盐水炒褐色，四两　知母去毛皮，四两　莲肉去心，二两　芡实肉二两

共为细末，炼蜜杵千余下，如梧子大，每服五十丸，空心食前温酒下，以米膳压之。忌萝卜。

七损丸　女子宜服，抑气调血。

香附米净一斤，童便浸三日，一日一换，取起舂烂，焙干　当归酒洗，四两　川芎六两

为细末，酒煮神曲为丸，如梧桐子大，每服五十丸，空心食前茴香汤送下。

今之男子，方其少也，未及二八而御女，以通其精，则精未满而先泻，五脏有不满之处，他日有难形状之疾；至于半衰，其阴已痿，求女强合，则隐曲①未得而精先泄矣；及其老也，其精益耗，复近女以竭之，则肾之精不足，取给于脏腑，脏腑之精不足，取给于骨髓，故脏腑之精竭，则小便淋痛，大便干涩，髓竭则头倾足软，腰脊酸痛，尸居余气②，其能久乎？故吕纯阳仙翁有诗云：

---

① 隐曲：指房事。

② 尸居余气：像尸体一样但还有一口气，指人将要死亡。余气，最后一口气。“余”原作“于”。《晋书·宣帝纪》：“司马公尸居余气，形神已离，不足虑矣。”因据改。

二八佳人体如酥，腰间伏剑斩愚夫，
分明不见人头落，暗里教君骨髓枯。

其男子伤精，病小便淋痛，大便干涩者，以肾开窍于二阴。前阴溺塞者，气病也。后阴便难者，血病也。宜补其气，则津液行而溺自长。补其血，则幽开通而便自润也。宜补肾利窍丸主之：

熟地黄制，四两　生地黄　当归　川芎　白芍各二两　山药两半　丹皮去心，一两　白茯苓一两　五味　桂心各五钱　人参七钱

炼蜜为丸，如梧桐子大，每服五十丸，空心食前温酒下。

男子梦交而泄精，女子梦交而成孕，或有淫气相感，妖魅为祟，神志昏惑，魂魄飞扬，日久不愈，如癫如狂，乃召巫觋[①]以逐之，抑末矣。苟非得道，如许旌阳[②]、萨守坚[③]者，必不能驱治之也。惟务成子[④]萤火丸，方可除也。

上三条，皆不能清心寡欲之病。

萤火丸　主辟疾病，瘟疫恶气，百鬼邪祟，五兵盗贼。

萤火　鬼箭削取皮羽　白蒺藜各一两　雄黄　雌黄各二两

① 觋（xí 习）：祷祝鬼神的男巫，亦泛指巫师。

② 许旌阳：即许逊，字敬之，晋代著名道士。

③ 萨守坚：相传为宋代著名道士，号全阳子。

④ 务成子：神仙名。又称“务成昭”“巫成”，传说中帝尧时老君化名。《太上老君开天经》：“帝尧之时，老君下为师，号曰务成子。”

矾石枯，二两　羚羊角两半　煅灶灰两半　铁锤柄入铁处烧焦，一两半

为末，以鸡子黄及丹雄鸡头一个，毛无间色者，捣和为丸，如杏仁大，样作三角，以绛囊盛之，带在左臂，或挂在户上，若从军者系于腰中，勿离其身。

孟子曰：养心莫善于寡欲。寡之者，节之也，非若佛老之徒，弃人伦，灭生理也。构精者，所以续纲常也。寡欲者，所以养性命也。予尝集《广嗣纪要》，一修德，二寡欲。然则寡欲者，其延龄广嗣之大要乎。予尝读《易》，泽上有水曰节。满而不溢，中虽悦慕，若险在前，心常恐陷，节之，时义大矣哉。若或反之，水在泽下，则以渐渗，泄其涸也，可立而待矣。困于坎中，犹有悦心，困而又困，虽有卢扁，不可治也。生，人所欲也。所欲复有甚于生者乎？死，人所恶也。所恶复有甚于死者乎？惟其溺于声色之中，蛊惑狂悖，由是而生有不用也，由是而死有不辟[①]也。《诗》云：士也罔极，二三其德。此之谓也。

有人于此，尝语人曰：欲不可纵，纵欲成灾；乐不可极，乐极生哀。可谓知养生矣。至于暗居独处之时，目有所接，心火欲起，虽有灾害，亦莫之顾。故曰寡欲，只在谨独。

今之养生者曰：心，神之主也；肾者，精之府也；脾者，谷气之本也。三者交养，可以长生。苟神太烦则困，

① 辟：躲避。

精太用则竭，谷太伤则减，虽有补益之功，不能胜其旦暮之牿[①]矣。广成子[②]曰：服药千朝，不如独宿一宵。诚哉是言也！

今指利刃，语人曰：是可蹈乎？曰：不可。指鸠毒语人曰：是可咽乎？曰：不可。因语人曰："佳丽之色，利于刃也。膏粱之味，毒于鸩也。远而疏之，不可狎也。"则群笑而起。一朝病生，迎医治之，贶[③]以百金不爱也。噫！曲突徙薪[④]无恩泽，焦头烂额为上客。其此之谓也。

夫男子十六而精通，至六十四岁而精竭。女子十四而经行，至四十九岁而经断。初生之时，形体虽具，精血犹未生也，必待乳哺之养，水谷之气，日生月长。男子十六而精始溢，女子十四而血乃泻，成之何其难也！男子八八而精竭，女子七七而血尽，败之何其易耶！夫以十年所生之精血，尚不足于半百之用，譬诸草木，气聚于春者，复

---

① 牿（gù 固）：束缚。

② 广成子：古代传说中的神仙。晋·葛洪《神仙传》卷一："广成子者，古之仙人也。居崆峒山石室之中，黄帝闻而造焉。"

③ 贶（kuàng 况）：赠。

④ 曲突徙薪：此谓贱本而贵末。典出《汉书·霍光传》："臣闻客有过主人者，见其灶直突，旁有积薪，客谓主人更为曲突，远徙其薪，不者，且有火患。主人嘿然不应。俄而家果失火，邻里共救之，幸而得息，于是杀牛置酒，谢其邻人，灼烂者在于上，行余各以功次坐，而不录言曲突者，人谓主人曰：'乡使听客之言，不费牛酒，终亡火患。今论功而请宾，曲突徙薪亡恩泽，焦头烂额为上客耶？'"突，灶突。

败于秋也，虽欲留之，只有许多[1]分数[2]，况以难成易败之精血，不知爱惜，反暴弃之，此所以不待八八、七七之期而早毙矣。

交接多，则伤筋，施泄多，则伤精。肝主筋，阴中阳也，筋伤则阳虚而易痿。肾主精，阴中之阴也，精伤则阴虚而易举。阴阳俱虚，则时举时痿，精液自出，念虑虽萌，隐曲不得矣。当是时也，猛省起来，远色断想，移神于清净法界[3]，歌舞以适其情，谷肉以养其身，上药以补其虚，则屋破犹堪补矣。苟不悔悟，以妄为常，乃求兴阳之药，习铸剑之术[4]，则天柱折，地维绝[5]，虽有女娲氏之神，终不能起家中之枯骨也。

今人好事者，以御女为长生之术。如九一采战之法，谓之夺气归元，还精补脑。不知浑浊之气，渣滓之精，其机已发，如蹶张之弩，孰能御之耶？己之精，自不能制，岂能采彼之精气耶？或谓我神不动，以采彼之气，不知从入之路何在也，因此而成淋漓者有之；或谓我精欲出，闭

① 许多：多少，若干。

② 分数：犹天命，天数。

③ 法界：佛教语。梵语意译。通常泛称各种事物的现象及其本质。

④ 铸剑之术：喻指御女之术。

⑤ 天柱折地维绝：此喻男女交接过度而损毁身体。天柱，古代神话中的支天之柱；地维，维系大地的绳子。古人以为天圆地方，天有九柱支持，地有四维系缀。《淮南子·地形训》：“昔者共工与颛顼争为帝，怒而触不周之山，天柱折，地维绝。”

而不泄，谓之黄河逆流，谓之牵转白牛[①]，不知停蓄之处，为疽为肿者有之。非以养生，适以害生也。

古人有见色不动，如鸠摩罗什之受宫人[②]。这是铁汉，如何学得？必如司马公之不置姬，关云长之屏美女，刘琦之却名姝，然后可养此心不动也。坚白[③]不至，而欲自试于磨涅[④]，其有不磷缁[⑤]者几希。

项羽喑哑[⑥]叱咤，千人自废，垓下之变，乃与虞姬对泣。汉高祖见太公置俎上，略无戚容，诛戮功臣，何其忍也，病革之时，乃枕戚姬之膝，而垂涕焉。苏武在匈奴，吞毡啮雪，所持节旄[⑦]尽落，而志不屈，何其强也，乃纳胡妇生子。虽曰项羽之泣虞姬，恨别也，汉高祖之泣戚姬，防患也，苏武之纳胡妇，为养也，然尤物移人，终是不免。

古人教子，舞刀、舞剑、学文，朝习夕游焉，所以涵养德性，禁其非心也。故能气质清明，德业成就，福寿绵长。今之人则不然，所以福德不及古者远。

---

① 牵转白牛：即阻止精液外泄。

② 鸠摩罗什之受……宫人：东晋高僧鸠摩罗什曾被逼纳宫女。见《高僧传·鸠摩罗什一》。

③ 坚白：形容志节坚贞，不可动摇。语出《论语·阳货》：“不曰坚乎，磨而不磷；不曰白乎，涅而不缁。”

④ 磨涅：比喻所经受的考验、折磨或外界的影响。

⑤ 磷缁：比喻受外界条件影响后而起的变化。

⑥ 喑（yīn 音）哑：不能出声。

⑦ 节旄（máo 毛）：旌节上所缀的牦牛尾饰物。

配匹之际，承宗祀也；婚姻以时，成男女也；夫妇有别，远情欲也。故身无疴疾，生子贤而寿。今人不知宗祀为重，交接以时。情欲之感，形于戏谑，燕婉之私，朝暮阳台[①]，故半百早衰，生子多夭且不肖也。故曰：寡欲者，延龄广嗣之第一紧要也。

《内经》曰：天食人以五气，地食人以五味。谷、肉、菜、果，皆天地所生以食人者也。各有五气五味，人食之，先入本脏，而后养其血脉筋骨也。故五谷为养，五畜为助，五菜为充，五果为益。不可过也，过则成病矣。

又曰：阴之所生，本在五味。阴之五宫，伤在五味。阴者，五脏也。酸生肝，苦生心，甘生脾，辛生肺，咸生肾，此五脏之生，本在五味。多食酸则伤肝，多食苦则伤心，多食甘则伤脾，多食辛则伤肺，多食咸则伤肾。此阴之五宫伤在五味也。故五味虽所以养人，多食则反伤人也。

四方之土产不同，人之所嗜，各随其土之所产也。故东方海滨傍水，其民食鱼而嗜咸。西方金玉之域，其民食华实而嗜脂肥。北方高陵之域，其民野处而食奶酪。南方卑湿之域，其民嗜酸而食胕[②]。中央之地，四方辐辏，其

---

① 阳台：指男女欢会之所。语出宋玉《高唐赋》序："昔者先王尝游高唐，怠而昼寝，梦见一妇人，曰：'妾巫山之女也，为高唐之客，闻君游高唐，愿荐枕席。'王因幸之。去而辞曰：'妾在巫山之阳，高丘之岨，旦为朝云，暮为行雨，朝朝暮暮，阳台之下。'"

② 胕（fǔ 腐）：加工成腐状的食物。

民食杂。故五域之民，喜食不同。若令迁某居，变其食，则生病矣。孔子养生之备，卫生之严，其饮食之节，万世之法程也。何必求之方外哉？

孔子之慎疾曰：肉虽多，不使胜食气[①]。尚澹泊也；不为酒困，慎礼节也；不多食，示俭约也。平日之养生者，无所不慎如此。故康子馈药[②]则不尝，自信其无疾也；子路请祷则不听，自知其不获罪于天也。苟不能自慎，而获罪于天，虽巫医何益。

人之性有偏嗜者何如？曾皙嗜羊枣[③]之类是也。然嗜有所偏，必生有所偏之疾。观其多嗜鹧鸪，常食鸠子者，发皆咽喉之病。使非圣医知为半夏之毒，急以生姜解之，则二人未必不以所嗜丧其生也。

饮食自倍，脾胃乃伤。自倍者，过于常度也。肠胃者，水谷之所藏也。饮食多少，当有分数，苟过多则肠胃狭小不能容受，不能容受则或溢而上出，不上出则停于中而不行。水不行则为蓄水，食不化则为宿食，蓄水宿食变生诸病。邵子[④]曰：爽口物多终作疾，快心事过必为殃。岂虚语哉！

---

① 肉虽多不使胜食气：出《论语·子罕》。胜，超过。

② 康子馈药：出《论语·乡党》："康子馈药，拜而受之。曰：'丘未达，不敢尝。'"康子即季康子。馈，赠送。

③ 曾皙嗜羊枣：曾皙，春秋末鲁国人，名点，曾参之父。父子均为孔子门徒。《孟子·尽心下》："曾皙嗜羊枣，而曾子不思食羊枣。"

④ 邵子：即邵雍，北宋哲学家、易学家。著有《仁者吟》，曰："爽口物多须作疾，快心事过必为殃。与其病后能求药，不若病前能自防。"

因而大饮则气逆。饮者，酒也。味甘辛苦，气大热，苦入心而补肾，辛入肺而补肝，甘入脾和气血而行荣卫。《诗》云：为此春酒，以介眉寿[①]。酒者，诚养生之不可阙。古人节之于酒器以示警，曰爵者，有差等也；曰钟者，中也。卮之象觞，云有伤之义。犹舟以载物，亦可以覆物也。若因而大饮，是不知节矣。大饮则醉，醉则肺先受伤。肺主气，肺受伤则气上逆而病吐衄也。岂不危乎！岂不伤乎！信哉，颠覆而杀身矣。

酒虽可以陶情，通血脉，然耗气乱神，烂肠胃、腐筋，莫有甚于此者。故禹恶脂酒[②]，周公作《酒诰》[③]，卫武公诵《宾筵》[④]，谆谆乎戒人不可沉湎于酒也。彼昏不知，壹醉日富[⑤]。

丹溪云：醇酒宜凉饮。醇酒谓不浓不淡，气味之中和者也。凉谓微凉也。昔司马公晚年得一侍妾，问其所能，答曰：能暖酒。即是此意。盖胃喜寒而恶热，脾喜温而恶寒。醇酒凉饮，初得其凉而养胃，次得其温以养

---

① 为此春酒以介眉寿：出《诗·豳风·七月》。春酒，冬酿春熟之酒。介，助。眉寿，长寿。

② 禹恶脂酒：《战国策·魏策二》："帝女令仪狄作酒而美，进之禹，禹饮而甘之，遂疏仪狄而绝旨酒。曰：'后世必有以酒亡其国者。'"脂通"旨"，味美之义。《孟子·离娄章句下》："禹恶旨酒而好善言。"

③ 酒诰：见《尚书·周书·酒诰》。

④ 宾筵：见《诗·小雅·宾之初筵》。

⑤ 彼昏不知壹醉日富：出《诗·小雅·小宛》。言其昏庸无智，每饮必醉，日盛一日。富，盛、甚。

脾。人之喜饮热酒者，善病胃脘痛。此热伤胃，瘀血作痛也。喜饮冷酒者，善病腹痛，不嗜食而呕，寒伤脾也。大寒凝海，惟酒不冰。酒入气中，无窍孔得出。仲景云：酒客中风，不可服桂枝汤，谓有热也。夫中风乃宜桂枝之症，而以桂枝为禁，何也？以酒也。日醉于酒，宁无呕血之病乎？

今人病酒者，与伤寒相似，切不可误作伤寒治之，反助其热，亦不可以苦寒之药攻之。盖酒性之热，乃无形之气也，非汗之何以得散？酒体之水，乃有形之质也，非利之何以得泄乎？故宜以葛花解醒汤主之。所谓上下分消以去其湿也。

葛花　白豆蔻　砂仁各五钱　木香五分　青皮三钱　陈皮　人参　白茯苓　猪苓各钱半　白术　神曲　泽泻　干生姜各二钱

为细末，每服三钱，白汤调下，但得发汗，酒病去矣。

酒客病酒，酒停不散。清则成饮，浊则成痰。入于肺则为喘，为咳。入于心则为心痛，为怔忡，为噫。入于肝则为胁痛，为小腹满痛，为呕苦汁，为目昧不开。入于脾为胀，为肿，为吞酸，为健忘。入于肾为溺涩，赤白浊，为腰痛，为背恶寒。入于胃为呕吐，为泄痢，为胃脘当心而痛。有诸症疾，种种难名，不亟去之，养虎为患。以十枣汤主之。只一剂根株悉拔，勿畏其峻，而不肯服。《书》

曰：若药不瞑眩，厥疾不瘳[①]。

芫花炒，研末　甘遂末　大戟末，强者三分，弱者折半　大枣肥者十个

水一钟半，煮枣至八分，去枣入药末，搅匀服之，得快下清水，其病去矣，不动再作一服，动后糜粥自养。

因而饱食，筋脉横解，肠澼为痔。饱食者，太过也。食过常分则饱，饱则肠满，满则筋脉皆横，则解散不相连属矣。肠澼者，泄利也，痔也。积者，肠澼为痔，即便血也。近则成痢，久则为脾泄，为脏毒矣。

脾者，卑脏也，乃卒伍使令之职，以司转输传化者也，故脾谓之使。胃者，仓廪之腑，乃水谷之所纳出，故胃谓之市。人以谷气为主者，脾胃是也。脾胃强则谷气全，脾胃弱则谷气绝。全谷则昌，绝谷则亡。人于脾胃可不知所食乎？养脾胃之法，节其饮食而已。

脾胃者，土也。土寄旺于四时，脾胃寄养于四脏。故四时非土无以成生长收藏之功；四脏非土无以备精气筋脉之化。然有阳土、有阴土者。阴土坤也，万物之所归藏也，阳土艮也，万物之所以成始成终也。阴土、阳土非戊己之谓也。阳土备化，阴土司成。受水谷之入而变化者，脾胃之阳也；散水谷之气以成荣卫者，脾胃之阴也。苟得其养，无物不长；苟失其养，无物不消，此

① 若药不瞑眩……不瘳：语出《书·说命上》。

之谓也。

古人制食，早曰昕[①]食，晏曰旰[②]食，夕曰晡[③]食，谓之三餐。三餐之外不多食也。孙真人曰：早晨一碗粥，饭莫教人足。恐其过饱，伤脾胃也。

《周礼》曰："乐以侑[④]食。"故有初饭、亚饭、三饭、四饭之官。脾好乐，管弦之音一通于耳，脾即磨矣。王叔和云：磨谷能消食。是以声音皆出于脾。夏月戒晚食者，以夜短难消化也。

五味稍薄，则能养人，令人神爽；稍多，随其脏腑各有所伤。故酸多伤脾，辛多伤肝，咸多伤心，苦多伤肺，甘多伤肾，此乃五行之理。初伤不觉，久则成患也。

古人食必兼味者，相因欲其和也。无放饭，无流歠[⑤]者，节以礼，谨防其过也。凡人食后，微觉胸中不快，此食伤也。即服消导之剂，以助脾之腐化，不可隐忍，久则成积矣。加味二陈汤主之：

橘红　白茯苓各七分　半夏制，一钱　炙草三分　川芎　苍术　白术各八分　山楂肉钱半　砂仁五分　神曲另研末炒，七分　香附一钱

---

① 昕（xīn 欣）：黎明，天亮。

② 旰：晚。

③ 晡：傍晚。

④ 侑（yòu 又）：劝食。

⑤ 无放饭无流歠（chuò 啜）：不要大口吃饭喝汤。古人认为大口吃饭喝汤是极不尊敬长辈的行为。歠，喝羹汤。

上除麦蘖炒为末，另包。余药细切，水二盏，姜三片，大枣三枚，煎一盏，去渣，调上神曲、麦芽末服之。

凡有喜嗜之物，不可纵口，当念病从口入，惕然自省。如上古之人，饥则求食，饱则弃余可也。苟不知节，必餍足而后止，则气味之偏，害其中和之气。传化之迟，斯成菀莝之积矣，为澼、为满、为痛。纵一时之欲，贻终身害。善养生者，固如是乎。即当明以告医，攻去之可也。宜分冷积热积，用原物汤，攻而去之。

如伤肉食面，食辛辣厚味之物，此热积也，宜三黄枳术丸。即以所伤之物，同韭菜捣烂作团，火烧存性，取起研细，煎汤作引，故曰原物汤，又曰溯源汤，送三黄枳术丸。

黄芩酒洗　黄连酒洗　大黄湿纸包煨，焙干，各一两　神曲　橘皮　白术各七钱半　枳实麸炒，五钱

上为细末，汤浸蒸饼为丸，如绿豆大，每服五十丸，食前服。

如伤瓜桃生冷冰水之类，此冷积也，宜木香消积丸。即以所食生冷物，用韭菜同捣作团，如前法煎下。

木香消积丸

木香去苞　益智仁各二钱　青皮　陈皮各三钱　三棱煨　莪术煨，各五钱　牙皂烧存性，钱半　巴豆肉五钱，醋煮干，另研

为末，醋打面糊为丸，绿豆大，每服二十丸至三十

丸，食前服。

凡人早行，宜饮醇酒一二杯，或食糜粥，不可空腹而出。在昔三人晨行，一人饮①酒，一人食饭，一人空腹。后空腹者死，食饭者病，饮酒者无恙。

凡辛热、香美、炙煿、煎炒之物，必不可食，多食令人发痈。《内经》曰：膏粱之变，足生大疔。足，太过也。大疔，疽之最毒者。凡人发疽，如麻如豆，不甚肿大，惟根脚坚硬如石，神昏体倦，烦躁不安，食减嗌干，即疔毒也。其外如麻，其里如瓜。宜真人活命散主之，多多益善。

瓜蒌根一钱　甘草节　乳香各一钱　穿山甲三大片，蛤粉炒　赤芍　白芷　贝母各一钱　防风七分　没药　皂角各五分　归尾酒洗　金银花三钱　大黄酒煨，一钱　木鳖肉八分

用金华酒二盏煎服，服药后再饮酒数杯，以助药力，体重者加黄芪一钱，减大黄五分，大便溏者勿用大黄。

① 饮：原作“饭”。据文义改。

卷　二

慎动第二

《易》曰：吉凶悔吝生乎动。动以礼则吉，动不以礼则凶。君子修之吉，小人悖之凶。悔者，吉之萌。吝者，凶之兆。君子修之，吉也。小人悖之，凶也。

周子曰：君子慎动。养生者，正要在此，体认未动前是甚么气象，到动时气象比未动时何如？若只一样子，便是天理，若比前气象少有差讹，便是人欲。须从此处慎将去却，把那好生恶死的念头，莫要一时放空才好。

慎动者，吾儒谓之主敬，老氏谓之抱一，佛氏谓之观自在，总是慎独工夫。独者，人所不知，而己所独知之处也。方其静也，即喜怒哀乐未发时，所谓中也。与天地合其德，与日月合其明，与四时合其序，与鬼神合其吉凶。君子于此，戒慎乎其所不睹，恐惧乎其所不闻，不使离于须臾之顷，而违天地日月四时鬼神也。及其动也，正是莫见莫显之时，如喜怒哀乐，发而中节，这便是和。和者，与中无所乖戾之谓也。略有不和，便是不中，其违于天地日月四时鬼神远矣。到此地位，工夫尤难，君子所以尤加戒谨于独也，故曰君子而时中。

广成子曰：必清必静，无劳汝形，无摇汝精，乃可长生。庄子曰：夫失性有五，一曰五色乱目，使目不明；二曰五声乱耳，使耳不聪；三曰五臭熏鼻，困惾[1]中颡；四曰五味浊口，使口厉爽；五曰趣舍[2]滑心，使性[3]飞扬。此五者皆性之害也。

人之性常静，动处是情。人之性未有不善，乃若其情，则有不善矣。心统性情，吾儒存心养性，老氏修心炼性，佛氏明心见性，正养此心，使之常清常静，常为性情之主。

《悟真篇》[4] 云：西山白虎正猖狂，东海青龙不可当，两手捉来令死斗，化成一块紫金霜。谓以此心降伏[5]性情也。

人身之中，只有此心，便是一身之主，所谓视听言动者，此心也。故心常清静则神安，神安则七神皆安。以此养生则寿，殁世不殆。心劳则神不安，神不安则精神皆危，便闭塞而不通，形乃大伤。以此养生则殃。

心之神发乎目，则谓之视；肾之精发乎耳，则谓之听；脾之魂发乎鼻，则谓之臭；胆之魄发乎口，则谓之言。是以俭视养神，俭听养虚，俭言养气，俭欲养精。

五色令人目盲者，目淫于色则散于色也；五声令人耳

---

① 惾（zōng 宗）：原作“恼”。据《庄子·外篇·天地》改。“惾”，壅塞之义。

② 趣舍：原作“趣心”。据《庄子·外篇·天地》改。“趣舍”即取舍。

③ 性：原作“心”，据《庄子·外篇·天地》改。

④ 悟真篇：宋·张伯端著。

⑤ 伏：原本、敷文堂本皆作“扶”，据文义改。

聋者，耳淫于声则散于声也；五味令人口爽者，口淫于味则散于味也；五臭令人鼻塞者，鼻淫于臭则散于臭也。是故古人目不视恶色、耳不听淫声者，恐其神之散也。

暴喜伤心，暴怒伤肝，暴恐伤肾，过哀伤肺，过思伤脾，谓之五伤。

久视伤血，久卧伤气，久坐伤肉，久立伤骨，久行伤筋，谓之五劳所伤。

视过损明，语过损气，思过损神，欲过损精，谓之四损。

人有耳目口鼻之欲，行住坐卧之劳，虽有所伤，犹可治也。惟五志之发，其烈如火，七情之发，无能解于其怀。此神思之病，非自己乐天知命者，成败利钝，置之度外，不可治也。

喜伤心，恐胜喜；恐伤肾，思胜恐；思伤脾，怒胜思；怒伤肝，悲胜怒；悲伤肺，喜胜悲。所谓一脏不平，所胜平之，故五脏更相平也。

百病主于气也，怒[①]则气上而呕血，喜则气缓而狂笑，悲则气消而息微，思则气结而神困，恐[②]则气下而泄便遗。凡此类者，初得病也，积久不解，或乘其所胜，或所不胜者乘之，或所胜者反来侮之，所生者皆病也。故曰：他日有难名之疾也。

---

① 怒：原本、敷文堂本皆作“恐”，据文义、医理改。

② 恐：原本、敷文堂本皆作“怒”，据文义、医理改。

凡此五志之病，《内经》有治法，但以五行相胜之理治之。故悲可以治怒，以怆恻苦楚之言感之；喜可以治悲，以谑浪亵狎之言娱之；恐可以治喜，以迫蹙死亡之言怖之；怒可以治思，以污辱欺罔之言触之；思可以治恐，以虑彼忌此之言夺之。凡此五者，必诡诈谲怪，无所不至，然后可动人之耳目，易人之视听。若胸中无材，负性使气，不能体此五法也。

人之怒者，必因其拂逆而心相背，受其污辱而气相犯，及发则气急而上逆矣。其病也，为呕血，为飧泄，为煎厥，为薄厥，为湿厥，为胸满胁痛，食则气逆而不下，为喘渴烦心，为消痹，为耳暴闭，筋纵。发于外，为痈疽。宜四物平肝汤主之：

川芎　当归各五分　白芍一钱　生地黄三分　甘草一钱　人参五分　栀子仁炒，七分　香附米童便煮，焙焦黑，杵碎，七分　青皮五分　陈皮五分　瓜蒌根五分　阿胶炒，三分

水一盏，煎八分，食远服。

人之喜者，偶有非常之遇，乍得非常之福，乃发也。喜则志扬气盈，意不在人而缓漫矣。其病也，为笑不休，为毛革焦，为阳气不收，甚则为狂。宜用黄连安神丸主之：

黄连一两　炙甘草五分　栀子仁炒，五钱

共杵和丸如弹子大，每服一丸，麦冬汤下。

人之思者，谋望之事未成，探索之理未得，乃思也。

思则心存不放，念久难释，而气结不行矣。其病也，为不嗜食，口中无味，为嗜卧，为躁扰不得眠，为心下痞，为昏瞀[①]，为白淫，女子不月，为长太息，为健忘。宜加减二陈汤主之：

陈皮去白，一钱　白茯苓一钱　半夏制，五分　甘草三分　香附制，一钱　贝母五分　苍术米泔浸，七分　抚芎　青皮各五分

水一盏，生姜三片，煎八分，食远服。

人之悲者，或执亲之丧而惨切于中，或势位之败而慨叹于昔，乃悲也。悲则哽咽之声不息，涕泣之出不止，而气消矣。其病也，为目昏，为筋挛，为肉痹，为胸中痛，男子为阴缩，为溺血，女子为血崩。宜加味四君子汤主之：

人参五分　白术五分　白茯苓五分　炙甘草五分　黄芪炙，三分　麦冬七分　桔梗三分

水一盏，大枣三枚，煎七分，食后服。

人之恐者，死生之际，躯命所关，得丧之时，荣辱所系，乃恐也。恐则神色俱变，便溺遗失而气下矣。其病也，为心跳，为暴下绿水，为面热肤急，为阴痿，为目失明，为舌短，为声喑，为骨酸，破䐃[②]脱肉[③]。宜远志丸主之：

---

① 瞀（mào 冒）：头晕目眩。

② 䐃（jùn 俊）：大块隆起的肌肉。

③ 肉：原作“内”，据敷文堂本改。

熟地黄一两　人参五钱　远志肉　白茯苓各七钱　酸枣仁　柏子仁去壳　桂心各三钱

共为末，炼蜜丸，如梧桐子大，每服三十丸，空心食前温酒下。

人之好动者，多起于意，遂于必，留于固，成于我。意之初，犹可慎也，至于必则无所忌惮矣。故曰：小人悖之凶者，小人而无忌惮也。

古砚铭云：笔之寿以日计，墨之寿以月计，砚之寿以世计。岂非静者寿而动者夭乎。《内经》曰：阴精所奉，其人寿；阳精所奉，其人夭。抑亦动静之谓欤？

湍水无纵鳞，风林无宁兽，动也。动而不止，非聚福之道也。

地下有山，谦[①]。夫[②]地静也，山在地下，安于所止，而亦同归于静，故曰谦。谦者，盈之反也。山在地下，则为剥[③]，过于盈也。故曰：天道恶盈而好谦，地道亏盈而流谦，鬼神祸盈而福谦。

震，动也。艮，止也。震艮者，动静之反也。震有虩虩[④]之象，慎也。笑言哑哑，不丧匕鬯[⑤]，慎之效也。艮其

---

① 谦：《易》六十四卦之一，艮下坤上。

② 夫：原本、敷文堂本皆作“天”，据文义改。

③ 剥：《易》六十四卦之一，坤下艮上。

④ 虩虩（xì 戏）：恐惧貌。

⑤ 笑言哑哑不丧匕鬯（chàng 畅）：形容遇大事谈笑风生，坦然自若。语出《易·震》：“震来虩虩，笑言哑哑。震惊百里，不丧匕鬯。”匕：古代的一种勺子；鬯：香酒。匕和鬯都是古代宗庙祭祀用物。

背，不获其身；行其庭，不见其人。动亦静也，所以能无咎也。

慎动者，匪直爱身，所以爱亲。身体发肤，父母全而生之，子全而归之，孝也。曾子曰：战战兢兢，如临深渊，如履薄冰。慎之至也，见其平日保身之难也。而今而后，吾知免夫，至于殁而后，幸其保之全焉。

慎动，主静之用；主静，慎动之体。动静不失其常，艮之义也。瞽[①]者，天下之至明也；聋者，天下之至聪也。其心专一，故善视者莫如瞽，善听者莫如聋也。观此则知养生之道矣。

人之学养生，曰打坐，曰调息，正是主静工夫。但到打坐调息时，便思要不使其心妄动，妄动则打坐调息都只是搬弄，如何成得事。孟子曰：夭寿不贰，修身以俟之。这便是长生秘诀。

打坐，正是养生一件事。养生者，养其性情也。打坐者，收敛此心，不使放去也，岂是呆坐？昔达摩面壁九年，目无所视，耳无所闻，口无所语，此心常在腔子，无思无为，不尘不垢，所以得成证果。承光立雪[②]不动，乃见善学达摩处。

古仙教人打坐说：垂其帘，塞其兑[③]。人学打坐时，

① 瞽（gǔ 鼓）：盲人。

② 立雪：此为禅宗二祖慧可立雪断臂，向达摩求道故事。

③ 兑：孔穴。

只说垂帘者，微瞑其目，不可紧闭也；塞其兑者，闭口勿吐气，但令鼻呼吸而已。曾不知垂其帘者，教人勿视也；塞其兑者，教人勿语也。从打坐时做起，做得熟时，虽不打坐，此目常不妄视，此口常不妄语，自然习与性成，此心自不妄动也。今之学长生者，到打坐时，瞑目闭口，放下打坐，依旧妄视妄语，如何收得此心住。更有一等方士，静静打坐做科范[①]，心下却东西南北走去了，只当弃下个死尸，兀坐在这里。人一身之间，目之于色，耳之于声，口之于味，心之于思，纷纷扰扰，那得一时休息，到得夜来恩爱之缠，邪辟之私，又无一念自在。古仙照见世人，苦被魔障，所以设法度人，教人打坐，可以长生。此心若是常清常静，虽日夜不眠，也当打坐，若是不能清静，亦似不能打坐。

吾常学打坐，内观其心，是甚么样子？只见火焰起来，收煞不住。乃学古人投豆之法，以黑白二豆分善恶，不问子后午前，但无事便静坐一时，只是心下不得清静凉快，却又将一件事，或解悟经义，或思索诗文，把这心来拘束，才得少定，毕竟系着于物，不能脱洒，到今十年，稍觉得心下凉快一二分，虽不拘束他，自是收煞得住。

有一方士尝教人以打坐法，坐定以目观脐，似一团规，霎时规中现出景象，如春光明媚，以鼻徐徐吸之，舌

---

① 科范：此泛指程序动作。

腭咽之，下于重楼①，直下丹田，如一轮红日出北海，历尾闾，循脊直上泥丸，自然神清气爽。此法子亦是守中，做得熟时，也有受用。但道无存，相存相是，妄无作为，作为是怪，据其存想景象出入升降，如梦如幻。不特动其心，反把心来没死了。

学长生者，皆自调息，为入道之门。命门者，息之根本也；肺者，息之橐籥②也；口鼻者，息之门户也；心者，息之主也。有呼吸之息，有流动之息，有止息之息，而皆统于肾焉。动则息出乎肺，静则息入于肾，一动一静，心实主之。智者动静皆调，昧者只调其静，至于动，息则乱矣。故曰：今夫蹶者趋者，是气也，而反动其心。

《易》曰：天行健，君子以自强不息。夫健者，阳之德也。干为天，纯阳之精，至大至刚，故一日一夜，行三百六十五度，二百三十五分。疆其可见者，日月之差分。四时之行，万物之生长收藏，如环无端，未尝一息之停，君子体之自强，以致其刚大之气，终日乾乾，夕惕若。与天同运。一夕尚存，此志不宜少懈。《诗》曰：维天之命，于穆不已③。盖曰天之所以为天也。于乎不显，文王之德

① 重楼：道家称喉咙。

② 橐籥（tuóyuè 驼月）：古代鼓风吹火用的器具，此喻肺主气，司呼吸、调节气机的功能。

③ 维天之命于穆不已：天道肃穆，周行不不殆。语出《诗·周颂·维天之命》："维天之命，于穆不已。于乎不显，文王之德之纯。"

之纯。纯亦不已。纯亦不已者，缉熙敬止[①]。

《易》曰：何思何虑?《书》曰：思作睿。君子非不思也，思无邪，思无斁[②]，故能至于睿，此缉熙敬止之功也。不识不知，顺帝之则，文王之德之纯也。佛家善知识[③]者，预知舍宇[④]。只缘此心不妄动，养得心之本体，虚灵不昧，自然明睿，所照无所障碍。

今人静坐，正一件吃紧处，只怕外若静而中未免搅扰者。六祖卢能[⑤]既参五祖受衣钵，却又去从猎者逐兽，正是吃紧[⑥]为人处，外若搅扰，其中却静。尝闻南岳，昔有住山僧，每夜必秉烛造檀林[⑦]，众僧打坐者数百人，必拈竹篦痛棰[⑧]之。或袖中出饼果置其前，盖有以窥其中之静不静，而为之惩劝也。人能尝[⑨]自惩劝，则能自静。故曰：心为严师。

《素问》遗经[⑩]曰：至真之要，在乎天元[⑪]。天元者，

---

① 缉熙敬止：绵绵不息，光明通达。语出《诗·大雅·文王》：“穆穆文王，于缉熙敬止。”缉熙，光明。

② 斁（yì 意）：厌弃，厌倦。

③ 善知识：梵语意译。闻名为“知”，见形为“识”，即善友、好伴侣之意。后亦泛指高僧。

④ 舍宇：喻指身体。

⑤ 卢能：即禅宗六祖惠能，俗姓卢，从五祖弘忍受衣钵。

⑥ 吃紧：重要。

⑦ 檀林：佛教语，指僧侣的修学所。

⑧ 棰：鞭打。

⑨ 尝：据文义，当为“常”。

⑩ 遗经：原本“遗”误作“道”。《素问》无道经，查“至真之要，在乎天元”句，乃出《素问》遗篇。盖万全称遗篇为遗经。

⑪ 元：底本刻于康熙年间，为避玄烨讳，“玄”皆避作“元”。

先天太元之真息，浑沦渊默，何思何为？形既生矣，神发智矣，天元之息泄矣。人能忘嗜欲，定喜怒，一念不动，如在母腹之时，凝神以养其气，闭气以固其精，使精气自结，名曰圣胎。天元之息，自归其间。故曰：还元至真之要也。

人一呼一吸为一息，一日一夜凡百刻，计一万三千五百息。人身之脉，共八百一十丈，一呼脉行三寸，一吸脉行三寸，一息共行六寸，一日一夜五十周于身。自子初刻，至巳终刻，行阳二十五度；自午初刻，至亥终刻，行阴二十五度。此自然流动之息，与天地同运者也。故养生者，顺之则昌，逆之则亡。每刻计一百三十五息。

息者，气也。人物之生，其不有窍为之出入也。惟口鼻之气，有出有入，人皆知之，若目之气泄于视，耳之气泄于听，前后二阴之气泄于便溺，元府之气泄于沛空，人则不知也。故俭其视听，节其饮食，避其风寒，此调气之要也。岂特调其呼吸而已哉？

善养生者，必知养气。能养气者，可以长生。故调气者，顺其气也。服其气者，纳其气也。伏其气者，闭其气也。皆曰养气。

今人服气者则不然，乃取童男童女，呵其气而咽之，此甚可笑。殊不知天地之气，从鼻而入，水谷之气从口而入。利则养人，乖则害人。此等服气之法，乃是一团浊气，其养人乎？其害人乎？可以自喻矣。

养生之诀云：调息要调真息。真[①]息者，胎息也。儿在胎中，无吸无呼，气自转运。养生者，呼吸绵绵，如儿在胎之时，故曰胎息。

人之空窍，元气之门户也。塞其窍则病，闭其窍则死。凡胎生卵生者，初在胎壳中，空窍闭塞，何以不死？曰：缘这团真气，伏藏于中，长养形髓，空窍未开不泄，及其生也，啼声一发，则真气泄而百窍开矣。

人之真气，伏藏于命门之中，即火也。听命于心，以行君火之令。故主安则呼吸与天同运，不失其常。主危则相火衰息，逆贲而死至矣。故曰：

南山猛虎一声雷，撼动乾坤橐籥开，

惊起老龙眠不得，轰腾直上九霄来。

方士教人行打坐调息工夫，子前进阳火，午后退阴符，卯酉为沐浴，则不行。此不知天地之化，阴阳之理，惑于傍门之教，以伪乱其真也。《入药镜》[②]云：一日内十二时，意所到皆可为，何曾分子午卯酉也。《悟真篇》云：莫向天边寻子午，身中自有一阳生。则一念动处，便是活子时，何必夜半后为子时耶？动处便是阳火，意动过后便是阴符。阴阳者，动静之谓，时行则行，进阳火也，时止则止，退阴符也。然所谓进退者，即一时事，祖师不肯说破与人，要人自悟。我今妄猜云：阴阳者，善恶之谓也。

---

① 真：此上原衍一“息”字，据文义删。

② 入药镜：唐·崔希范所著内丹修炼之书。

一念之善，此阳火发也，即其所发而推广之，谓之阳火。一念之恶，此阴符动也，即其方动而屏去之，谓之退阴符。阳火常进，则所存皆善，日进于高明，便是迁仙道。阴符不退，则所存皆恶，日陷于污下，便是入鬼道。卯酉为沐浴，卯者，阳之中也，酉者，阴之中也。教人用工无太过，无不及，至于中而止。日中则昃，月盈则亏，古人养生，亦以日沐浴之谓也。

目者，神之舍也，目宜常瞑，瞑则不昏。发者，血之余也，发宜常栉，栉则不结。齿者，骨之标也，齿宜数叩，叩则不龋。津者，心之液也，津宜常咽，咽则不燥。背者，五脏之附也，背欲常暖，暖则肺脏不伤。胃者，谷之仓廪也，腹欲常摩，摩则谷不盈。头者，清阳之会，行住坐卧，风雨不可犯也，犯则清邪中上窍，而头顶之疾作矣。足者，浊阴之聚，行住坐卧，水湿不可犯也，犯则浊邪中下窍，而腰足之疾作矣。养生者，宜致思焉。

卷　三

法时第三

按，《内经》曰："圣人春夏养阳，秋冬养阴，以从其根。故与万物沉浮于生长之门。"王太仆注云："春食凉，夏食寒，以养于阳；秋食温，冬食热，以养于阴。"

春三月，此谓发陈，天地俱生，万物以荣，夜卧早起，广步于庭，披发缓形，以使志生，生而勿杀，予而勿夺，赏而勿罚，此春气之应，养生之道也。

夏三月，此谓蕃秀，天地气交，万物华实，夜卧早起，无厌于日，使志无怒，使华英成秀，使气得泄，若所爱在外，此夏气之应，养长之道也。

秋三月，此谓容平，天气以急，地气以明，早卧早起，与鸡俱兴，使志安宁，以缓秋刑，收敛神气，使秋气平，无外其志，使肺气清，此秋气之应，养收之道也。

冬三月，此谓闭藏，水冰地坼，无扰乎阳，早卧晚起，必待日光，使志闲逸，潜伏隐括，去寒就温，无泄皮肤，使气亟夺，此冬气之应，养藏之道也。

凡天地之气，顺则和，竞则逆，故能致灾咎也。所以古先哲王，立四时调神之法，春则夜卧早起，广步于庭，披发缓形，以顺其发陈之气，逆则伤肝矣。夏则夜卧早起，无厌于日，使气得泄，以顺其蕃秀之气，逆则伤心矣。秋则早起，与鸡俱兴，收敛神气，以顺其容平之气，逆则伤肺矣。冬则早卧晏起，必待日光，无泄皮肤，以顺其闭藏之气，逆则伤肾矣。

阴阳和则气平，偏胜则乖，乖便不和，故春夏养阳也，济之以阴，使阳气不至于偏胜也；秋冬养阴也，济之以阳，使阴气不至于偏胜也。尝观孔子，当暑袗絺绤，必表而出之①，冬则狐貉之厚以居。公都子曰：冬日则饮汤，夏日则饮水。其法天时可见矣。

月令，春食麦与羊，夏食菽与鸡，秋食麻与犬，冬食黍与彘者，以四时之食，各有所宜也。又，春木旺，以膳膏香助胃；夏火旺，以膳膏臊助肺；秋金旺，以膳膏腥助肝；冬水旺，以膳膏膻助心。此所谓因其不胜而助之也。

自上古圣神，继天立极，裁成辅相，以赞天地之化育，以左右民者，其见于经，在《易》之复，先王以至日②闭关，商旅不行，安静以养其阳，使之深潜固密而无所泄也。在《诗》之《七月》，二之日凿冰冲冲，三之日纳于凌阴，四之日其早献羔祭韭，谓藏水发冰以节阳气之盛，使厉气不降，民不夭折也。在《礼·月令》，冬至则君子斋戒，处必掩身，身欲宁，去声色，禁嗜欲，安形

---

① 当暑袗（zhěn 诊）絺绤（chīxì 吃戏）……出之：暑天穿葛布单衣在外面而出门。袗，穿单衣。絺，细葛布。绤，粗葛布。语出《论语·乡党》。

② 至日：指冬至、夏至。

性，事欲静，以待阴阳之所定。在夏至，君子斋戒，处必掩身，毋躁扰，止声色，毋或进薄滋味，毋致和，节嗜欲，定心气，圣人之忧民如此。故逆天违时者不祥，纵欲败度者有殃。

礼，仲春月，雷乃发声。先雷三日，奋木铎以令兆民曰：雷先发声，有不戒其容止者，生子不肖，必有凶灾。故孔子迅雷风烈必变，敬天之威也。凡夫妇同寝，如遇迅雷光电，骤风暴雨，日月薄蚀，即当整衣危坐待旦，不可心志蛊惑，败度败礼，不特生子不肖，亦令夭寿。

礼，春夏教以礼乐，秋冬教以诗书。亦春夏养阳、秋冬养阴之法也。盖春生夏长，乃阳气发泄之时，教以礼乐者，歌咏以养其性情，舞蹈以养其血脉，亦养阳之道也。秋收冬藏，乃阴气收敛之时，教以诗书者，优游以求之，涵咏以体之，亦养阴之道也。

《内经》云：冬不按跷，春不鼽衄。夫按摩跷引，乃方士养生之术。冬月固密之时，尚不可行以扰乎阳，使之亟[①]泄，则有春鼽衄之疾。况以酒为浆，以妄为常，水冰地坼，醉以入房，暴泄其阳者乎。斯人也，春不病温，夏不病飧泄，秋不病痁疟，未之有也。

今人春月喜服过药利数行，谓之春宣。盖宣者布散之

① 亟（qì气）：屡次。

义，春月上升之气，或因寒气所折，郁而不发，则宜用升阳之剂，或吐剂，以助其发生之令，故谓之宣。若无寒折之变，则宣剂亦不必服也。岂可下之，以犯养生之禁，以逆上升之气也耶。此春行秋令，肝必受伤，至秋乃发病也。

人到春时，多生疮疥者，此由冬月不能固密皮肤，使汗易泄，寒气浸之，荣血凝滞，至春发陈，变生疮疥。宜加减升麻和气饮主之：

升麻　葛根　赤芍　甘草　当归　川芎　防风　白蒺藜炒　荆芥　生地黄　何首乌等分

水盏半，煎八分，温服。干燥加酒、红花、瓜蒌根，脓水不干，加黄芪、白芷。

有人但到春来便生疮者，此名风疮。盖肝者，风木也，肝藏血，欲为脓血，此有宿毒，故年年发，非新病也。宜服消毒丸，外用灸法，则永不发矣。

乌梢蛇干者一条，用酒浸去皮骨，焙取末，一两，其酒留作糊为丸　胡麻炒，一两　苦参酒浸，三两　白蒺藜炒　牛蒡子炒，各两半

共为细末，用浸蛇酒煮，面糊为丸，如梧桐子大，每服五十丸，酒送下。此方治梅疮、癣及癞疮极效。

灸风池二穴，曲池二穴，各灸三壮。

春温夏热，秋凉冬寒，此四时之气也。春虽温多风，绵衣不可太薄。秋虽凉而寒将至，衣褐宜早渐加也。

曾皙云：暮春者，春服既成[①]。《豳风》云：九月授衣。其顺天时，修人事，固宜如此。

八风者，天之号令也。常以八节，太乙[②]移宫之日，必有暴风雨应之。太乙常以冬至之日，居叶蛰之宫，在坎正北，名大刚风。立春日移居天留，在艮东北，名凶风。春分移居仓门，在震正东，名婴儿风。立夏移居阴洛，在巽东南，名弱风。夏至移居天官，在离正南，名大弱风。立秋移居元委，在坤西南，名谋风。秋分移居仓果，在兑正西，名刚风。立冬移居新落，在干西北，名拆风。其风雨之应，或先或后，自其所居之方来，为正风，主生长万物。自其所冲之方来，为虚邪，乃能伤人成病也。昼发民多病，夜发民少病。何以然？盖夜民皆卧，故圣人避此虚风之邪，如避矢石，所以邪弗能害也。

四时之气，如春风、夏暑、秋温、冬寒，皆能伤人成病，不但八风也。君子慎之，起居有节，食色不伤。虽有贼风苛毒，不能伤也。

邪之所凑，其风必虚，如木腐而蠹生，堤穴而水入，以身之虚，逢天之虚，又直[③]上弦前、下弦后，月廓之空，重感于邪，谓之三虚。如是病者，微则笃，盛则死矣。

如春应温而反寒，夏应热而反凉，秋应凉而反热，冬

---

① 暮春者春服既成：语出《论语·先进》。

② 太乙：星名。又称“太一”，离北极星最近。《星经》卷上：“太一星，在天一南半度。”

③ 直：逢。

应寒而返温，此天地杀气，非正令也。尤宜慎之，以免瘟疫之病。

凡大寒、大热、大风、大雾，皆宜避之，不可恃其强健而不畏也。《诗》曰：畏天之威，于时保之。此之谓也。

人皆曰：夏月宜食寒，冬月宜食热。殊不知太热则伤胃，太寒则伤脾。夏月伏阴在内，如瓜、桃、冰之类，不可多食，恐秋生疟痢之疾。冬月伏阳在内，如辛燥炙煿之物，不可多食，恐春目痛，秋生热厥。所以古人四时节其饮食，适其寒温，热无灼灼，寒无沧沧[①]也。

修养家尝曰：火候。火者，纯阳之阴气也；候者，阴气升降之候。曰火候者，谓阴气之升降不可得见，观于七十二候，斯可见矣。盖欲于此求之，以一年为一月，朔后阳渐长，至望而极，望后阳渐消，至晦而极。又以一月为一日，子后一阳生，至巳而极，午后一阳消，至亥而极。又以一日为一时，初初刻，阳之长也。至初四刻而极。正初刻，阳之消也，至正四刻而极。又以一时为一息，呼出阳之长也，吸入阳之消也。故天地之大，自其不变者观之，只一息耳，自其变者而观之，则流散无穷矣。

春月无暴寒冰雪，人有病热者，勿误作伤寒治之。此因冬伤于寒，至春发为温病也。仲景云：太阳病，发热而

① 沧沧：寒冷貌。

渴，不恶寒者为温病。可见温病则不恶寒而渴，伤寒则不渴而恶寒也，以此辨之。春温病，宜用易老九味羌活汤：

羌活　防风　苍术各钱半　川芎　白芷　生地黄　黄芩　甘草各一钱　细辛三分

渴加知母，水煎服。此药不犯禁忌，乃解利之神方也。

夏月有病，似外感而飧泄者，水谷不化，相杂而下，或腹痛，脓血黏稠，此由春伤于风，至夏病泄也。其水谷不化者，宜用良方神术散：

苍术二钱　川芎　藁本各七分半　羌活五分　炙草　细辛各三分

姜三片，用水盏半，煎八分，要汗加葱白。

如脓血黏稠者，用胃风汤：

人参　白茯苓　川芎　当归　白芍　白术各等分　粟米一撮

水煎。

人于夏后，有病霍乱吐泄，此由内伤生冷得之，与上证不同，宜用六和汤主之：

人参　半夏　杏仁微炒，去皮尖　炙草　砂仁各五钱　白茯苓　藿香　木瓜　白扁豆炒，各二钱　厚朴姜汁炒，钱半　香薷二钱

姜三片，水二盏，煎服。

人于夏月日，在烈日之中，奔走劳役得病，此动而得

之，谓之中热。宜猪苓汤合益元散服之：

香薷　白术　炙草各一钱　扁豆炒，一钱　猪苓　泽泻　白茯苓　厚朴姜汁炒，各五分

水煎，去渣，入益元散二钱，调服。

益元散

白滑石水飞过，六两半　粉草一两

共再筛箩匀，听用。

人于夏日，纳凉于高堂广厦之中得病者。此病静而得之，谓之中暑。宜用清暑益气汤主之：

升麻　黄芪　苍术各一钱　神曲炒　人参　白术　陈皮各五分　黄柏炒　炙草　麦冬去心　归身各六分　葛根三分　五味九粒　泽泻五分　青皮二分

水煎服。仲景大阳中暍[①]症，禁汗、下、温针，无有治方，宜用此方。

孙真人制生脉散，令人夏月服之。东垣云：夏月用生脉散，加黄芪、甘草，令人有力。

人参　五味　麦门冬等分

加黄芪、炙甘草，水煎，夏月时时代汤服之。

有人春末夏初头痛，脚软，饮食少，体热者，名曰注夏。属阴虚元气不足病，宜用补中益气汤，去柴胡、升麻，加炒黄柏、白芍。更早服大补阴丸，晏服参苓白术

① 暍（yē 冶）：中暑，伤暑。

丸，大效方见下。

今人好事者，夏月用绿豆粉，以新薄荷叶蒸制，名玉露霜，时时食之，以解暑毒。不知薄荷乃新香发散之药，多食令人虚汗不止。

秋月人多病疟者，此因夏伤于暑得之。暑伤元气，致秋为痎疟也。痎者，久也，不可轻截。宜补中益气汤主之：

黄芪　人参　炙草各一钱　白术　归身　柴胡　升麻　陈皮各五分　加干姜　青皮各五分

水煎服。热多加知母，寒多加桂枝，无汗去白术加苍术。

秋月多疾痢者，此因夏月内伤生冷，至秋阳气不降，乃结涩之物与湿热之气同坠下也。腹痛窘迫者，用加味小承气汤主之：

枳实钱半　厚朴姜汁炒，钱半　大黄酒煨，三钱　木香五分　槟榔米二钱半

水煎服。腹痛当止，止则积去矣，窘迫减则热除矣。宜用加味白芍药汤和之，以平为期。

白芍一钱　人参　当归　黄连酒炒　黄芩酒炒　陈皮各五分　木香　槟榔　炙草各三钱

水煎，食后服。

冬月有病咳嗽者，此因秋伤于湿得之。宜参苏饮：

苏叶五分　葛根　陈皮去白　前胡各七分半　人参　半

夏制　白茯苓各四分　枳壳　桔梗各三分　甘草二分　乌梅洗去核，一个　生姜三片　枣三枚

水煎，食后服。

大法：春宜吐，夏宜发汗，秋冬宜下。此教人治病者，不可犯时禁也。设遇可吐、可汗、可下之证，虽犯时禁，亦为之。所谓发表不远热，攻里不远寒也。若无病之人，春与吐，夏与发汗，秋冬与下，此诛伐无过，所谓大惑也。

春宜吐者，顺其上升之气也。人之胸中，觉有痰积，不得不吐者，宜用二陈汤加升麻、防风、桔梗，水煎成汤，向无风处，先以软布束勒脐腹，然后服药，少顷，以鹅翎探吐之。可以去病，且不坏人元气。

按，子产论晋侯之疾曰：君子有四时之调摄，朝以听政，昼以访问，夕则静坐，夜则安身，于是乎节宣其气，勿使有壅闭湫底[1]，以露其体。兹心不爽而昏乱百度。今无乃壹之，则生疾矣。

---

① 湫（qiū 秋）底：积滞不畅。《左传·昭公元年》：“勿使有所壅闭湫底，以露其体。”

卷　四

却疾第四

吾闻上工治未病，中工治将病，下工治已病。治未病者十痊八九，治将病者十痊二三，治已病者十不救一。

善治者治皮毛，不善治者治骨髓。盖病在皮毛，其邪浅，正气未伤，可攻可刺。病至骨髓，则邪入益深，正气将惫，针药无所施其巧矣。噫，勾萌不折，至用斧柯，涓涓不绝，流为江河，是谁之咎欤？

邵子曰：与其病后才服药，孰若病前能自防[①]。即圣人之所谓不治已病治未病之谓也。夫病已成而后药之，乱已成而后治之，譬犹渴而穿井，乱而铸兵，不亦晚乎？

今人有病，不即求医，隐忍冀瘥，至于病深，犹且自讳，不以告人，诚所谓安其危，利其灾也。一旦病亟，然后求医，使医者亦难以施其治。《诗》云：既输尔载，将伯助予[②]。斯之谓乎。

《心印经》[③] 云：生药三品，神与气、精。夫太虚之谓神，生生之谓气，象形之谓精。今人之有身，由父母之媾

① 与其病后能自防：原诗见前文“邵子”注释。

② 既输尔载将伯助予：出《诗·小雅·正月》：“载输尔载，将伯助予。”郑玄笺：“输，堕也。弃女车辅则堕女之载，乃请长者见助。”

③ 心印经：唐代丹道著作，不著撰人。

精所生也。阳精随气以运动，阴精藏神而固守，内外交养，动静互根，神依气，气依精，精归气，气归神，故能神与形俱，与天地悠久也，此之谓上药；五谷为养，五畜为助，五菜为充，五果为益。精不足者，温之以气，形不足者，补之以味。精食气以荣色，形食味以生力。味归气，气归精，精归神，故亦可以形体不敝，精神不散，益寿而以百数，此之谓中药；水、土、金、石，草木、昆虫，气味合而服之，可以攻邪。如辛凉之药，以攻风邪，可使正复[①]，此谓之下药。今人弃上药而不求，饵中药而不知，至于有病，以下药为良剂。舍尔灵龟，观我朵颐[②]。无怪乎斯民之不寿也。

善养生者，当知五失：不知保身，一失也；病不早治，二失也；治不择医，三失也；喜峻药攻，四失也；信巫不信医，五失也。

东坡尝曰：吾平生求医，盖于平时验其工拙。至于有疾，必先尽告其所患而后诊视，使医者了然，知厥疾之所在，虚实冷热先定于中，则脉之疑似不能惑也。故虽中医，疗疾常愈，盖吾求病愈而已，岂以困医为事哉？诚哉斯言，真警俗之砭剂也。

吾尝治病，以色为先，问次之。为问者，问其所好恶

---

① 正复：正气回复。

② 舍尔灵龟观我朵颐：《易》颐卦初九爻辞。孔颖达疏："灵龟谓神灵明，鉴之龟兆以喻己之明德也。朵颐谓朵动之颐以嚼物，喻贪惏以求食也。"

也，问其曾服何药也，而与血脉相参。制方之时，明以告人，某药治某病，某药为佐使，庶病者知吾使用之方。彼有疑忌者，又明以告之，有是病必用是药，使之释然，所以偶中者多。惜乎，吾见自用自专，日趋于下，无能继其志者，敢曰三世云乎哉！

治病之法，虚则补之，实则泄之。邪气盛则实，正气衰则虚。泻者，谓攻其邪也。攻者，汗、吐、下、针、灸五法也。假如外感风寒，不急汗之，何以得解？内伤饮食，不急吐下之，何以得解？惟虚怯之病，贵乎用补，不可攻也。故攻其邪气者，使邪气退而正气不伤，此攻中有补也；补其正气者，使正气复而邪气不入，此补中有攻也。

用药如用兵，师不内御者胜。如知其医之良，即以其病附之，用而不疑也。苟不相信，莫若不用。吾尝见病家自称知医，医欲用药则曰：某药何用。无以异于教玉人雕琢玉者。幸而中，则语人曰：是吾自治也。设有不效，则归罪于医矣。功则归己，罪则归人，存心如此，安望其医者之用心，而致其病之痊乎？

《内经》云：恶于针石者，不可与言至巧；惑于鬼神者，不可与言至德。吾见世人有病，专务祈祷。此虽乡愚之俗，自少昊氏[1]以来，民相惑以妖，相扇以怪，迄今久

① 少昊氏：相传是黄帝之子。

矣。况彼蛮烟障雾之中，多魍魉狐蜮之气，民惑于妖，性不嗜药，故以祷为主也。若五痨六欲之伤，七损八益之病，必有待于药饵。医家有龙术王祝由科，乃移精变气之术，诚可以治中恶之病，传驻之气，疫疠之灾，不可废矣。

昔有人暑月深藏不出，因客至坐于窗下，忽以倦怠力疲，自作补汤，服之反剧，医问其由，连进香薷汤，两服而安。

《宝鉴》云：谚云，无病服药，如壁瑞安柱，为害甚大。夫天之生物，五味备焉。食之以调五脏，过则生疾。至于五谷为养，五果为助，五畜为益，五菜为充，气味厚合而服之，以补精、血、气，倘用之不时，食之不节，犹或生疾。况药乃攻邪之物，无病岂可服哉？

《圣济经》云：彼修真者，蔽于补养，轻饵金石补阳之剂，一旦阳剂刚胜，病起则天癸竭而荣涸，阴剂柔胜，病起则真火微而卫散。一味偏胜，则一脏偏伤，安得不病？

孙真人曰：药势有所偏助，则脏气不平。

唐·斐济谏宪宗曰：药以攻疾，非朝夕常用之物，况金石酷烈有毒，又加炼有火气，非人脏腑所能经也。

唐·张臬谏穆宗曰：神虑清则血气和，嗜欲多而疾病作。盖药以攻疾，不可用也。

韩昌黎铭孝子之墓曰：余不知服食说起何世，世杀人不可数计，而世人慕之，至此甚惑也。

洁古云：无病服药，此无事生事。

张子和云：人之好补者，或咨诸庸医，或问诸游客。庸医以要利相求，故所论者轻，轻则草木。草木者，苁蓉、牛膝、巴戟、菟丝之类。游客以好名自高，故所论者重，重则金石。金石者，丹砂、阳起石、硫黄之类。吾不知此以为补者，补何脏？若以为补心耶，心得热则疮疡之病生矣。以为补肝耶，肝得热则掉眩之病生矣；以为补肺耶，肺得热则病积郁矣；以为补脾耶，脾得热则肿满矣；以为补肾耶，肾为癸水，其经则丁火君火也。补肾之火，火得热而益炽。补肾之水，水得热而益涸。百病交起，由无病而补元所得也。

全按，无阳则阴无以长，无阴则阳无以化。阴阳互用，如五色成文而不乱，五味相济而得和也。凡养生祛邪之剂，必热无偏热，寒无偏寒；温无聚温，温多成热；凉无聚凉，凉多成寒。阴则奇之，阳则偶之。得其中和，此制方之大旨也。

治寒以热，治热以寒，中病则止，勿过其剂也。

王太仆云：攻寒令热，脉不变而热疾已生；制热令寒，脉如故而寒疾又起。欲求其适中，安可得乎？

《内经》曰：不远热则热至，不远寒则寒至。寒至则坚痞，腹满痛急，下利之病生矣。热至则吐下、霍乱、痈疽、疮疡、瞀郁、注下、瞤瘛、肿胀、呕、衄血、头痛、骨蒸、肉痛、血蒸、溢血、泄、淋、闭之病生矣。

论曰：心肺损而色蔽，肾肝损而形痿，谷不能化而损脾。感此病者，皆损之病也，渐渍之深，皆虚劳之疾也。

夫禀中和之气而生身，曰元精，曰元气，曰元神者，本身之真精、真气、真脉也。心之合脉也，其神不可见，其机见于脉也，故曰神机。夫真精、真气、真脉也，其原皆出于肾，故曰元丹，经所谓水乡铅者是也。精者，五脏之真精也。经云：肾者，主受五脏六腑之精而藏之，故五脏盛乃能泻。谓之天癸者，天一所生之水也。两肾之间，谓之命门。《难经》曰：命门者，谓精神之所舍，元气之所系也。元气之出于肾者如此。脉之动也者，肾间之动气所发也。故人之脉以尺为主，如树之根，此真脉之出于肾者如此。夫肾者，生之本，为阴阳之枢纽，荣卫之根柢，所以有补无泻也。丹溪滋阴大补丸最佳。

按，滋阴大补丸，乃六味补肾地黄丸除去丹皮、泽泻，合六味煨肾散，除青盐，加牛膝、五味子、石菖蒲、甘州枸杞四味，共十三味为剂。盖精者，木之液也，其脏属肝，藏于金里。金者，水之母也，其液属肺。金木交媾，变化凝结，而肾纳之，谓之元精，即真水也。又曰，《婴儿悟真篇》[①] 云："金公[②]本是东家子，送在西邻寄体

① 婴儿悟真篇：即张伯端之《悟真篇》。

② 金公：道家炼丹术语，即铅，亦指人体元精。《云笈七签》卷六三："时人不知金公之理，金者太白之名，公者物中之尊，呼之曰铅。"李时珍《本草纲目·金石·铅》："铅易沿流，故谓之铅……而神仙家拆其字为金公。"

生，认得唤来归舍养，配将姹女[①]作亲情”是也。气者，火之灵也，其脏属心，聚于膻中。膻中者，气之海也，其位在肺。肺调百脉，游行三焦之中，归于命门，谓之元气，即真火也，又曰姹女。《悟真篇》云：姹女游方自有方，前行虽短后行长，归来却入黄婆舍，嫁个金公作老郎是也。黄婆者，真土也。坎中有戊，离中有己。故曰：只缘彼此怀真土，遂使金丹有返还也。神者，精气混合之名也。故人未生之前，精气自神而生；既生之后，神资精气以存。《心印经》云：人各有精，精合其神，神合其气，气合体真，此之谓也。

滋阴大补丸

熟地黄四两　川牛膝去芦，酒洗过　山药各一两半　杜仲姜汁炒，去丝　巴戟去心　山茱萸去核　肉苁蓉酒洗，焙　五味子　白茯苓去皮　小茴香炒　远志去心，甘草同煮，各一两　石菖蒲一寸九节者　枸杞各五钱

上为细末，用红枣三十六枚，蒸去皮核，杵烂，和炼蜜入药末，杵千余下为丸，如梧桐子大，每服五十丸。淡盐汤或温酒空心送下。

此方以五味子补肺，滋其水之化源，山茱萸补肝，山药、红枣补肾脾，石菖蒲补心，又熟地黄、枸杞、苁蓉、山茱萸、牛膝、杜仲以补元精、固精，山药、红枣、五

---

① 姹女：道家炼丹术语，即汞，亦指人体元气。

味、小茴以补元气、调气，巴戟、远志、石菖蒲、白茯苓以补神安神。其性味清而不寒，温而不热，温凉相济，阴阳适调，滋补之巧，岂金石所能及也？丹溪云：非深达造化之精微者，未足以议此也。

无极之真，二五之精，妙合而凝，以成男成女者，元气也；五谷为养，五果为助，五畜为益，五菜为充者，谷气也。肾为元气之根，脾胃为谷气之主，故修真之士，所谓先天之气、真水、真火者，即此元气也。所谓真土为刀圭者，即此谷气也。圭者，戊己二土也。刀者，脾之形象也。澄心静虑，惜精爱气者，所以养此元气也。饮食必节，起居必时者，所以养此谷气也。无元气则化灭[①]，无谷气则神亡，二者当相交养也。古人制参苓白术散，谓补助脾胃，此药最妙，今作丸剂，与前滋阴大补相间服之尤佳。

参苓白术丸

人参　白术　白茯苓　山药　白扁豆去壳，姜汁炒，各两半　炙甘草　桔梗　薏苡仁　莲肉去皮心，各一两　加陈皮去白，两半　砂仁一两

炼蜜为丸，如弹子大，约一钱重，每服二丸，枣汤化下。

此方以白术、甘草平肝，以人参、桔梗补肺，茯苓补

---

① 灭：原作“减”，据數文堂本改。

心，山药补肾，乃四君子加山药、莲肉、白扁豆、薏苡仁，专补脾胃之虚弱；橘红、砂仁、桔梗以助糟粕去滞壅也。

夫阴阳者，万物之父母也；水火者，阴阳之征兆也；坎离者，阴阳之定位也；心肾者，坎离之配合也。故水居坎位而肾配坎，为阴中之阳；火居离位而心配离，为阳中之阴。心配离，离中虚，故心虚斯能鉴物。肾配坎，坎中实，故肾实则能全角矣。然心虽阳也，其中之阴谓之真阴，乃水之源也；肾虽阴也，其中之阳谓之真阳，乃火之主也。故水为精，精中有神，益精以全神者，谓之水府求元火为神。神中有精，存神以固精者，谓之离宫修定。此心肾之所宜交养也。盖心为手少阴君火，肾为足少阴子水。少阴者，体也，水火者，用也，同体异用。古人制方，以滋阴大补丸补肾，天王补心丹补心，药类气味，其揆[①]一也。

按，《易》云：先庚[②]三日，后庚三日。庚者，更也。阳尽消而再长，月既魄[③]而复明。月出庚方，此之谓也。先庚三日，丁也；后庚三日，癸也。丁者，心火也，阳之所生，谓之天根；癸者，肾水也，阴之所生，谓之月窟。一阴一阳，互为其根。故邵子云：天根月窟间往来，三十

① 揆：道理，准则。

② 庚：一旬中的第七日。

③ 魄：通“霸”。月初出或将没时的微光。《说文·月部》：“霸，月始生，霸然也。”

六宫都是春①。此补心补肾之方，互为其用也。

天王补心丸

熟地黄　白茯苓　人参　远志去心，甘草水煎　石菖蒲　元参　柏子仁去壳，炒　天冬去心　麦冬去心　丹参　炙甘草　酸枣仁去壳，炒　归身酒洗　杜仲去皮，姜汁炒断，取末　五味各一两，炒

上十五味，共为末。炼蜜杵为丸，如弹子大，每丸重一钱，金箔为衣，每服一丸，枣汤化下，临卧食远服。

此方熟地黄、白茯、天冬、元参、杜仲、五味，皆补肾之药也。其制方之法，以熟地黄、当归、五味、杜仲益血固精，以人参、白茯苓、柏子仁、远志、菖蒲、酸枣仁宁心保神，除惊悸、止怔忡，令人不忘，以天、麦门冬，丹参，元参，甘草，清三焦，去烦热，疗咽干，此方可与上二方相间服之。

早服滋阴大补丸，昼服参苓白术散，夜服天王补心丹最妙。此三方延年之要也。

夫五脏各一，肾独有两者，以造化自然之理也。盖太极生两仪，一阴一阳之谓也。草木初生，皆有两瓣，谓之甲坼，左曰阳，右曰阴。故人受形之初，便生两肾。东方曰青龙，南方曰朱雀，西方曰白虎，都是一体。北方曰元武，乃有二体，乃龟蛇二体也。蛇属阳，龟属阴。子半以

① 天根月窟都是春：此出邵雍《观物》，原作“天根月屈闲来往，三十六宫都是春”。

前属阴，龟之体也；子半以后属阳，蛇之体也。肾者，水脏，上应北方元武之象，故有两枚也。人之初生，水火自平，阴阳和均，无有差等。至于天癸之动，不知爱惜，始觉一多一少，故有阳有余、阴不足之论，而将一肾分为两体也。不知节欲，保守残阴，反服补阴益阳之剂，吾恐已伤之阴未能遽复，而幸存之阳今又见伤也。阴阳俱伤，元气渐损，人能久存乎？是以所取补肾之方，以滋阴大补丸为主也。

人有误服壮阳辛燥之剂，鼓动真阳之火，煎熬真阴之水，以致相火妄动，阴精渐涸者，其法以滋水为主，以制阳火。盖肾若燥急，急食辛以润之。滋水者，滋其水之化源，以胜其辛燥之邪。燥邪既退，阴水自生，水生不已，则火有所制而不动矣，以补阴丸主之：

黄柏盐水拌，新瓦上炒至褐色，四两　知母去皮，酒拌，新瓦上炒，四两　淮庆熟地黄酒洗，焙，十六两　天冬去心，新瓦上焙，一两

共为末，炼蜜为梧子大，每服五十丸，空心食前盐汤下。

肾恶燥，用知母之辛以润之，肾欲坚，用黄柏之苦以坚之，虚则以熟地黄补之。盖虚则补其母，肺乃肾母，金体本燥，今用辛燥之药，恐肺益燥，故以天冬而补肺，使之润燥泻火而滋肾之化源也。

昔中丞孙淮海公，年四十无嗣，尝问予以广嗣之道，

且语其故。予告曰：《易》云，男女媾精，万物化生。夫男子阳道之坚强，女子月事之时下，应期交接，妙合而凝，未有不成孕者矣。男子阳道不强者，由于肾肝之气不足也。肾者，作强之官，肝者，罢极之本。肝之罢极生于肾之作强也。故阴痿而不起不坚者，筋气未至也。肝主筋，肝虚则筋气不足矣。阴起而不坚不振者，骨气未至也。肾主骨，肾虚则骨气不足矣。又有交接之时，其精易泄流而不射，散而不聚，冷而不热者，此神内乱，心气不足也。凡有此者，宜各随其脏气之不足而补之。在肝则益其肝，如当归、牛膝、续断、巴戟之类。在肾则益其肾，如熟地黄、苁蓉、杜仲之类。在心则益其心，如五味、益智、破故纸之类。用枸杞、菟丝、柏子仁以生其精，使不至于易乏。山茱萸、山药、芡实以固其精，使不至于易泄，修合而服，其药勿杂，其接以时，则兆罴熊之梦①，麒麟之子，可计日而待矣，命其方曰：

螽斯丸

熟地黄二两　归身酒洗　牛膝酒洗　川续断酒洗　巴干去心　苁蓉酒洗，焙　枸杞　菟丝子酒蒸　杜仲姜汁炒尽丝　柏子仁去壳　山茱萸肉　芡实肉　山药各两　破故纸炒　益智仁　五味各五钱

共为末，炼蜜为丸，梧子大，每服五十丸，空心温

---

① 罴（pí 皮）熊之梦：指生男之兆。语本《诗·小雅·斯干》：“大人占之，维熊维罴，男子之祥。”

酒下。

公问女子月事，或前或后，无定期者，何以调之？全曰：此神思之病，无以治之。公曰：何故？全曰：宠多而爱不周，念深而幸不至，是以神思乱也。况女子者，以身事人，而其性多傲，以色悦人，而其心多忌，故难调也。公曰：据此意制方，平其气，养其血，开其郁，宜无不可。全曰：谨如教。乃进调经丸，方用香附、川芎、陈皮，以开郁顺气，白术补脾，当归养心，以治心脾之病。

香附米杵净，一斤，以醋浸，春五日，夏三日，秋七日，冬十日，瓦罐煮干，又焙干取末　川芎　当归　白术　陈皮各五钱

为末，酒煮面糊为丸，梧子大，每服五十丸，空心食前米汤下。

人有阳道常痿者，多致无子，不可不虑也。惟其求嗣之急，易为庸医之惑，或以附子、起石为内补，或以蟾酥、哑芙蓉为外助。吾见阳事未兴，内热已作，玉茎虽举，顽木无用，终身无子而夭殁者有之。深念此辈无辜而受医药之害。遍访诸方，无逾此者，出以示人，命之名曰：

壮阳丹

熟地黄四两　巴戟去心，二两　仙灵脾二两　破故纸炒，二两　阳起石炒，另研，水飞，一两　桑螵蛸真者，焙，一两

上为末，炼蜜为丸，如梧子大，每服三十，空心无灰酒下，亦不可持此自恣也，戒之。

按，秋石五补丸亦同紫河车之意。《丹经》云：可惜可惜真可惜，腰间有宝人不识，将钱卖与粉髑髅①，却到街头问秋石。可见秋石者，亦以人补人也。但炼者必以火，虽有滋补之功，不能无火性之毒，方士乃设为水炼之法，大阴炼法、水升之法以诳人，人喜其说，耳为所诳而不悟。谓水炼者，譬如海滨煮盐者，用水耶？用火耶？可以类推矣。虽有凝底污浊之渣，臭秽之气，其可服乎？设以水澄之，如盐入水，消化不复再聚矣。其有凝聚者，乃假他物在中，如取靛者之用石灰，靛化而灰存。闻彼谓大阴炼者，此日晒夜露之卤垢也，如年久粪缸之上所结人中白者，亦可代秋石乎？彼谓水升者，水曰润下，过颡在山，岂水之性哉②？虽曰火酒烧成者，乃上升之气化而为液，复下而成酒也，惟朴硝与水银，见火则上升成粉也，然则上升之秋石，乃朴硝水银之属乎？方士之诳人者，巧如穿窬③，明哲之士，未有不为所惑者也。故谓其能除咸去臭，臭诚可去矣。润下作咸，咸者，水之性也。五味在物，各有自然，谓咸可去，此无根之言，而人乃信之，何也？吾炼秋石之法，得于异人之传，可代盐食，又无

---

① 粉髑髅（dúlóu 读楼）：粉头，妓女。髑髅，本指死人头骨。此既为“头”的分音词，又喻妓女耗人精气致死。

② 过颡（sǎng 嗓）在山岂水之性哉：语出《孟子·告子上》：“今夫水搏而跃之，可使过颡，激而行之，可使在山，是岂水之性哉？其势则然也。”颡，额头。

③ 穿窬：挖墙洞和爬墙头。指偷窃行为。窬，通“逾”。《论语·阳货》：“其犹穿窬之盗也与！”何晏集解引孔安国曰：“窬，窬墙。”

火毒。

秋石咸平，水之精　补骨脂苦温，炒，火之精　五味酸温，焙，木[①]之精　小茴辛温，金之精　巴戟甘温，去心，土之精[②]

各等分为末，山药作糊为丸，如梧子大，每日空心服五十丸，红枣煎汤送下。

炼秋石法

取童男八岁以上，童女七岁以上，至精血未动者之小水，不拘多少，各半，用大锅一口作灶，放阴阳二水在中，文武火煮将干。预置一铁铲安柄似锹形，不停手四边铲动，又用桑白皮二三斤剉碎，放在内，以铲铲作一团，和匀。却用武火烧令锅红，并桑白皮烧成灰为度，去火待冷定，然后铲起，秤多少重，再取小锅一口，只用砖架，以便易取易放，将铲起秋石研筛过秤，每秋石一斤，河水斤半，同入小锅中，用火再煮干，以小铁铲铲动，勿令粘锅，照前烧令锅红，炼二次去火，取起放铁锅中，乘热研细末，安置瓷盆中。又秤水一斤半，放里以物盖定，勿令泄气。候冷，别用一瓷盆放筲箕[③]在上，下铺细布一层，再又绵纸一层，别用竹篾作一团圈，以布漫[④]定，如取鱼之笮，亦铺绵纸一层在内，倾水入里，放箕上，隔一物滤

① 木：原作“水”，据文义及药理改。

② 去心土之精：原本、敦文堂本皆作“去土，心之精”，土、心二字互倒，据文义及药理乙转。

③ 筲箕（shāo jī 烧鸡）：竹饭器。

④ 漫：覆盖。

过，其滓弃去，只用澄过清水。又用砖作一字长炉，约三四寸阔，安炭火，勿紧勿慢，却以白瓷盆置其上，一字排定，每盆中放水半杯，少顷凝结如冰，洁白可爱，秋石成矣。此为三炼，无中生有，渣滓之物，臭秽之类尽绝矣。或欲铸锭送人，却以锭模子取之。

按，补髓丹乃葛可久先生治痨瘵后之调养方也。此方滋补之功甚大，无疾之人可以长服，以免血枯气少，髓干精竭之病。一名十珍丸。

十珍丸

豮[①]猪脊髓一条，完者　牯[②]牛脊髓一条，完者　团鱼九肋者，一个　乌雄鸡白毛乌骨者一只，牧养笼中，以火麻子喂一七，勿令虫食

四味净制，去骨存肉，醇酒一大碗，于砂锅中煮熟擂拦，再入大山药五条，莲肉（去心皮）半斤，京枣一百枚（去皮），柿饼（有霜者）十枚。四味修制，用井花水一大瓶，于沙锅煮熟擂烂，与前熟肉和一处，再用慢火熬之。却下：

鹿角胶四两　真黄腊三两

上二味逐渐下，与前八味和一处，捣成膏子，和平胃散末、四君子末、知母、黄柏末各一两，共一十两，溲[③]

① 豮（fén 坟）：阉割过的猪。

② 牯（gǔ 古）：阉割过的牛。

③ 溲：拌和。

和成剂，十分硬，再入炼蜜，放石臼中杵千余下为丸，如梧子大，每服百丸，不拘时，枣汤下。

人之梦泄，其候有三：年少气盛，鳏旷矜持，强制情欲，不自知觉而泄精者，如瓶注水，满而自溢也。人或有之，是为无病，不须服药。如邪克于阴，神不守舍，心有所感，不能主宰，或心受热，阳气不收而泄精者，如瓶之侧而水出也。人多有之，其病尤轻，合用平和之剂。至若脏腑积弱，真元久亏，心不摄念，肾不摄精，夜梦魂交而泄者，如瓶之罅而漏也。人少有之，此病最重，非固涩之剂，恬静之心，必不能治也。或谓梦泄盛于房劳者，盖阴阳交接，二气相应，真精虽泄，真气不走，若在梦中，则精气俱泄矣。又有一等人，念虑邪淫，神气消靡，游魂为变，邪气乘虚，往往与鬼魅交通，是又厄运之不可挽者，法药相助。诚哉，是言也。

治梦遗法，除满而自溢者，其情有所感，心有所慕，宜服前滋阴大补丸并固精丸。更宜清心寡欲，一妄不生可也，否则久亦成虚滑矣。若因酒色纵欲，下元虚损者，必用妙应丸秘精固涩之药，以救其脱；用前紫河车丸滋补之药，以滋其阴；清静以安其神，戒惧以防其败，或有能济者矣。否则虚损无补，其何能淑。更有睡法，夜只侧卧，或左或右，伸下足，屈其上足，以挽下足之膝腕中。上手掩脐，下手握固，枕其首，复攀起其茎，勿令挨肉，则通宵不泄矣。

固精丸　治心神不安，肾虚自泄精。

知母炒　黄柏酒炒，各一两　牡蛎左顾者，煅　白龙骨火煅　芡实去壳　莲蕊无，薏苡仁代　白茯苓去筋膜　远志去心　山茱萸肉各三钱　朱砂水飞过，三钱为衣　山药二两，研作糊

上山茱萸以上九味，研为细末，水煮山药糊丸，如梧桐子大，朱砂为衣，每服五十丸，枣汤送下。

妙应丸　治遗精白浊，乃固涩去脱之法也。

真龙骨　朱砂水飞　石菖蒲各二钱半　白茯苓　苡仁　石莲肉　砂仁各一钱半　桑螵蛸焙　菟丝子酒浸一日，焙，各五钱　牡蛎用破草鞋包，火煨，细研，一钱

上为细末，山药糊丸，梧桐子大，每服五十丸，粳米饮下。

金锁秘精丹　治男子嗜欲过度，精气不固，固涩去脱之剂。

莲肉去心　芡实肉各四两　白龙骨一两，煅　桑螵蛸焙，一两

共为细末，又以金樱子（霜后半黄者，去刺，劈两片，去子，水淘净）捣烂入锅中。水煎，不住火，约水耗半，以布滤去渣，再煎如稀糖，和药末，杵千余下，为丸，梧桐子大，每服三十丸，空心盐汤送下。更以獍猪腰子二枚，煨熟，压之，助其药力。

人之生也，水为命，火为性，土为形。故水火非土则无所载，性命非形则无所附。形者性命之舍，犹果之仁有

壳也。何谓土？戊己是也。何谓形，脾胃是也。

胃为戊土，以司受纳。脾为己土，以司传化。胃阳主气，脾阴主血，荣卫乎一身者也。故脾胃实，则糟粕变化，津液流通，神安而性静，气盛而命立，则无病矣。脾胃若伤，则水谷入少，荣卫气衰，形敝而性命无所依附矣。此东垣《脾胃论》，诚发千古不传之秘也。

人读东垣书，用补中益气汤，只说内伤是不足之病，不知其有余之为内伤也。盖不足者，脾胃之正气不足也；有余者，水谷之邪气有余也。故诸补中益气方者，皆治其不足之病；诸导滞消积方者，皆治其有余之病也。

人有平日食少者，必无伤食之病，间或有之，只从不足一边论，补中益气内少加曲蘖，以消导之可也，不可妄攻，致成虚损。人之善食者，脾胃素强，自恃其强而倍之，即成伤矣。虽大吐大下，未为不可。

人之伤食者，未可便吐下之，恐伤胃气。如伤之轻者，损谷自愈，不必服药。若觉胸腹痞胀，当时自以指探而吐之可也，或服前加减二陈汤一二剂，或取保和丸服之，以快为度，不可遽下。惟觉腹中满痛，烦躁不安，不可下。当问其所伤之物，以前取积丸攻而去之，不可隐忍，便成积聚。

保和丸　消宿食，无留滞之积，助脾胃，成变化之功，尤宜小儿。

橘红一两　枳实麸炒　黄连姜汁炒，各五钱　白术两半

木香三钱　山楂肉　神曲炒，各七钱　麦芽　莱菔子炒，各五钱

为细末，汤浸蒸饼，为丸，白汤下。

脾胃素强能食之人，宜常服枳术平胃丸，以免伤食之病。

白术　苍术米泔浸　陈皮各四两　厚朴姜汁炒　枳实麸炒　香附童便浸，各二两　砂仁　炙草各一两

为细末，荷叶包，粳米煮饭为丸，梧桐子大，每服五十丸，米饮下。

脾胃素弱食少之人，宜常服健脾散，以助中和气，治脾泄尤妙。

人参一两　白术　白茯苓各二两　炙甘草二两　山药　莲肉去心　薏苡仁　芡实去壳　白扁豆去壳，炒，各四两

上为细末，每服二钱，姜汤调服。

人有善饮者，当服神仙醒酒方，解酒毒，醒宿酒，饮酒不醉。

葛花五两　赤小豆花三两　家葛根澄粉，八两　白豆蔻去壳，取末，七钱

上为细末，用生藕捣汁和丸，如弹子大，每服一丸，嚼烂，津咽下。

凡丈夫无子者，有二病焉：一曰禀赋不足，二曰色欲太过，所以阳道痿弱，精气衰冷，故无子者，天命之限，亦人事之尽，方无悔也，宜服：

巴戟丸

巴戟酒浸，去心　杜仲盐酒炒尽丝　益智仁　菟丝子酒浸，蒸杵　川续断　白茯苓　山药　远志去心，甘草水浸　蛇床子炒　牛膝去芦，酒浸，各一两　山茱萸去核　五味子各一钱　肉苁蓉酒浸，二两

为末，炼蜜为丸，梧子大，每服二三十丸，空心温酒下。

凡妇人无子者，有三病：一曰血海虚冷，二曰神思困郁，三曰饮食减少。所以经候不调，朝夕多病，故无子也。宜服：

乌鸡丸

白毛乌骨雄鸡一只，重二斤半许，关在笼中以陈老米饭喂养一七，勿令食虫。闭死，去毛肠净，用丹参四两，剉细，放鸡肚中，以瓦罐一个，装鸡在内，再入醇酒浸煮，约高一、二寸许，慢火煮熟，取药，和骨捣烂，捏作薄饼，蘸余汁焙至干，研为末　香附米净一斤，分四主，一主米泔水浸，一主童便浸，一主醋浸，一主酒浸。春秋二日，夏一日，冬四日，捣碎，焙干　熟地黄四两　当归酒洗　白芍药　鳖甲九肋，醋炙，三两　川芎三两　人参三两　牛膝去芦，酒洗　白术　知母各二两　丹皮　贝母　柴胡各二两　地骨皮　干姜炒　元胡一两　黄柏炒，各一两　秦艽两半　白茯苓　黄芪炙，各二两　生地黄酒洗，三两

为末，并鸡末和匀，酒浸各半，煮面糊丸，如梧子

大，每服五十丸，温酒、米饮任下，忌煎炒辛辣之物及苋菜。

男女之无子者，非情不洽则神不交也。何谓情不洽？或男情已动而女情未洽，则玉体方交，琼浆先吐，阳精先至而阴不上从乎阳，谓之孤阳；或女情动而男情未洽，则桃浪虽翻，玉露未滴，阴血虽至而阳不下从乎阴，谓之孤阴。两者不和，若春无秋，若冬无夏，故不成胎也。若此者，服药何益？

腰者，肾之府，人身之大关节也。行则伛偻，肾将惫矣，故腰痛之病，多属肾虚，曰风曰湿，因虚感之人，年四十以后，肾气始衰，宜常服煨肾散、青蛾丸二方，庶免腰痛之疾。或以腰卒痛者，煨肾散服之立止。

煨肾散

杜仲苁蓉巴戟天，茴香故纸及青盐，
猪羊腰子烧来服，八十公公似少年。

杜仲盐水炒去丝　肉苁蓉酒洗　巴戟去心　小茴炒　破故纸酒淘净，炒　青盐各等分

上为末和匀，用猳猪腰子，竹刀劈开，内划成纵横路，入药一钱，湿纸包裹，火中煨熟食之。温酒咽下，每日食一枚。牯羊腰子亦可。

青娥丸　昔赵进士从黄州太守得此方，久服大有神效。遂作诗以记其功云：

十年辛苦走边隅，造化工夫信不虚，

夺得风光归掌内，倾城不笑白鬓须。

破故纸十两，水淘净，待干，用黑芝麻同炒，去麻　杜仲去皮，剉碎，以生姜自然汁拌炒尽丝，取末，五钱

二味各等分，为细末，用胡桃肉五十个，以糯米粥相拌，臼内捣如泥，布滤去滓，糊为丸，梧子大。每服三十丸，空心盐汤下。

人年四十肾始衰，阴气自半。肾之荣发也，故发始斑者，宜服：

何首乌丸　填精补髓，发永不白。

何首乌新取赤白二种，各半，用米泔水浸一夜，竹刀刮净，忌铁　牛膝去芦，半斤　黑豆酒浸，三升

用柳木甑一个，作平底箄，放高些，勿近水。铺黑豆一升在底，即铺何首乌片六两，一层。又铺牛膝二两七钱，作一层。又如前铺黑豆、首乌、牛膝，以物盖定，慢火蒸至豆烂为度。取出，去豆。以竹刀锉碎，曝干，用石碾、石臼，勿犯铜铁。

牛膝末，半斤　何首乌末，一斤　熟地黄酒蒸，焙干，取末，半斤，忌铁

三味和匀，炼蜜放木臼内杵千余下，为丸，梧子大。每服五十丸，用先蒸过黑豆，晒干，收贮。每用七粒，煎酒吞药。忌羊血、萝卜、生葱并藕。

人年五十肝叶焦，胆汁减，目始不明。夫目者，精明之府，肝之窍也。水者，木之母也，肾为水脏，其液

藏于肝胆，上注乎目。自四十肾衰精少液干。故五十肝叶焦，胆汁减者，皆肾气不足所致也。虚则补其母，宜用：

育神夜光丸

熟地黄酒洗，蒸，焙　生地黄酒洗，焙，各二两，取末　当归酒洗　牛膝去芦，酒洗　远志去心，甘草水煮　地骨皮净　枸杞酒洗　甘菊花　五味子各一两　菟丝子酒洗，淘去灰土，再以酒浸一夜，蒸捣为饼，晒干　枳壳麸炒

为末，炼蜜为丸，梧子大，每服五十丸，空心盐汤下，食后酒下，临睡茶汤下。

夫齿者，骨之余，肾之标也，故肾气盛则发长齿坚，肾衰则齿去发落。古人用搽牙散，如西岳华山方可用，切不可以苦参揩牙。昔有人用之，病腰痛者，以肾受伤也。吾有一方，白牙固齿，去风除齲，屡用甚效。

熟地黄二两　香附二两　嫩槐枝四十九寸长，新缸瓦炒成炭，存性，取起，择去梗　石膏煅，一两　旱莲草二两　升麻炒，一两　细辛五钱　白芷五钱　羊胫骨烧灰，五钱　青皮炒，五钱

为末，用黑铅作盒盛之。

人年六十，常苦大便艰涩秘结，此气不调，血不润也。盖肾开窍于二阴，肾虚则津液不足，津液不足，则大便干涩不通，切不可用攻下之剂，愈攻愈秘，转下转虚，虽取一时之快，适贻终身之害。古人用苏麻粥以养老，丹

溪以三子养亲汤事其母，皆美法也。吾制地黄四仁丸，治老人便秘之病。

地黄四仁丸

火麻仁净仁，二两，另研　郁李仁去壳，另研，一两　桃仁去皮尖，四十九粒　杏仁制，数同　熟地黄酒洗，蒸，焙，另研，二两

上五味，各研极烂不筛，放舌上无渣方好，炼蜜为丸，梧子大，每服五十丸，枣汤送下。

此方以地黄补肾生津液，麻仁、桃仁治血秘，又润血中之燥，郁李仁、杏仁治气秘，润气中之燥，和之以蜜，亦以润燥也。

苏麻粥

用真苏子炒，五钱　火麻子炒，一两

研烂，以熟绢袋盛之，用水二盏，于绢袋子中煮之，三沸取出，挂当风处，令干，下次再煮。每药一袋，可煮三次，却以本水入粳米煮糜粥食，自然大便润快，以麻仁润血，苏子行气也。

三子养亲汤

用苏子炒　萝卜子炒　白芥子炒

各研为末，三处收。临时以一味为君，二味为臣。君者五两，臣者二两半，每药一钱，滚白水点服。如气盛以苏子为君，痰盛以芥子为君，食积以萝卜子为君。

人年中以后，多脾泄之病，前健脾散乃圣药也，切不

可用却涩之剂。

按，永寿丸方者，大梁郭之卿为尚书时常服之，年逾八十，精力倍加。此方大补元阳，益脾胃，调顺气血，添补精髓。人年四十以后，宜常服之。

莲肉一斤，去心，先用酒浸一日，后装入雄猪肚内，缝紧，却将浸莲肉酒添水煮熟，取出晒干，肚子不用　苍术刮净，一斤，分作四分，用酒、盐水、米泔、醋分浸，按时定日　白茯苓四两　熟地黄四两　川楝肉炮，取肉　枸杞　山药　柏子仁炒，另研　破故纸用麻油同炒香，去麻，各二两　青盐炒，五钱　沉香　木香各一两　五味　小茴香炒，各二两

十四味为末，酒和，杵匀为丸，如梧子大，每服五十丸，加至七十丸，空心温酒下，盐汤送下。此方比草灵丹尤胜。

人之病者，有十病九痰之说。然则，痰之为物也，乃肾之真水，五脏之真精，肠胃之精液。人之有痰，犹鱼之有涎，木之有液，苟无是痰则死矣。惟人气失其平则气逆，气逆则津液不行，不行则荣卫不通，不通则水谷之气不能传化，并其糟粕之滓，凝聚而成痰矣。痰者水谷之养所变也。古人治痰，以通气为主，意可见矣。肥人之痰从湿，瘦人之痰从火，不可不知。

肥人痰者，奉养太厚，躯脂塞壅，故营卫之行少缓，水谷之化不齐，所以多痰。故治肥人者，补脾益气为主，宜用：

益气化痰丸

南星去皮、脐，二两　半夏汤泡七次，三两

为细末，用姜汁捏作饼，勿太软。用楮叶包裹如盦[1]酱样，待生黄衣取出，晒干。此须在三伏天作之，半夏曲亦如此作。加：

人参五钱　白术　白茯苓　陈皮各两半　苍术米泔浸　香附童便浸　枳实麸炒，各一两　苏子炒，另研　白芥子炒，另研　炙甘草各五钱　神曲炒，一两　桔梗炒，一两

为末，用姜汁浸，蒸饼为丸，梧子大，每服五十丸，白汤送下。

瘦人之痰，房劳太过，暴怒无常，冲任之火妄动，水谷之气不化，所以生痰。治瘦人者，以补肾降火为主，宜用：

滋阴降火丸

熟地黄姜汁拌，焙　天冬去心　白茯苓　知母　黄柏炒火色，各十两　贝母　陈皮去白，盐水炒　苏子炒，另研　瓜蒌霜各五钱

为末，炼蜜为丸，梧子大，每服五十丸，空心淡姜汤下。

人之病痨者，动曰火症，此虚损之病，要分五脏治之，不可误也。

---

① 盦（ān 安）：遮盖或封闭，使变质发酵。

病者憎寒，壮热，自汗，面白，目干，口苦，精神不守，恐畏不能独卧，其病在肝。宜服柴胡四物汤、金匮肾气丸治之：

柴胡四物汤 即小柴胡、四物汤二方合也。

人参五分 黄芩一钱 半夏炮，三分 柴胡一钱 炙甘草五分 当归身七分 川芎五分 生地黄酒洗，一钱 生姜三片

水煎。

金匮肾气丸 即六味地黄丸，乃补肝之母也。

山药四两 山茱萸肉四两 泽泻 丹皮去末 白茯苓各三两 熟地黄八两

为末，炼蜜丸，每服五十丸，空心酒下。

病者寒热，面黑，鼻烂，忽忽喜怒，大便苦难，或腹清泄，口疮，其病在心，宜服加减八珍汤、天王补心丹。

人参 白茯苓 炙甘草 归身 生地黄 白芍 麦冬各五分 五味九粒 酸枣仁炒，三分 泽泻三分 黄连三分①

水一盏半，灯芯十二根。

水煎八分，食后服天王补心丹方见前。

病者憎寒热，面青，唇黄，舌本强，不能言，饮食无味，体重肌痛，口吐涎沫，其病在脾，宜服补中益气汤、参苓白术丸：

---

① 三分：原脱，据忠信堂本补。

补中益气汤

升麻五分　黄芪炙　炙甘草五分　人参一钱　白术五分　归身五分　柴胡五分　陈皮五分

水盏半，煎八分，食远服。

脾胃益虚，肺气先绝，用黄芪以益皮毛而开凑理。不冷，自汗，上喘气逆短，损其元气，用人参补之。心火乘脾，用炙甘草以泻火热而补胃之元气。若脾胃急痛，腹中急缩者，宜多用之。此三味乃除湿热、烦热之圣药也。白术甘温而苦，除胃热，利腰间血。升、柴苦平味薄，能升胃中清气，又引黄芪、甘草甘温之气上升，能补卫气之散解而实其表，用当归以和血脉，用陈皮以理胃气，又助阳气上升，以散滞气而助甘辛之药力。如咽干，加干葛；心刺痛，倍加当归；精神短少，倍加人参，外加五味子；头痛加蔓荆子，痛甚加川芎；咳嗽，夏加五味、麦冬，秋加连节、麻黄，春加佛耳草、款冬花，久嗽者去人参；食不下者，或胸中有寒，或气滞加青皮、木香、陈皮，寒月加益智仁、草豆蔻，夏月加芩、连，秋加槟榔、砂仁；心下痞加芍药、黄连；腹胀加枳实、木香、砂仁、厚朴，天寒加生姜、肉桂，夏加黄芩、干葛、白芍，冬加益智仁、草豆蔻、半夏；胁痛或缩急，加柴胡、甘草；膝下痛加熟地黄，不已，是寒，加肉桂；大便秘结加当归，外加大黄；脚弱或痛加黄柏，不已，加防风；气浮心乱，以朱砂安神丸镇之。

上此方加减之法，乃饮食、劳倦、喜怒不节之症。若证属热中者，宜用此方；若症属寒中者，则此方中黄芪、人参、甘草、白芍、五味能益其病，不宜用此方。

参苓白术丸方见前

病者憎寒发热，面鼻干，口燥，毛折，咳嗽，喘急，时吐白沫，时或有红血线，其病在肺。宜服加味紫菀散、大阿胶丸：

加味紫菀散　即海藏治虚劳，咳中有血方，加天冬、麦冬。

人参三分　紫菀二分　知母一分　贝母五分　桔梗三分　甘草三分　五味九分　白茯苓五分　阿胶炒成珠，五分　天冬去心　麦冬去心，各八分

水一盏，煎八分，临睡服。

大阿胶丸　凡咳血俱效。

真阿胶蛤粉炒成珠　生地黄　天冬去心　白茯苓　五味子肥者　山药各一两　贝母　知母　款冬花　桔梗　桑白皮蜜制　杏仁炒，去皮　人参　甘草各二钱半

为末，炼蜜为丸，弹子大，每服一丸，薄荷汤下。

病者憎寒，面黄，耳聋，焦枯，胻骨酸痛，小便白浊淋漓，其病在肾，宜服：

加味四物汤　此补肾虚之要药也。

熟地黄二钱二分　川芎五分　归身五分　白芍一钱　知母八分　黄柏炒褐色，八分　天冬去心，一钱　五味十二粒　柏子

仁五分

水二盏，煎一盏，空心服下。

又宜服紫河车丸方见后。

此上三条，乃治虚劳之法也。

人有常病实热者，热久不退，元气受伤，所谓壮火食气也。宜生熟三补丸主之：

生熟三补丸 此方泻壮火，以去元气之贼，除客热以滋肾水之源。水升火降，成既济之功，天清地宁，致交会之用，岂小补云乎哉。

黄芩 黄连 黄柏俱半生半炒 甘草半生半炙，各一两

为末。炼蜜为丸，梧子大，每服五十丸，淡姜汤下。

人有脾虚生痰者，宜枳壳化痰丸主之：

白术二两 枳实麸炒，二两 陈皮去白留红，各七钱半 半夏曲一两 香附童便浸，两半 神曲一两，炒 苍术米泔浸，两半

为末，荷叶包米煮饭为丸，梧子大，每服五十丸，淡姜汤下。

此方健脾胃，成传化之功，进饮食，无留滞之积。开郁而气自顺，化痰而饮不蓄，药品虽微，其功最大。

《内经》曰：大毒治病，十去其三；小毒治病，十去其五；无毒治病，十去其七。制为定数者，恐伤正气也。又曰：谷肉菜果，以食养尽之者，谓以谷肉菜果，去其未尽之邪也。可见谷肉菜果皆药也。

凡肝病者，宜食酸，麻子、犬肉、韭，皆酸，所谓以酸泻之也。

心病者，宜食苦，小麦、羊肉、杏、薤，皆苦，所谓以苦泻之也。

脾病者，宜食甘，粳米、牛肉、枣、葵，皆甘，所谓以甘泻之也。

肺病者，宜食辛，黄黍、鸡肉、桃、葱，皆辛，所谓以辛泻之也。

肾病者，宜食咸，大豆、猪肉、粟、藿，皆咸，所谓以咸泻之也。

今人无事，多喜服酒药者，谓其去风湿也。盖人身之中，阳主动，阴主静，阳常有余，阴常不足。酒者辛燥之物，助阳耗阴者也，加之辛燥之药，不已甚乎？辛则发散，燥则悍热，春夏饮之，则犯远温远热之禁；秋冬饮之，则失养收养藏之道。果有风湿之疾，饮之可也；无风无湿，饮此辛散燥热之剂，则腠理开，血气乱，阳不能固，阴不能密，风湿之气，因而乘之，所谓启关纳寇也。吾平生不妄与人以古方，必有是病，可与酒助其药力者，则与以对症之药，而乌附草药不敢用也。若夫常饮之酒，则有仙家可以调气，可以怡神，岂特却疾而已哉。

地黄酒法

每糯米一斗，用生地黄三斤同蒸，以白面拌之，候熟任意用之。

盖地黄味甘，苦寒，无毒，大补五脏内伤不足，通血脉，填骨髓，益气力，利耳目。古诗云：床头一瓮地黄酒。

薯蓣酒

用山药生者佳，如无生者，取干山药，蒸熟，去皮，一斤　酥油三两，无，以牛膝代之

同研，丸如鸡子大，每服一粒。用酒半斤烫热，以丸入酒中，化开饮之。

盖山药味甘，性温，无毒，补虚病，充五脏，强阴。久服耳目聪明，轻身不饥。书云：薯蓣凉而能补，大有益于补养。

何首乌酒

新取用竹刀刮净，薄切，米泔浸一夜，取出晒干，木石臼杵为末，磁器盛之。每日空心称一钱，酒调服。

盖何首乌味甘温，长筋骨，益精髓，壮气力，黑须发，久服令人有力，遇偶日服之为良，忌羊血。赞曰：神物佐助，道在仙书。雌雄相交，昼夜合之。服之去壳，日居月诸。返老还少，保安病躯。

天门冬酒

新取天门冬一二十斤，去皮心，阴干

捣罗为末，每服三钱，酒调下。

盖天门冬味苦，甘，寒，强骨髓，养肌肤，镇心，补肾，润五脏，益气力，杀三虫，去伏尸，久服延年，令人

多子。此药在东岳，名淫羊藿；在中岳，名天门冬；在西岳，名藿香、藿松；在北岳，名无不愈；在南岳，名百部；在京洛山阜，名颠棘，处处有之。其名虽异，其实一也。忌鲤鱼。

春寿酒方　常服益阴精而能延寿，强阳道而得多男，黑须发而不老，安神志以常清，盖取此为春酒，以介眉寿之义，而立名也。

天门冬去心　麦门冬去心　熟地黄　生地黄　山药　莲肉去心　红枣去皮核，各等分

每一两，煮酒五碗，旋[1]煮旋饮。其渣于石臼中杵极烂为丸，梧子大，每服五十丸，酒下。此方大有补益。

治诸风瘓紫背浮萍酒方

歌曰：

天生灵草无根干，不在山兮不在岸，
始因柳絮逐东风，点点飘来浮水面。
神仙一味去沉疴，要采之时七月半。
管甚瘫风与瘓风，些小微风都不算，
豆淋酒内服一丸，铁裹头上也出汗。

其萍以紫背为上，采回摊于竹筛中，下著水盆，曝之乃干，研末，炼蜜为丸，如弹子大，每服一丸，用黑豆煮酒化下，治左瘫右瘓，三十六种风，偏正头风，手足不

① 旋：临时。

举，口眼㖞斜，瘫风、癞风，服过百粒，即为全人。

比天助阳补精膏

歌曰：

灵龟衰弱最难痊，好把《元经》[①]仔细看，

补髓填精身体健，残躯栽接返童颜。

此方添精补髓，善助元阳，润皮肤，壮筋骨，理腰痛。下元虚冷，五痨七伤，半身不遂，脚膝酸弱，男子阳事不举，阴精易泄，贴之可以兴阳固精，行步康健，气力如添；治女子下元虚冷，经水不调，崩中带下无子者，贴之可以暖子宫，和血气。其功不可尽述，惟在至诚修炼，药力全备，火候温养，以二七为期，其功成矣。

真麻油一斤四两，用净锅一口，以砖架定三足，安置白炭三十斤，慢火煎，不可太急，恐损其药，槐、柳、桃、榴、椿、杏、杨各二枝。

第一下甘草去皮，二两，煎至不鸣

第二下天冬去心　生地黄酒洗　熟地黄酒洗　远志去心　麦门冬去心　肉苁蓉酒洗，焙干　蛇床子制　牛膝去芦，酒洗　鹿茸酥制　续断　虎胫骨酥炙　紫梢花去草　木鳖去壳　谷精草　大附子去皮　杏仁去皮、尖　肉桂　菟丝子酒洗净，捣烂，焙干　肉豆蔻面包煨　川楝子去核

上二十味各钱半，剉碎，煎至成炭，取起，以布滤去

---

① 元经：亦称《玄经》《玄书》，即《道德经》。唐·白居易《新昌新居书事四十韵》："梵部经十二，玄书字五千。"

渣，要净，再上砖架定，取嫩桑条如拇指，大约长一尺六寸者一根搅油。

第三下黄丹水飞，炒干，半斤　黄腊鲜明者，五两

烧油令滚，以茶匙抄丹细细入油，桑枝不住手搅，滴水成珠，不散为度，又取起，摊，候温，又上架。

第四下雄黄透明者　白龙骨　倭硫黄　赤石脂各钱

研细末，勿令油大沸，只大温，微火煎，不住手搅，又摊起，候温，上架。

第五下乳香　没药　丁香　沉香　木香各一钱

为细末，入膏内，不住手搅。微火温养。

第六下麝香当门子　蟾酥乳汁制　阳起石煅　哑芙蓉各一钱

为细末，入膏内，不住手搅。微火养炼，务要软硬得宜，贴不移动，揭之无迹为度。取起收磁罐中，密封口，埋土中三日夜，去火毒。每用膏五钱，摊在厚细素缎绢上，贴脐下关元穴及背后肾俞二穴。每一个可贴六十日方换，其效如神。但不可恃此固纵，欲伤真元也。

卷　五

养生总论

养生之道，只要不思声色，不思胜负，不思得失，不思荣辱，心无烦恼，形无劳倦，而兼之以导引，助之以服饵，未有不长生者也。服饵之物，谷肉菜果为上，草木次之，金石为下。盖金石功速而易生疾，不可轻饵，恐毒发难制也。近观服杏仁者，至二三年，或泄，或脐中出气不可治。服楮实者，辄成骨痿。服钟乳、阳起石、硫黄、丹砂、雄黄、附子、乌头之属，多为虚阳发热作疾。服女子初经作红铅者亦然。悉宜屏之，勿轻信也。

方士惑人，自古有之。如秦始皇遣人入海，求不死之药；汉武帝刻意求仙，至以爱女妻之，此可谓颠倒之极。末年乃悔悟曰：天下岂有仙人？惟节食服药，差可少病而已。此论甚确。刘潜夫诗云：

但闻方士腾空去，不见童男入海回，

无药能令炎帝在，有人曾笑老聃[①]来。

《南史》范云，初为陈武帝属宫，武帝九锡之，命在旦夕，忽感寒疾，恐不获愈，预庆事。召徐文伯诊视，以实恳之曰：可得便愈乎？文伯曰：欲便差甚易，恐二年不

① 聃：原作“明”，据敷文堂本改。

复起耳。云曰：朝闻道，夕死可矣，况二年乎！文伯以火烧地，布桃叶，置云其上，顷刻汗解，裹以温粉[①]。翌日疾瘳，云喜甚。文伯曰：不足喜也。越二年，果卒。观此可为求速效者之戒。

病有坚痞，风气结在皮肤肉膜者，可用针，分寸如法。在胸腹腰脊，近脏腑肠胃者，非是上医，勿便用针。

按，《素》《难》，凡治脏腑之病，取手足井[②]、荥、俞、经、合，以行补泻之法。故八法针天星十二穴者，上取下取，左取右取，合担则担，合截则截。吾有秘传，皆不离手足，了尽一身之疾。凡有疾者，头、项、胸、腹、腰、脊、肋、胁，戒勿用针。

凡头面、胸腹、脊膂诸穴，有宜灸者，不过三壮，不可多灸。有人灸丹田穴，动则五六十壮，谓之随年壮。人问其故，答曰：若要身体安，丹田、三里常不干。噫！此齐东野人语[③]也。人能谨其嗜欲，节其饮食，避风寒，虽不灸丹田、三里，身自无病而常安也。否则正气一虚，邪气自攻，以灸补虚，是以油发[④]火也，无益而反害之。

凡用针灸后，常宜慎欲，至疾愈方可，不然则无

---

① 粉：原作“松”。据《医说》卷三《取汗不可先期》改。

② 井：原作“并”，据敷文堂本改。

③ 齐东野人语：比喻道听途说、不足为凭之言。《孟子·万章上》载孟子弟子咸丘蒙（齐人）问及舜为天子、尧率诸侯北面称臣之说是否属实，孟子答道：“此非君子之言，齐东野人之语也。”

④ 发：原本、敷文堂本皆作“发”，疑为“泼”之误。

效矣。

延年益寿不老丹

生地黄三两，酒浸一夜，晒干　熟地黄三两，洗净，晒干　地骨皮五两，酒洗净，晒干　人参三两　天冬三两，酒浸三时，去心，晒干　麦冬三两，制同　白茯苓五两，去粗皮，切片，酒浸，晒干　何首乌半斤，鲜者，用竹刀刮去皮，切片，酒浸，晒干；干者，用米泔水浸软，刮去皮，切片

用砂锅内，先下乌羊肉一斤，黑豆三合，量着水于上，加竹篦，放此药覆盖蒸一二时辰，取出晒干，共为细末，炼蜜为丸，梧桐子大。每服三五十丸，酒送下，清晨服之。此药千益百补，或十日或一月，自知为另等人也。常服功效难言。得此药者，不可以为药易而轻传也。

鹿角霜丸

黄柏八两，去粗皮，用人乳拌匀，晒干，如此三次，炒褐色用之，或五六两，或七两，随时加减　鹿角霜八两　天门冬二两，去心　麦门冬二两，去心　人参一两或二两　生地黄二两，置水中，去浮者，酒浸一夜　熟地黄酒浸一夜，二两，晒干

为末，炼蜜为丸，梧子大，每服七十丸，加至百丸。淡盐汤送下，酒尤佳。

煮鹿角霜法

鹿角用本年解及新锯，血气不干枯者，截寸半，置长流水中浸七昼夜，涤去腥秽。每角一斤，加桑白皮二两，

黄蜡二两，楮实子一两，放银器内，或盐泥固济的[①]好坛[②]，炭灰煮七昼夜，水耗以熟水添之，旋耗旋添。角软如熟样，取出晒干听用。将煮角汁去药渣并蜡皮，火熬胶收贮。每用三钱，酒化融服，其功更胜。若是麋角尤佳，煮制之法相同。

何首乌丸

八月采赤白各[③]半，极大者佳，以竹刀刮去皮，切碎，用米泔水浸一夜，漉出晒干，以壮妇生男乳汁拌晒三度，候干。用木臼舂为末，罗细，以北红枣，蜜云县出者佳，于沙锅内煮去皮核，取肉和药末，千杵为丸，焙燥，以磁器盛之。初服二十丸，每十日加十丸，至百丸止。空心盐汤下。忌铁与诸血、萝卜。

长生真人保命服食。

治五痨七伤，虚损无力，四肢困倦，脚手顽麻，血气耗散，面黄肌瘦，阳事不升，虚晕恶心，饮食减少。此药能治诸虚，添精补髓，滋润皮肤，充神壮气，身体轻健、光泽，开胃进食，返老还童，发白再黑，齿落更生，大有神效。

茯苓四两　天冬四两　山药四两　熟地黄四两　枸杞四两　何首乌四两　干姜二两　大茴一两，炒　青盐少许　鹿角霜四

---

① 固济的：原脱，据敷文堂本补。

② 坛：原作“栗”，据敷文堂本改。

③ 各：原脱，据忠信堂本补。

两　莲肉半斤，去皮　没石子一两　破故纸四两，净，香油炒　大核桃肉半斤　麦冬四两

为末，空心白汤调匀二三匙，日进二服，不拘在家在外，少者一服，老者二服，功不尽述。

松梅丸　肥肠健髓之验。

松脂一斤，炼熟者　怀庆地黄十两，酒蒸　乌梅肉六两

如后法制，炼蜜为丸，梧子大，每服五十丸，空心米饮盐汤下。

此方得之南京吏部尚书。自[①]云西域异人所授，后服之果能加饮食。致身肥健，小便清，大便润，精神不倦。愚考诸本草云：松脂味苦，甘温无毒，安五脏，除胃中伏火、咽干消渴，久服轻身不老，聪耳明目，固齿润肺，辟邪气，去历节风、疠风酸痛不可忍，仙家多炼服，日无倦怠，老年发白返黑。若同茯苓末炼蜜服，可以辟谷。

炼法：用明净松脂十余斤，先以长流水入沙锅内，桑柴火煮拔三次，再淋桑灰汁，仍煮七八次，扯拔，又用好酒煮二次，完则以长流水煮过一次，扯拔色白，味不苦涩为度。阴干，入石臼内杵捣取净末，依方配合再捣。一日九次，须要日干乃佳。又查熟地黄，味甘苦无毒，填骨髓五脏不足及男女痨伤，通血脉，益气力，利耳目。一名曰地髓，久服轻身不老，黑发增寿。服此药忌三白，禁银铁

① 自：原作"白"，据敷文堂本改。

器。取沉水者佳，晒干称用，以清油洗净，木甑沙锅蒸半日，入臼舂用。乌梅肉味酸平无毒，能下气除热，安心神，疗肢体痛，生津液，及好睡口干，利筋脉，去痹消痰，治骨蒸虚劳，羸瘦，解烦毒。久服令人思睡不睡。故东垣有言：凡酸味最补元气，谓其有收之义耳。取润大者三五斤，以温酒浴洗，甑内蒸熟，去核取肉，捣和前二味成丸。

鹿角霜丸

鹿角锯成寸段，长流水浸七日，入沙锅内，用桑柴火煮七日夜，取出，外去粗皮，内去血穰，研细末，净，一斤　知母去皮，盐酒炒黄色，为末，净，半斤　生地黄酒浸一夜，晒干，为末，净，四两　熟地黄酒浸一夜，晒干为末，净，四两　天冬酒浸，去心，晒干，为末，净，四两　麦冬酒浸，去心，晒干，为末，四两　当归全，用酒洗，为末，二两　何首乌去皮，用人乳拌匀，九蒸九晒，为末，二两，不犯铁器　白茯苓去皮，为末，用水淘净，去筋膜，二两　麋角制法同前，净末，一斤　黄柏去皮，切为咀片，酒炒老黄色，为末，净，半斤

共为一处拌匀，炼蜜为丸，梧子大。每服五十，空心温酒送下，或盐汤送下。

乌须固本丸

何首乌半斤，米泔水浸三宿，竹刀刮去皮，切片，方加黑豆五升，同首乌滚水泡一时，蒸熟去豆　生地黄二两，酒浸　黄精四两，用黑豆二升同煮熟，去豆，忌铁器　熟地黄二两，酒浸　天冬

一两，去心　麦冬二两，去心　白茯苓二两　赤茯苓二两，各去心　片术二两　人参二两　五加皮二两　巨胜子二两　柏子仁二两　松子仁二两　核桃仁二两　枸杞二两

为细末，炼蜜为丸，梧子大，每服七、八十丸，空心温酒盐汤下。

却老乌须健阳丹

何首乌米泔浸三夜，竹刀刮去皮，打碎如棋子大，赤白①各一斤　牛膝半斤，同前何首乌，用黑豆五升，入沙锅煎三次，为末　枸杞半斤，酒浸洗，晒干，为末　当归半斤，酒浸一夜　故纸五两，炒黄为末　茯苓赤，一斤，牛乳浸。白，一斤，人乳浸。俱一夜，晒干　菟丝子半斤，酒浸三日，晒干，为末

上七味，各不犯铁器，炼蜜为丸，如弹子大，日进三丸。早进一丸，空心酒下；午后一丸，姜汤下；临困一丸，盐汤下。初服三日，小便杂色，是去五脏杂病；二十七日，唇红，口生津液，再不夜起；四十七日，身体轻健，两乳红润，至一月后，鼻头辛酸，是诸风百病皆出；四十九日，目视光明，两手火热，精通，白发反黑，齿落更生，阳事强健，丹田如火，行步如飞，气力倍加，非人不可轻泄，乃神秘之方也。

益母草，单一味为末，不犯铁器，炼蜜为丸，如弹子大，每服一丸，久服亦令人有子。此先祖兰窗公常用有验

① 赤白：原本、敷文堂本皆作大字，据文义改作小字。乃言赤、白何首乌各一斤。

者，其妇人胎前产后，诸疾治之皆效。加减汤引于左[①]。

本方加木香、当归、赤芍尤佳。无子者，温酒下，服一月，其经自调，一方于上加外，又有川芎。腹有症瘕加三棱、莪术。胎前产后，脐腹刺痛，胎动不安，下血不止，用煎秦艽汤下，或当归汤下，半夏汤亦可。

胎前产后，脐腹作痛有声，寒热往来，俱用米汤下。临产及产后，先用一丸，及童便酒下，血气自然调和。又能破血痛，调经络，极效。

产后胎衣不下，及一切产难横生，或死胎经日不下，胀满心闷、心痛，炒盐，汤下。

产后中风，牙关紧闭，半身不遂，失音不语，童便，无灰酒下。

产后气喘，咳嗽，胃膈[②]，下利，恶心呕吐酸水，面目浮肿，两胁腋痛，动举无力，温酒下。

产后，两太阳痛。太阳者，前后脑也。呵欠，心惊，怔忡，气短，肌瘦，不思饮食，血风身热，手足顽麻，百部疼痛，米饮送下。

产后眼花黑暗，血晕血热，口渴烦闷，见鬼狂言，不省人事，薄荷汤下。血崩漏，糯米汤下。

产后赤白带，煎阿胶汤下。

产后大小便不通，烦躁口苦，薄荷汤下。

---

① 左：原作“右”。据文义改。
② 膈：当同“嗝”。后文有“膈噎方”。

产后面赤颜垢，五心烦热，或腹中血块，腹脐奔痛，时发寒热，有冷汗者，童便、酒各半下，或温薄荷汤下。

产后恶血未尽，结带脐腹刺痛，恶气上冲，心胸满闷，童便、温酒各半下。

产后痢疾，米汤下。

又方三分散，用小柴胡、四物、四君。用㕮咀。产后伤寒并痢者，依方取效似神扶。产后血泻，水煎枣汤下。产后未满月，血气不通，咳嗽，四肢无力，自汗、睡汗不止，月水不调，久而不治，则为骨蒸潮热，用童便酒下。若急用时，取生者根茎花叶捣烂，调服及绞汁入水，饮亦可。又治喉闭，得吐即愈，冬来用根为最。

妊妇五忌：昆山顾状元刊施二法。

一勿睡热坑[①]，南方火柜亦同。

一勿食煎炒、炙煿之物。

一勿食葱、蒜、韭、薤、胡椒、茱萸。

一勿于星月下仰卧及当风洗浴坐卧。

一勿饮烧酒及黄酒，盖此二酒有药，恐后妊娠所禁相反。

小儿五宜：

一小儿初生，先浓煎黄连甘草汤，用软绢或丝绵包指蘸药，抠出口中恶血，气或不及，即以药汤灌之，待吐出

① 坑：同“炕”。

恶沫，方与乳吃。令其出痘稀少。

一初生三五月，宜裹缚令卧，勿竖头抱，免致惊痫。

一乳[①]与食，不宜一时混吃，令儿生痞癖痞积。

一宜令七八十岁老人旧裙裤改小衣衫，令儿有寿。虽富贵之家，切不可新制纻丝、绫罗、毡绒之类与小儿服，不惟生病，而且折福。愚意，凡小儿满月受贺宴宾，宰杀生物亦非所宜。

一小儿四五个月，止与乳吃，六个月以后，方与稀粥哺之。周岁以前，切勿吃荤腥并生冷之物，令儿多疾。若得二三岁后，脏腑稍壮，才与荤腥最好。方可不伤脾胃。

延生第一方

镇江钱医官传。

小儿初生，脐带脱落后，取置新瓦上，用炭火四周烧至烟将尽，放于土地上，用瓦盏之类盖之存性，研为细末。预将透明朱砂为极细末，水飞过，脐带若有五分重，乳汁一二蚬壳调和，或以黄连甘草汁调亦好，调和前脐带末、朱砂末二味，如沙糖样，抹儿口中及乳头，一日之内抹尽。次日儿大便遗下秽滞浊垢，终身永无疮疥及诸胎疾，个个保全，此十分妙法也。脐带内看有虫，当去之。

神效消毒保命丹

凡小儿未出痘疮者，每遇交春分、秋分时，服一丸，

① 乳：原作“乱”，据文义改。

其痘毒能渐消化。若服一二次者，亦得减少。若服三年六次，其毒尽消，必保无虞。此方神秘，本不宜轻传，但慈幼之心，自不能已，愿与好生者出而共之。

缠豆藤一两五钱，即是毛豆藤梗上缠绕细红丝者是也。在八月采取，阴干，以此药为主，妙甚　黑豆二十粒　赤豆七十粒　山楂肉一两　新升麻七钱半　荆芥五钱　防风五钱　生地黄一两　川独活五钱　甘草五钱　当归五钱，酒洗　赤芍五钱　连翘五钱半　黄连五钱　桔梗五钱　辰砂一两，水飞，另研　牛蒡子一两，炒　苦丝瓜二个，长五寸，留年，经霜者甚妙，炒灰存性

各为极细末，和匀，净沙糖拌丸，李核大，每服一丸。浓煎甘草汤化下。其前项药须预办精料，遇春分、秋分、正月十五、七月十五修合，务在精诚。忌妇女、猫、犬见。合时向太阳祝药曰：神仙真药，体合自然，婴儿吞服，天地齐年。吾奉太上老君，急急如律令。勅！一气七遍。

凡初生小儿，口龈发牙根白黑，名曰马牙，不能食乳。此与鹅口不同，少缓即不能救，多致夭殇。急用针缚筋，将白黑挑破出血。用好金墨磨薄荷汤，以手指碾母油发，蘸墨，遍口擦之。勿令食乳。待睡一时，醒方与乳，再擦之即愈。

牛黄抱龙丸

此屡服验方，治一切急慢惊风及风热风痰。用薄荷汤

磨服一丸，儿小作二三次服。

牛胆南星八钱　雄黄钱半　辰砂一钱二分　钩藤两半　天竺黄二钱半　人参钱半　茯苓钱半　牛黄二分　麝香五分

为末，复将甘草四两（剉细，用水二大碗，煎成膏一盏）入药末内，丸如芡实大，金箔为衣，阴干藏之，勿令泄气，每近微火边。

上附方有验及人所服验者，皆秘也。兹具开录，以广前方之所未备。盖人之禀养不齐，病亦随异，故方各有所宜，在人活变而用之耳。

万灵膏

香油四斤　槐　柳　桃　榴　椿　杏　杨各二枚，两头尖　白芷　赤芍　大黄　人参　黄连　白芍　草乌　苦参　川芎　生地黄　川椒　胎发　穿山甲　熟地黄　槐子　杏仁各一两　当归二两　蓖麻一百三十，去皮　巴豆一百二十，去皮　黄柏一两，去皮　木鳖五十个，去皮

上二十味，俱㕮咀如麻豆大，入香油内浸，春五，夏三，秋七，冬十日。

黄香十二两　黄丹二斤，水飞，澄，火培，七次　阿魏　沉香　丁香　麝香　血竭各一两　木香八两　乳香　没药各三两

上八味，俱为细末，先将香油并药入铜锅内熬焦，将药锅取下，温冷用生绢过净，再下黄丹，用槐、柳等枝不住手搅，此时用火宜慢，常滴药在水中，成珠不散，入黄香，将锅取下冷片时，减火性，乃下阿魏等八味，搅匀，

化开，贴患如神。

柴胡三棱饮 治小儿食积

柴胡 神曲 黄芩 莪术 人参 三棱 枳实 陈皮 半夏 乌梅 青皮 茯苓 厚朴 槟榔 甘草 姜三片 草果仁二个

水煎。

黄连磨积丸 治遗精

滑石 黄柏

为末。秋冬炼蜜，春夏面糊为丸，梧子大，每服七十丸，滚水下。

治肠风下血

槐角一两

水一盏，煎半钟。

治风疮疥疮

香油一盅 猪油半两 黄柏 苦参 头发 鸡子皮 黄蜡

以上诸药，在锅内煎化头发，后用水银、猩红、枯矾、木鳖、大风子、蛇床子、人言[1]、硫黄、雄黄、花椒、吴茱萸，俱为细末，入前药内调搽。

治喉痛生疮

内用凉膈散加防风 牛蒡子 射干 升麻

---

① 人言：原作“人信”，据敷文堂本改。人言，砒石别名。《本草纲目》卷十：“惟出信州，故人呼为信石，而又隐信字为人言。”

治疮吃药

生地黄　黄柏　黄芪　防风　荆芥　当归　栀子　白蒺藜　苍术　川芎　赤芍　甘草　大黄

水煎。

治头疮

石螺去壳，留肉　白蜡五钱　香油二两　松香五钱

上螺同油煮滚，去螺，入白蜡、松香于油内，成膏。

治九种心气痛

莪术　三棱　青皮　陈皮　益智仁　桔梗　藿香　肉桂　甘草　香附　槟榔

为咀片，白水煎。孕妇不可服。

治痢疾

梧桐子　诃子肉各一两　枯矾二钱

细末。醋糊丸，梧子大，每服三十。红痢甘草汤下，白痢干姜汤下。二次止。

牙疼独活散①

通　元　羌　独　芎②　防风各一钱

水煎。

治便毒

金银花　穿山甲　木鳖子去油　白及　天灯心　僵蚕　全蝎去毒　常山　大黄　连翘　细辛　牛膝　漏芦　乳香

① 牙疼独活散：其前原衍“牙疼”二字，据文义删。

② 通元羌独芎：即木通、玄胡、羌活、独活、川芎之省称。

没药药煎热，方下此一味

水、酒各一盅，煎服。

治蜡瘰[①]

新剃头时，用白糖满头搽上后，用活螺蛳捣烂附上，干一层再加一层。

治虫牙痛

用黄蜡少许，在锅内化开，用艾叶小大三皮、人言少许，同处为丸，又用鹅茧一个盛之。如疼在左，放蜡丸在左，右疼痛安右。

治嗽

用桑白皮、萝卜，共一处，水煎，露一夜，清晨温热服之。

治风牙

用川乌一片，放清油内蘸过烧红，放于牙上立效。

治痔漏疮方

莲蕊二钱　归尾焙干，一两　大黄两半　乳香　没药　猩红各一钱　文蛤　黑白丑各一两

为细末，每服四钱，獖猪肉汤下。四更服之，四时下虫，如无下虫，烂肉为度。

固齿搽牙散

骨碎补一两，炒黑　青盐五钱　食盐五钱　花椒五钱

---

① 蜡瘰：当作“蜡疠”，即头癞。

为末搽之。

头风方

川芎三钱　柴胡一钱　石菖蒲　防风　藁本　生甘草　升麻各一钱　熟甘草　生地黄酒浸，各一钱　黄连酒炒　黄芩酒炒，各四钱半

为末，每服二钱。食后真茶汤送下。

杨文宇治天行热病方

柴胡热潮将息者一钱，未息者一钱半　黄芩钱半，加多亦可　半夏九分或一钱　白茯苓九分　枳实一钱，未下者钱半　厚朴五分

头痛胸痛者，加川芎五分，有斑先服青黛三钱，水化服，后服药，姜三片为引；已经下者，加大枣一个为引；未下者不用。

中满肿胀方

人参三分　白术一钱　茯苓六分　黄芩五分　麦冬八分　木通五分　厚朴三分　紫苏叶三分　海金沙五分

膈噎方

生地黄一钱三分，水洗　当归八分，酒洗　白芍一钱　川芎七分　陈皮八分　红花三分　桃仁五分　甘草五分，炙

水煎，初服二三剂时，定有一反，反后即愈。当多服一二十剂。若动火，加黄芩、青皮各五分；有别症随宜加药。

附　录

刘一炅叙[①]

事有出于仁人孝子者，虽千万年犹赫赫也。尝观昔之亮采[②]奋庸[③]以及秉铎[④]宣教，彼多功德福人著作于昭，要皆救济为怀焉。矧外此，而摄生保命，又古皇[⑤]所必欲传哉。然则仁人之言之赫赫者，斯世之幸，而孝子之不欲秘惜之者，又万世之幸矣。吾罗密斋万氏全书，久重海内，后藏版以书林火失，而邑中所存之书，又以明季[⑥]荒残失，怀青囊者，未尝不叹恨也。幸五世孙万通之[⑦]获秘藏于千百泥砖，盖鲁壁之经，天直[⑧]不欲绝此道于后祀[⑨]焉者。邑人士当方悦李师[⑩]棠荫[⑪]之暇，佥请付梓公世，而虑工浩难成。余与诵友谋曰：通之有小儿《片玉痘疹》，乃家世所

① 叙：此叙当载万达刻本，原本、敷文堂本无。据《万密斋医学全书》（中国中医药出版社，1999）补。

② 亮采：辅佐政事。

③ 奋庸：努力建立功业。

④ 秉铎：担任文教之官。

⑤ 古皇：亦称“古皇氏”。传说中的有巢氏之号。

⑥ 季：末，指一个时期的末了。

⑦ 万通之：即万全五世孙万达。

⑧ 直：特，尤其。

⑨ 祀：世，代。

⑩ 李师：当为樵川太守李公，是第一个将万全著作刊印的人。见前文叙。

⑪ 棠荫：亦作“棠阴”，本指棠树之荫，喻指惠政或惠行。

秘传，而全书未经载者，曷先刊以为全书之藉[①]。通之欣然乃出，属诵友考订付梓，逾半载而始就，嗣后全书渐次刊行。然是小儿一书，图歌方症，探妙钩玄，洵[②]卢扁之精微，肯堂之未及阐悉者，如许奇珍，宁不宝世？父母斯人、小儿又幸矣。虽然，仁寿之世，老幼咸康，怀仁者济世之心，断不忍有一夫不获之事。余意后来全书一出，将民无疵疠[③]，而物无夭札[④]，嬉嬉于于[⑤]，俱游于尧天舜日之中矣。谁谓医之书非采庸教铎之功德哉，谁谓万氏之书不成于仁人孝子之阐扬哉。企传全璧，以志不朽云。

时顺治之甲午岁季夏谷旦邑人召藜刘一炅书题

---

① 藉：本指古时祭祀朝聘时陈列礼品的草垫。引申为铺垫。
② 洵：诚然，实在。
③ 疵疠：灾害疫病。
④ 夭札：遭疫病而死。
⑤ 于于：自然恬适貌。

祝昌山叙[①]

万子密斋，古罗儒医也。夫以儒而徙为医，其医之精可知也。以儒医而勒[②]为书，其书之精又可知也。先是曾公海内，亦既青囊宝之，而肘后悬之矣。不佞[③]无容更赞一辞。独是累年来广明灰烬，堙没无余。幸其子若孙，壁而藏之，犹可复视。然苦贫，力难重镌，以永其传，不佞惜焉。爰谋诸邑令吕君，吕君遂欣然从事，捐俸助梓，凡三十五卷，次第鸠工[④]。呜呼！此书之得不沦灭于朽蠹残蟫[⑤]，而复为海内所慰睹，谓非吕君之力哉！抑不佞尤有嘉者，古圣人爱养斯民，无不备至，既为之饮食以遂其生，复为之药饵以防其死。神农辨性，雷伯制宜，尚矣。周官医师，掌凡邦之疾病，疕疡[⑥]者造而治之。暴嬴燔书，惟医卜等编不废。他如眕图而灭咎[⑦]法，刊方以惠万民，医之为道，实与治相表里。则兹刻之翻，未必非仁心仁政之一验云。不佞固乐观厥成。是序。

时顺治己亥年孟夏月天中祝昌山公甫题于竹楼公署

---

① 叙：此叙当载万达刻本，原本、敷文堂本无。据《万密斋医学全书》（中国中医药出版社，1999）补。

② 勒：编纂。

③ 不佞：谦辞，不才。

④ 鸠工：纠集工匠。

⑤ 蟫（yín 银）：蠹鱼。蚀衣服、书籍的蛀虫。

⑥ 疕疡（bǐyáng 比杨）：泛指疮疡。

⑦ 眕图而灭咎：句义不通，疑有误。

张坦议叙[①]

医理之系于人也，大矣哉。自侍家大人游都门秦豫间，诵读之余，辄旁及岐黄。凡历来名医所著述，如赵氏《医贯》、叔和《脉诀》、薛氏《医案》，以及《证治准绳》诸书，靡不训课披阅。愧不能窥其秘，探其蕴，仅能识其大略而已。独于万先生密斋书，凡百余卷，其类多，其义该，其辞达，而著之为方者，试无不应，应无不神。家大人尝逐卷体认，历有年所[②]，始能窥探先生之秘蕴于万一。真寿世保元之珍，男女居室之所不可须臾离者。老耆得是以为寿终，幼孤得是以遂长[③]。先生之仁及天下后世者，其功为何如。然不得吕公纂辑而刊行之，亦将与残篇断简共堙没于笥簏[④]中，又安能使人爱慕留恋，如晤诸羹墙[⑤]也耶。是先生利济之心得吕公始传也。无何历年既久，刷印繁多，字迹朦糊，不无鲁豕[⑥]之误。在善医者，固能心解

---

① 叙：原载忠信堂本。该叙为张任大、张任佐重印视履堂本时，改张坦议原叙而成。

② 所：不定数词，表示大概的数目。

③ 老耆得是……以遂长：此句原出《汉书·景帝纪》。老耆，泛指六十岁以上老人。

④ 笥簏（sì lù 四陆）：竹器。

⑤ 羹墙：为追念前辈或仰慕圣贤之义。语出《后汉书·李固传》："昔尧殂之后，舜仰慕三年，坐则见尧于墙，食则睹尧于羹。"

⑥ 鲁豕：成语，亦作"豕亥鱼鲁""豕鱼""豕亥"。《吕氏春秋·察传》载"己亥"误作"三豕"故事。《抱朴子·遐览》："书字人知之，犹尚写之多误。故谚曰：书三写，鱼成鲁，虚成虎。此之谓也。"故以"鲁豕"代指书籍传写或刊印中的文字错误。

意会，而知其非真；彼学步邯郸者，势将以讹传讹，差之毫厘，谬以千里，几何不以仁天下之书为戕生之具也哉！因与诸名公订正，竭力付梓，鸠工而再新之。俾后之准绳是书者，无按舟求剑之失。非敢曰先生著是书之旨，吕公刻是书之心，得籍以不没，亦惟仰体家大人训校是书之意以公诸世云尔。若夫神而明之，变而通之，循是书而不泥于书，又在业医者之继先生而起，诚不能不有所厚望也。是为序。

时康熙壬辰年嘉平月柏泉张坦议恪斋叙于视履堂

胡略叙[1]

医之为道难矣哉。微论《素问》《难经》诸书，理窟[2]深奥，非浅学人所能领悟，即阴阳虚实四字，求其耳，然而无窒碍者，亦百不得一。无惑乎误人之多也。予素知其故，缘攻举子业，欲究心焉而未暇。丙申春，司铎[3]吉水，偶于友人处得罗田万先生书。课士[4]之余，稍加披阅，见其理解精确，辨论明畅，依方治病，试无不验，诚岐黄家之津梁也。惜乎洛阳纸贵，得览是书者鲜于。今新天子励精图治，百废惟正，尤念人命至重，调剂维艰。敕直省督抚，访求名医，咨送入院，以备采择。大哉王矣[5]！诚欲跻斯世于仁寿之域矣。属在臣子畴，不当仰体其德意耶？爰捐俸重刊，广为流布，俾业是术者，口诵心维，动罔不效。则老者安，少者寿，普天率土，感受其福，是则予之志也夫，是则万先生之志也夫！

时雍正二年岁在甲辰蒲月云林胡略澹斋叙于清畏堂

① 叙：原载清畏堂版同人堂挖改本。
② 理窟：义理的奥秘。
③ 司铎：掌管文教。
④ 课士：考核士子学业。
⑤ 矣：原作“定”，当为“矣”之形误字。

张任大、张任佐跋[①]

医道也，仁道也。谓其本恻隐之心，而以救济为务也。忆自先祖通奉公抚藩中州，惟以活人为事，先考中宪公继述前志，康熙壬辰年增刻《万密斋书》行世，迨后出守陕之甘郡，板藏于家，予辈旋亦从公。蜀中坊间，遂有翻刻，字迹舛错，今更朦糊，与万先生所著书旨，多相刺谬[②]。关人躯命者，良匪浅鲜。追维[③]祖若考校刻之心，而何忍听其讹误至此耶。用启原板，家藏近七十年矣，复为检刷，俾习是书者展卷了然。先知所以养生，次知所以保命，继知所以广嗣、保产、育婴，是即万先生之功也夫，是即先通奉公及先中宪公之愿也夫。

乾隆岁次戊戌孟夏张任大张任佐谨跋视履堂

---

① 跋：原载忠信堂本。

② 刺谬：抵触违背。

③ 追维：亦作“追惟”，追忆，回想。

校注后记

《养生四要》的作者万全，其名号、生卒年、生平事迹等，各家说法不一。我们多方查考，发现赵国平的《万密斋医事活动编年》所得结论比较可靠，认为万全生年当为1499～1501年，卒年当在1579年后，享年80岁以上。此后，毛德华的《万全生平著述考》做了更详细的考证，将万全的生卒年明确定为1499—1582，确认万全之号为密斋。我们依从毛说。

《养生四要》作为万全著述的一种，随万密斋系列著作辗转传刻，我们可以从各版本序跋中觅其踪迹。现存世版本流传情况大致如下：

①万达刻本。万氏著作曾于明代被李之用刊印，后遭兵火而版毁。幸万全五世孙万达存书于墙壁之中，于清顺治己亥（1659）年间受罗田邑令吕鸣和资助，刊刻出版。"先为樵川太守李公付梓，一时纸贵三湘。因兵燹后，版毁无存，其孙达仅存一帖，置墙壁中，赖以免……又进其孙达而谋之，搜括锱铢，益以清俸，募梓人，凡八阅月卒工，得卷一十有八。"此即万达本，为现存最早的版本。其中《养生四要》5卷刊刻于顺治十五至十六年（1658～1659）。

②视履堂刻本。万达刻本流传日久，印板磨损，而致字迹模糊讹舛。汉阳张坦议于康熙五十一年（1712）编刻

《万氏全书》。“是先生利济之心得吕公始传也。无何历年既久，刷印繁多，字迹朦糊，不无鲁豕之误……因与诸名公订正讹误，竭绵力付梓，鸠工而再新之。”（见叙四）这段话中的吕公即吕鸣和，视履堂本是在万达刻本的基础上重新刊刻的。叙文下落款“时康熙壬辰年嘉平月柏泉张坦议恪斋叙于视履堂”。张坦议卒后，其子张任大、张任佐又于乾隆四十三年（1778）启用家藏旧版重印。

③清畏堂刻本及敷文堂、同人堂挖改本。雍正二年（1724）金溪胡略为广布万全著作，捐资重刊。“丙申春，司铎吉水，偶于友人处得罗田万先生书。”（见叙五，下同）“爰捐俸重刊，广为流布。”叙文落款“时雍正二年岁在甲辰蒲月云林胡略澹斋叙于清畏堂”。敷文堂、同人堂挖改重印于乾隆六年（1741）。

④忠信堂刻本。此本是在张、胡二本的基础上翻刻的，刊刻于乾隆四十三年（1778）之后。

《养生四要》中详细阐述了万全的养生理念及方法。其养生四要分别为：寡欲，慎动，法时，却疾。这四要乃是他在行医及自身修证过程中验证的儒释道易医的养生要法。

寡欲一卷，他认同孔子提出的“食、色，性也”。将饮食、男女看作是人的两大欲望，主张从调节两大欲望入手，来保养身体。他认为饮食是生命存在的保障，性是人类繁衍的途径，反对一些方士的断谷、休妻养生的极端做法，更反对以御女为长生之术的做法。“人能知七损八益，则形与神俱，而尽终其天年，不知此者，早衰之道也。”对于饮食则认为，五味养人，多食亦伤人。饮食不可有偏嗜，不可过饱。尤其提出，勿大饮醉酒伤身。

慎动一卷，万全首倡心不动。认为：“心常清静则神安，神安则七神皆安。以此养生则寿，殁世不殆。”心不动则可俭视养神，俭听养虚，俭言养气，俭欲养精。慎动还包括勿过度动情，喜、怒、恐、哀、思五情过强致五伤，勿过度劳身。视、卧、坐、立、行久致五劳，视、语、思、欲过致四损。万全认为人之好动，起于意。那么要慎动，就应在意之初来处理。慎动即静，练就静的功夫在于打坐、调息，并亲自践行。他指出打坐的两种错误：坐上瞑目闭口，坐下妄视妄语；坐上心猿意马。主张无论坐上坐下，心当时时保持清净。调息则主张调胎息。

法时一卷，万全秉承《内经》的四时调摄之法，强调应按四时之气调摄起居生活。饮食、起居、治病都应根据时节不同而调整。

却疾一卷，万全的理念是病起早治，无病慎药，治病有法。总结养生之五失：不知保身，病不早治，治不择医，喜峻药攻，信巫不信医。

四要中当以慎动为本，慎动之核心在收摄心意。正如万全所说：“人身之中，只有此心，便是一身之主，所谓视听言动者，此心也。故心常清静则神安，神安则七神皆安。以此养生则寿，殁世不殆。心劳则神不安，神不安则精神皆危，便闭塞而不通，形乃大伤。以此养生则殃。”（慎动第二）万全不尚虚谈，亲自实践其养生要法。“吾常学打坐，内观其心，是甚么样子，只见火焰起来，收煞不住。乃学古人投豆之法，以黑白二豆分善恶，不问子后午前，但无事便静坐一时，只是心下不得清静凉快，却又将一件事，或解悟经义，或思索诗文，把这心来拘束，才得少定，毕竟系着于物，不能脱洒，到今十年，稍觉得心下凉快一二分，虽不拘束他，自是收煞得住。”（慎动第二）足见其对生命尊重而不失严谨。

道为体，德为相，术为用。万全一生探求养生之道，医术高明。同时治心多年，以善为本，故医德高尚。这从两点可以体现，一是他时时为病家考虑，而非为自己谋以名利，深得病家信任。“吾尝治病，以色为先，问次之。为问者，问其所好恶也，问其曾服何药也，而与血脉相参。制方之时，明以告人，某药治某病，某药为佐使。庶病者知吾使用之方。彼有疑忌者，又明以告之，有是病必用是药，使之释然，所以偶中者多。”（却疾第四）二是万全收集到的秘方从不私藏。“深念此辈无辜而受医药之害。遍访诸方，无逾此者，出以示人。”（却疾第四）“吾炼秋石之法，得于异人之传，可代盐食，又无火毒。”（却疾第四）“此方神秘，本不宜轻传，但慈幼之心，自不能已，愿与好生者出而共之。”（养生总论第五）

由此而看，万全非唯医术精明，且医德仁厚，足为后学之楷模。

我们调查《养生四要》的版本及万全的相关资料时，曾拜访多地图书馆，印象最深的，是湖北罗田万密斋医院，在那里我们受到了医院工作人员的热情接待，参观了万密斋医史馆，得到了很多资料。并得知，万密斋已经作为一个文化品牌、养生品牌，带动了罗田县的一系列文化、经济产业发展。罗田民风淳朴，山川清秀而灵动。整个县城充满祥和安闲之气，似乎万密斋一直就在默默关注着这个小城。对此情景，深叹万氏密斋泽被深广。我们的整理校注《养生四要》工作基本结束，祈望藉此推延万全之福泽。

此次整理，我们补正了此前校注本一些问题。尽管如此，常憾学识之浅，无以明万氏济生之志。疏漏难免，祈请方家补正。

总 书 目

医　　经

内经博议

内经提要

内经精要

医经津渡

素灵微蕴

难经直解

内经评文灵枢

内经评文素问

内经素问校证

灵素节要浅注

素问灵枢类纂约注

清儒《内经》校记五种

勿听子俗解八十一难经

黄帝内经素问详注直讲全集

基础理论

运气商

运气易览

医学寻源

医学阶梯

医学辨正

病机纂要

脏腑性鉴

校注病机赋

内经运气病释

松菊堂医学溯源

脏腑证治图说人镜经

脏腑图说症治合璧

伤寒金匮

伤寒考

伤寒大白

伤寒分经

伤寒正宗

伤寒寻源

伤寒折衷

伤寒经注

伤寒指归

伤寒指掌

伤寒选录

伤寒绪论

伤寒源流

伤寒撮要

伤寒缵论

医宗承启

桑韩笔语

伤寒正医录

伤寒全生集

伤寒论证辨

伤寒论纲目

伤寒论直解

伤寒论类方

伤寒论特解

伤寒论集注（徐赤）

伤寒论集注（熊寿试）

伤寒微旨论

伤寒溯源集

订正医圣全集

伤寒启蒙集稿

伤寒尚论辨似

伤寒兼证析义

张卿子伤寒论

金匮要略正义

金匮要略直解

高注金匮要略

伤寒论大方图解

伤寒论辨证广注

伤寒活人指掌图

张仲景金匮要略

伤寒六书纂要辨疑

伤寒六经辨证治法

伤寒类书活人总括

张仲景伤寒原文点精

伤寒活人指掌补注辨疑

诊　　法

脉微

玉函经

外诊法

舌鉴辨正

医学辑要

脉义简摩

脉诀汇辨

脉学辑要

脉经直指

脉理正义

脉理存真

脉理宗经

脉镜须知

察病指南

崔真人脉诀

四诊脉鉴大全

删注脉诀规正

图注脉诀辨真

脉诀刊误集解

重订诊家直诀

人元脉影归指图说

脉诀指掌病式图说

脉学注释汇参证治

针灸推拿

针灸节要

针灸全生

针灸逢源

备急灸法

神灸经纶

传悟灵济录

小儿推拿广意

小儿推拿秘诀

太乙神针心法

杨敬斋针灸全书

本 草

药征
药鉴
药镜
本草汇
本草便
法古录
食品集
上医本草
山居本草
长沙药解
本经经释
本经疏证
本草分经
本草正义
本草汇笺
本草汇纂
本草发明
本草发挥
本草约言
本草求原
本草明览
本草详节
本草洞诠
本草真诠
本草通玄
本草集要
本草辑要
本草纂要
药性提要
药征续编
药性纂要
药品化义
药理近考
食物本草
食鉴本草
炮炙全书
分类草药性
本经序疏要
本经续疏
本草经解要
青囊药性赋
分部本草妙用
本草二十四品
本草经疏辑要
本草乘雅半偈
生草药性备要
芷园臆草题药
类经证治本草
神农本草经赞
神农本经会通
神农本经校注
药性分类主治
艺林汇考饮食篇
本草纲目易知录
汤液本草经雅正
新刊药性要略大全
淑景堂改订注释寒热温平药性赋
用药珍珠囊　珍珠囊补遗药性赋

方　书

医便
卫生编
袖珍方
仁术便览
古方汇精
圣济总录
众妙仙方
李氏医鉴
医方丛话
医方约说
医方便览
乾坤生意
悬袖便方
救急易方
程氏释方
集古良方
摄生总论
摄生秘剖
辨症良方
活人心法（朱权）
卫生家宝方
见心斋药录
寿世简便集
医方大成论
医方考绳愆
鸡峰普济方
饲鹤亭集方
临症经验方
思济堂方书
济世碎金方
揣摩有得集
亟斋急应奇方
乾坤生意秘韫
简易普济良方
内外验方秘传
名方类证医书大全
新编南北经验医方大成

临证综合

医级
医悟
丹台玉案
玉机辨症
古今医诗
本草权度
弄丸心法
医林绳墨
医学碎金
医学粹精
医宗备要
医宗宝镜
医宗撮精
医经小学
医垒元戎
证治要义
松厓医径
扁鹊心书
素仙简要

慎斋遗书

折肱漫录

济众新编

丹溪心法附余

方氏脉症正宗

世医通变要法

医林绳墨大全

医林纂要探源

普济内外全书

医方一盘珠全集

医林口谱六治秘书

识病捷法

温　　病

伤暑论

温证指归

瘟疫发源

医寄伏阴论

温热论笺正

温热病指南集

寒瘟条辨摘要

内　　科

医镜

内科摘录

证因通考

解围元薮

燥气总论

医法征验录

医略十三篇

琅嬛青囊要

医林类证集要

林氏活人录汇编

罗太无口授三法

芷园素社痎疟论疏

女　　科

广生编

仁寿镜

树蕙编

女科指掌

女科撮要

广嗣全诀

广嗣要语

广嗣须知

孕育玄机

妇科玉尺

妇科百辨

妇科良方

妇科备考

妇科宝案

妇科指归

求嗣指源

坤元是保

坤中之要

祈嗣真诠

种子心法

济阴近编

济阴宝筏

秘传女科

秘珍济阴

黄氏女科

女科万金方

彤园妇人科

女科百效全书

叶氏女科证治

妇科秘兰全书

宋氏女科撮要

茅氏女科秘方

节斋公胎产医案

秘传内府经验女科

儿　　科

婴儿论

幼科折衷

幼科指归

全幼心鉴

保婴全方

保婴撮要

活幼口议

活幼心书

小儿病源方论

幼科医学指南

痘疹活幼心法

新刻幼科百效全书

补要袖珍小儿方论

儿科推拿摘要辨症指南

外　　科

大河外科

外科真诠

枕藏外科

外科明隐集

外科集验方

外证医案汇编

外科百效全书

外科活人定本

外科秘授著要

疮疡经验全书

外科心法真验指掌

片石居疡科治法辑要

伤　　科

正骨范

接骨全书

跌打大全

全身骨图考正

伤科方书六种

眼　　科

目经大成

目科捷径

眼科启明

眼科要旨

眼科阐微

眼科集成

眼科纂要

银海指南

明目神验方

银海精微补

医理折衷目科

证治准绳眼科

鸿飞集论眼科

眼科开光易简秘本

眼科正宗原机启微

咽喉口齿

咽喉论

咽喉秘集

喉科心法

喉科杓指

喉科枕秘

喉科秘钥

咽喉经验秘传

养　　生

易筋经

山居四要

寿世新编

厚生训纂

修龄要指

香奁润色

养生四要

养生类纂

神仙服饵

尊生要旨

黄庭内景五脏六腑补泻图

医案医话医论

纪恩录

胃气论

北行日记

李翁医记

两都医案

医案梦记

医源经旨

沈氏医案

易氏医按

高氏医案

温氏医案

鲁峰医案

赖氏脉案

瞻山医案

旧德堂医案

医论三十篇

医学穷源集

吴门治验录

沈芊绿医案

诊余举隅录

得心集医案

程原仲医案

心太平轩医案

东皋草堂医案

冰壑老人医案

芷园臆草存案

陆氏三世医验

罗谦甫治验案

临证医案笔记

丁授堂先生医案

张梦庐先生医案

养性轩临证医案

养新堂医论读本

祝茹穹先生医印

谦益斋外科医案

太医局诸科程文格

古今医家经论汇编

莲斋医意立斋案疏

医　　史

医学读书志

医学读书附志

综　　合

元汇医镜

平法寓言

寿芝医略

杏苑生春

医林正印

医法青篇

医学五则

医学汇函

医学集成

医学辩害

医经允中

医钞类编

证治合参

宝命真诠

活人心法（刘以仁）

家藏蒙筌

心印绀珠经

雪潭居医约

嵩厓尊生书

医书汇参辑成

罗氏会约医镜

罗浩医书二种

景岳全书发挥

新刊医学集成

寿身小补家藏

胡文焕医书三种

铁如意轩医书四种

脉药联珠药性食物考

汉阳叶氏丛刻医集二种